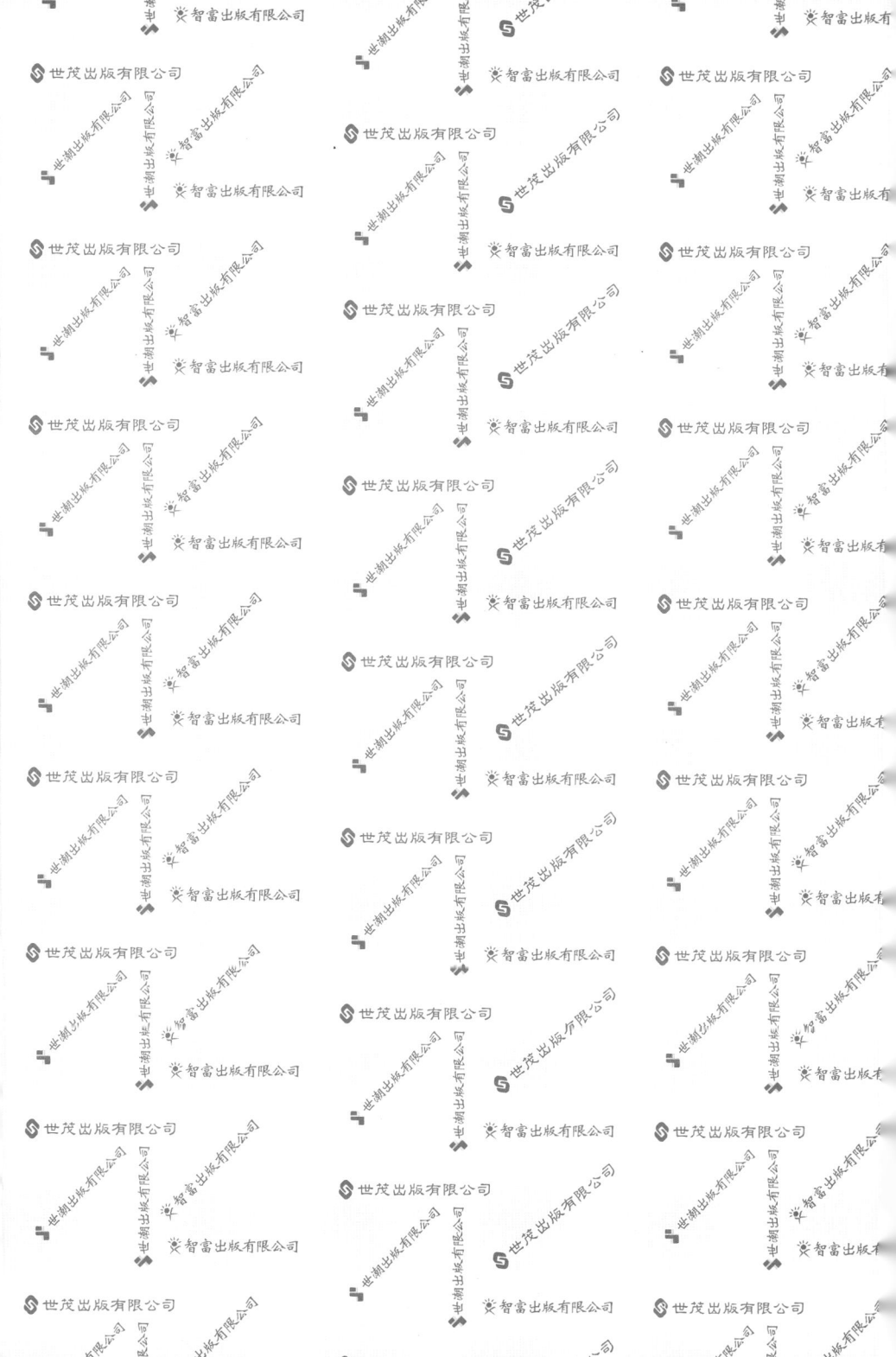

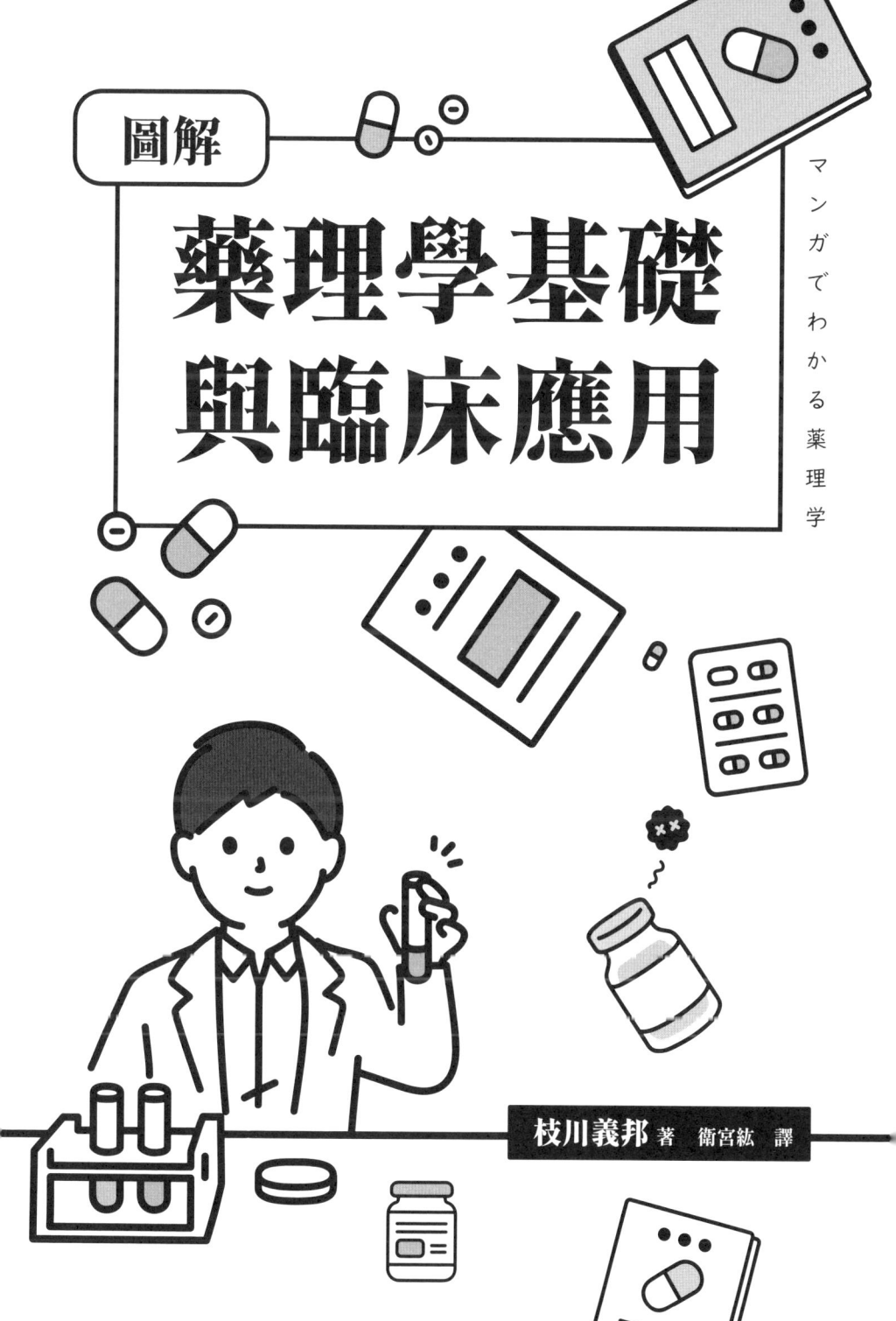

※ 本書原名為《世界第一簡單藥理學》，現更名為此。

　藥理學好難喔──經常可以聽到這樣的聲音。

　藥理需要記憶的東西很多,藥物名稱更是繁雜。一旦這麼想之後,藥物的作用機制突然間似乎變得很複雜。如果被問到「這是哪種藥物的作用機制?」一不小心就會搞混。

　藥理學是探究藥物如何作用的學問。由「藥理」即「藥物的原理」來看,藥理學是在研究、學習藥物發揮療效的機制。

　藥物用來治療疾病,想要學好藥理學,必須了解生病的機制、藥物的化學性質以及作用機制。再者,在藥物治療前線,事先了解哪種藥物投予多少劑量才適當,也是相當重要的。由此可見,在生技、醫療方面建立基礎,藥理學扮演非常重要的角色。

　在學習藥理學這類未經過系統化,且需要掌握龐雜知識的學問時,要先掌握整體的大框架,再慢慢深入了解各個細節。就這層意義來說,選讀如本書一樣在有限的頁數,盡可能詳錄入門知識與專業知識的資料,不失為一種有效的學習方法。

　本書會以漫畫的形式,解說藥理學中幾個重要的項目。女主角是就讀藥學系,並在藥局實習的活潑女學生。故事中,女主角活用大學所學到的知識,作為一位醫療成員,努力完成藥局的業務,各位讀者可以一面見證她的成長,一面跟她一起學習。

　故事是以實習生的日常生活來發展,對還未有藥局實習經驗的人來說,可以當作事前的預習教材;對正在藥局實習的人來說,可以當作同時期一起加油的夥伴日記;對於已經完成藥局實習,即將完成藥學系課程的人來說,可以用來複習先前所學。

本書與漫畫家、編輯、藥局的指導藥師攜手合作，大家發揮各自的專長才得以付梓出版。在倡導團隊醫療的今日，讓我有機會重新思考團隊合作的重要性。我想在此對各位相關人員致上謝意。

　對拿起本書的讀者，我由衷期望本書可以加深各位對藥理學的理解，幫助各位想像在藥局實習的樣貌。

　那麼，事不宜遲，我們趕緊和女主角鈴一起前往藥物治療的前線吧。

枝川　義邦

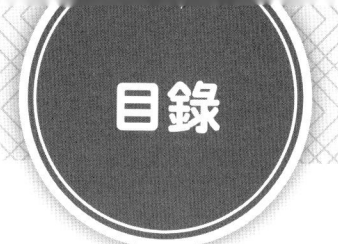
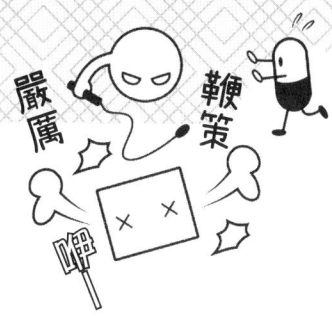

序幕 1

第 1 章　藥物的基礎知識　　　　　　　　　　　　　5

- 1-1　藥物名稱 9
- 1-2　劑型與給藥途徑 11
- 1-3　藥物為什麼有療效？ 14
- 1-4　體內動態 18
- 1-5　服藥的時機 30
- 1-6　服用（給藥）次數一天分好幾次的理由 33
- 1-7　藥物是兩面刃 34
- 1-8　各種劑型與特徵 35
- 1-9　交互作用 38
  - ✏ 挑戰藥師國家考試① 40

第 2 章　藥物的作用　　　　　　　　　　　　　　41

- 2-1　藥物的標的分子 42
- 2-2　作用於標的分子的機制 55
- 2-3　致效劑與拮抗劑不停大風吹 59
- 2-4　想要學好藥理，先認識標的分子 70
- 2-5　受體過去曾被認為是虛構的存在 71
  - ✏ 挑戰藥師國家考試② 72

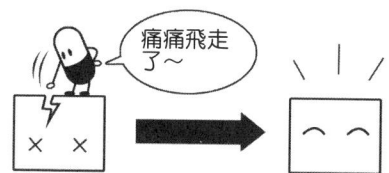

第 3 章　作用於受體的藥物效果　　73

- 3-1 受體的種類 ································· 74
- 3-2 G 蛋白偶聯型受體 ······················· 79
- 3-3 激酶型受體 ································· 86
- 3-4 受體的基礎知識 ··························· 90
- 3-5 G 蛋白偶聯型受體的基礎知識 ········ 92
- 3-6 激酶型受體的基礎知識 ················· 93
- 3-7 α 次單元的種類 ··························· 94
- ✏️ 挑戰藥師國家考試③ ······················· 96

第 4 章　作用於酵素的藥物效果　　97

- 4-1 酵素是什麼？ ······························ 98
- 4-2 作用於酵素的效機制 ··················· 105
- 4-3 阿斯匹靈的藥效機制 ··················· 113
- 4-4 作用於細胞外酵素的藥物 ············· 114
- 4-5 藥物與「CYP」 ························· 115
- ✏️ 挑戰藥師國家考試④ ····················· 116

第 5 章　作用於離子通道的藥物效果　　117

- 5-1 電壓閘控離子通道 ······················ 118
- 5-2 配體閘控離子通道 ······················ 127
- 5-3 離子通道的基礎知識 ··················· 132
- 5-4 配體閘控離子通道的種類 ············· 134
- 5-5 鈣離子阻斷劑的作用機制 ············· 134
- 5-6 鈣離子阻斷劑的種類 ··················· 135
- 5-7 電壓閘控鈉離子通道 ··················· 136
- 5-8 電壓閘控鉀離子通道 ··················· 137
- ✏️ 挑戰藥師國家考試⑤ ····················· 138

第 6 章　作用於載體蛋白的藥物效果　　139

- 6-1　什麼是載體蛋白……………………………………………140
- 6-2　載體蛋白的種類與藥物的作用方式…………………146
- 6-3　離子幫浦的起源………………………………………………152
- 6-4　具代表性的 ABC 載體蛋白：P- 醣蛋白……………154
- 6-5　具代表性的 SLC 載體蛋白：SGLT1、PEPT1……155
  - ✏ 挑戰藥師國家考試⑥………………………………………156

第 7 章　作用於核酸的藥物效果　　157

- 7-1　作用於核酸的藥物……………………………………………158
- 7-2　核酸發揮作用的藥物…………………………………………163
- 7-3　作用於核酸的藥物基礎………………………………………168
- 7-4　抗代謝劑的作用機制…………………………………………170
- 7-5　第 3 代藥物……………………………………………………171
  - ✏ 挑戰藥師國家考試⑦………………………………………172

第 8 章　疾病分類：藥物作用　　173

💊 心血管疾病的治療藥

1. 常見高血壓藥……………………………………………………174
2. 常見心臟衰竭藥…………………………………………………176
3. 常見心絞痛藥……………………………………………………178
4. 常見心律不整藥…………………………………………………179
5. 常見貧血藥………………………………………………………180
6. 常見血栓栓塞藥…………………………………………………182

💊 消化道疾病的治療藥

1. 常見消化性潰瘍藥………………………………………………184
2. 常見腹瀉藥………………………………………………………186
3. 常見治療便祕藥…………………………………………………188

vii

💊 呼吸系統疾病的治療藥
1 常見支氣管氣喘藥 ········· 189
2 常見鎮咳祛痰藥 ········· 191

💊 內分泌、代謝疾病的治療藥
1 常見脂質異常症藥 ········· 192
2 常見糖尿病藥 ········· 193
3 常見痛風藥 ········· 196

💊 腎臟泌尿系統疾病的治療藥
1 常見腎衰竭藥 ········· 197
2 常見前列腺肥大藥 ········· 198
3 常見泌尿道結石藥 ········· 200

💊 腦、神經系統、精神疾病的治療藥
1 常見憂鬱症用藥 ········· 201
2 常見思覺失調症（精神分裂症）藥 ········· 203
3 常見帕金森氏症藥 ········· 204
4 常見阿茲海默症藥 ········· 206

💊 其他的治療藥
1 抗過敏劑 ········· 208
2 抗生素 ········· 209
3 抗病毒劑 ········· 210
4 抗癌劑 ········· 211
  ✏️ 挑戰藥師國家考試⑧ ········· 214

結尾 ········· 215

參考文獻 ········· 219
索引 ········· 220

viii

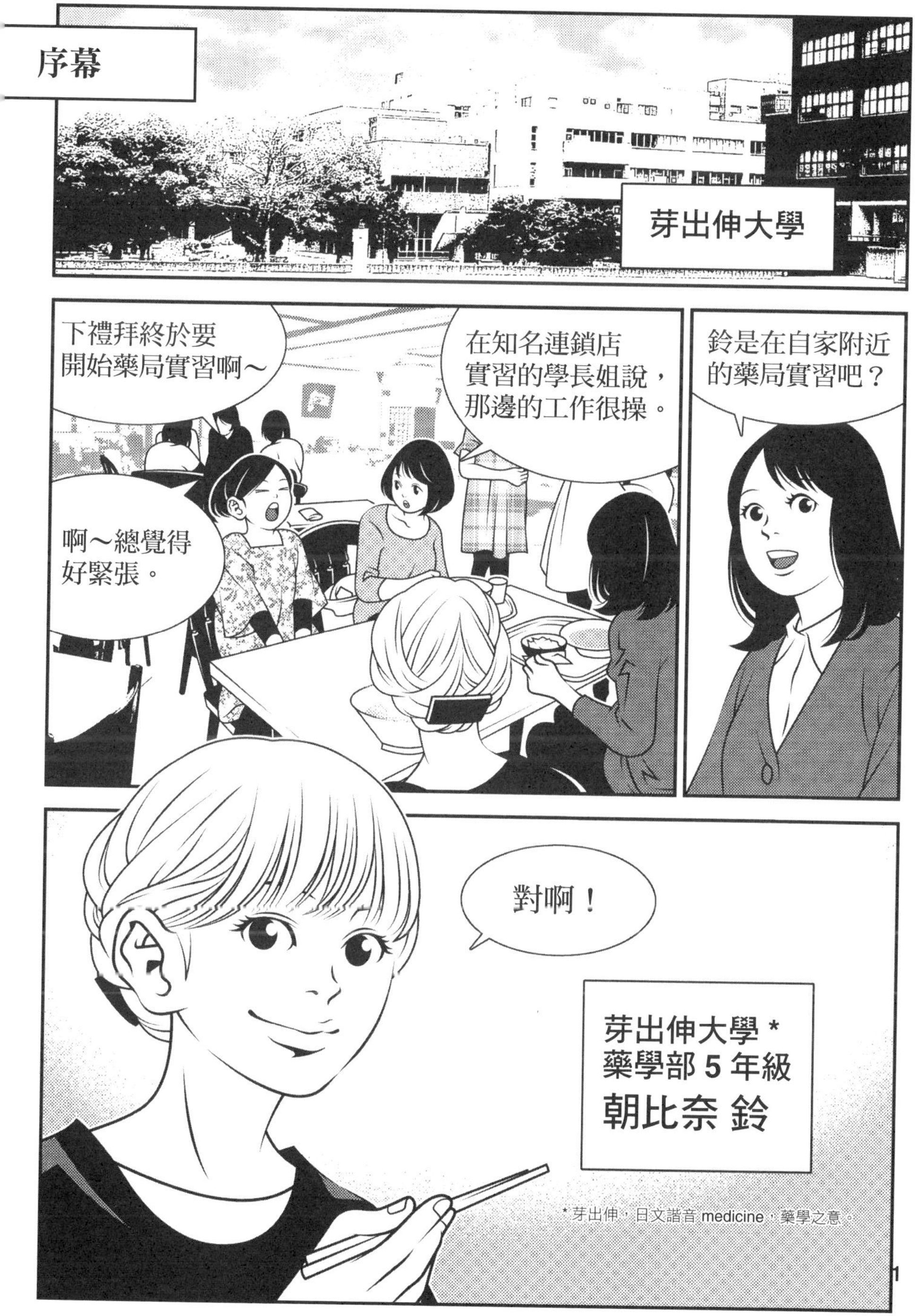

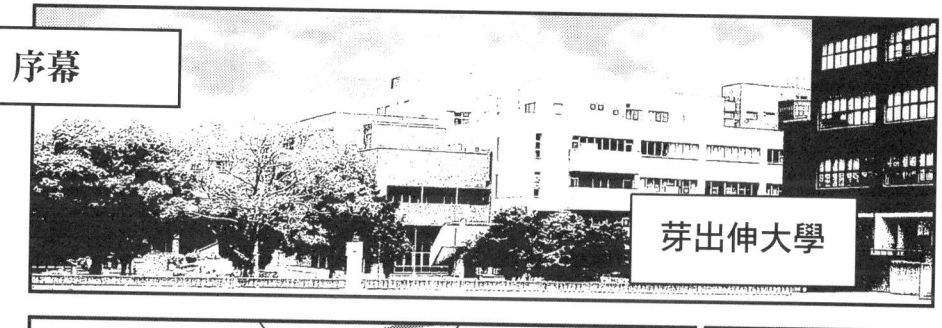

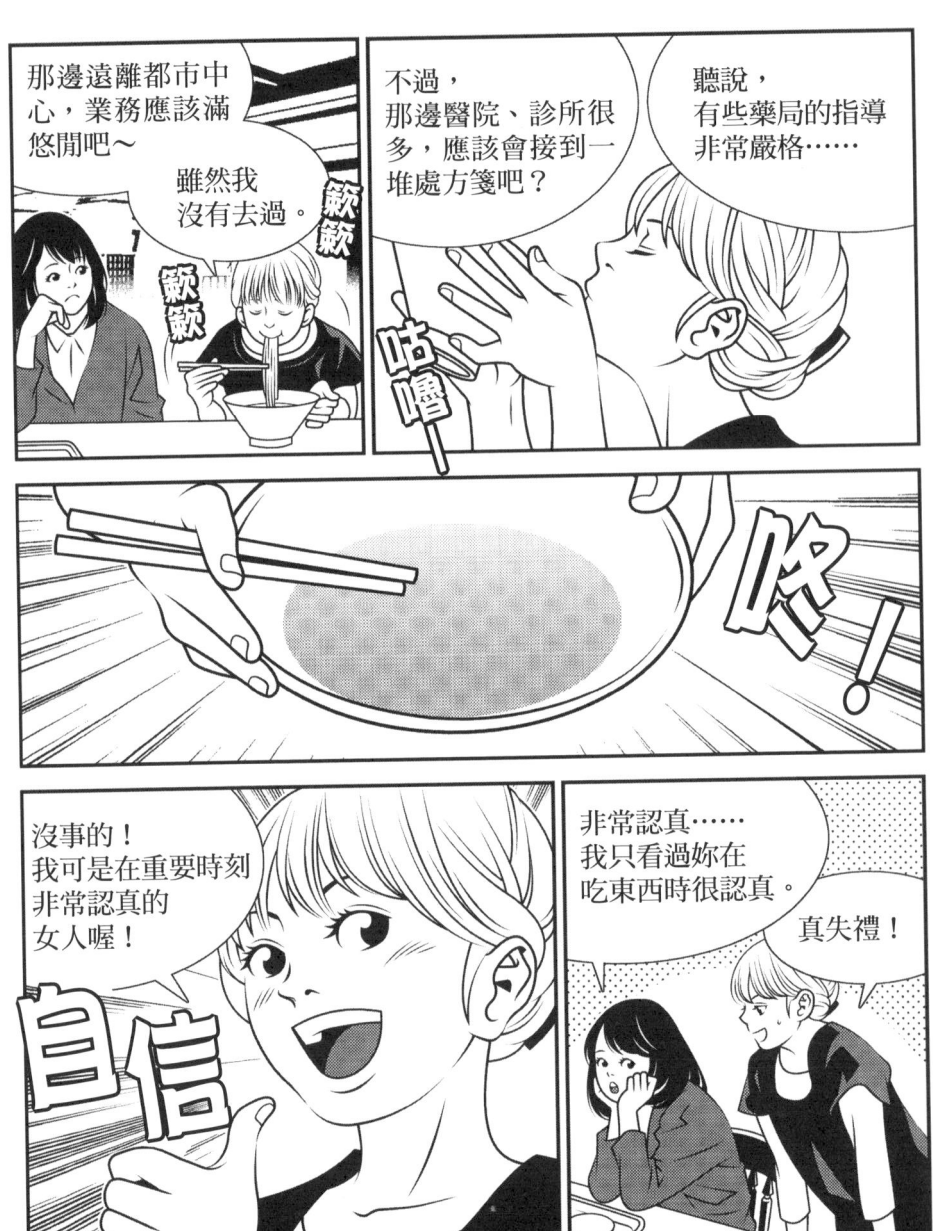

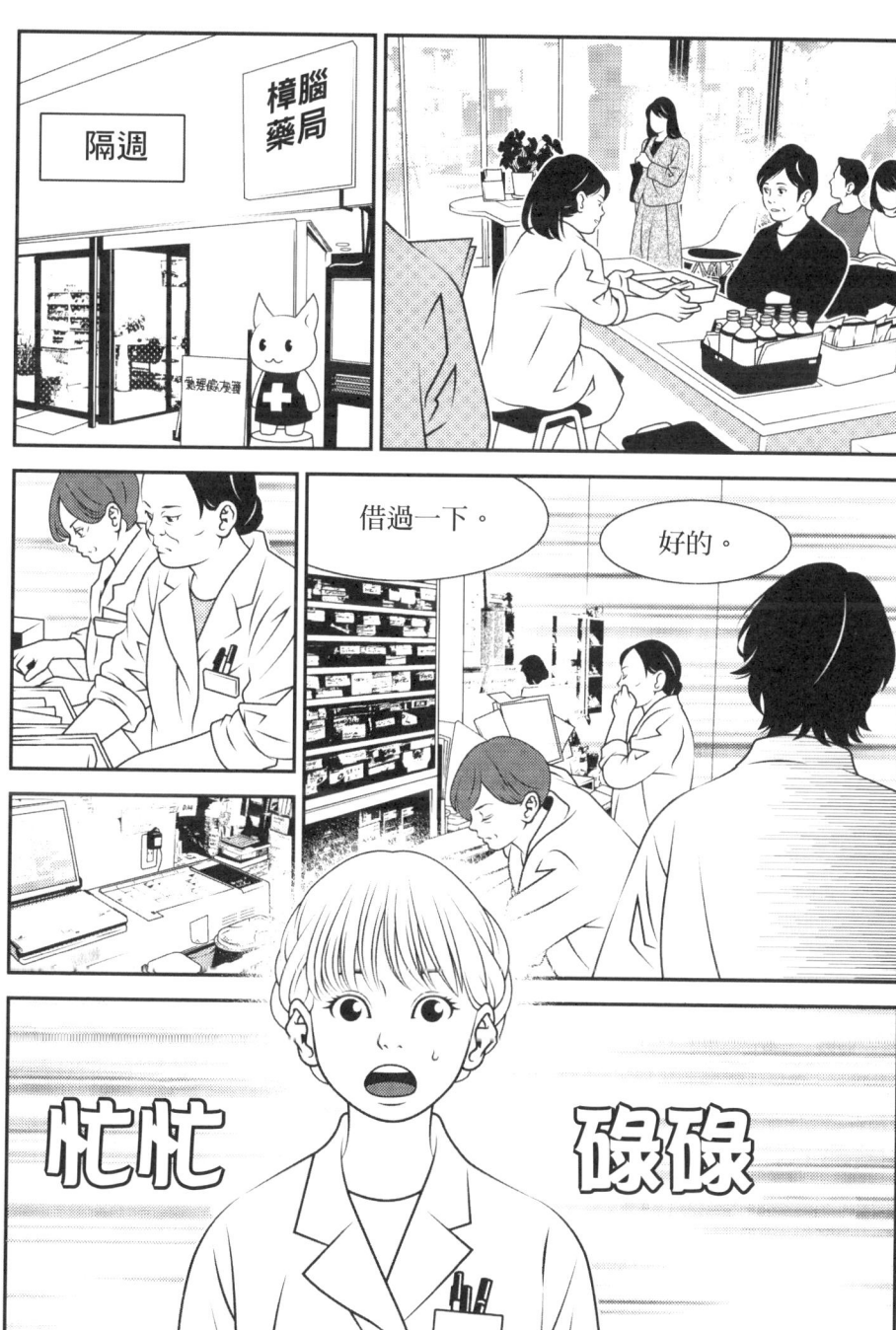

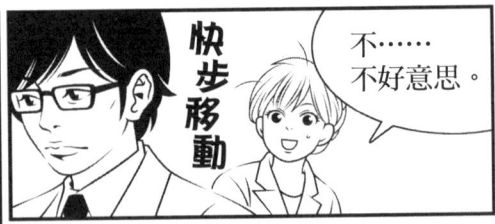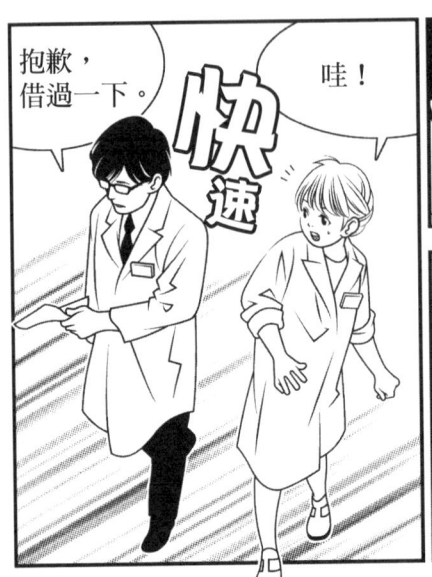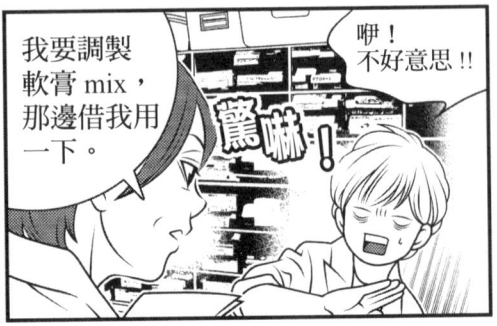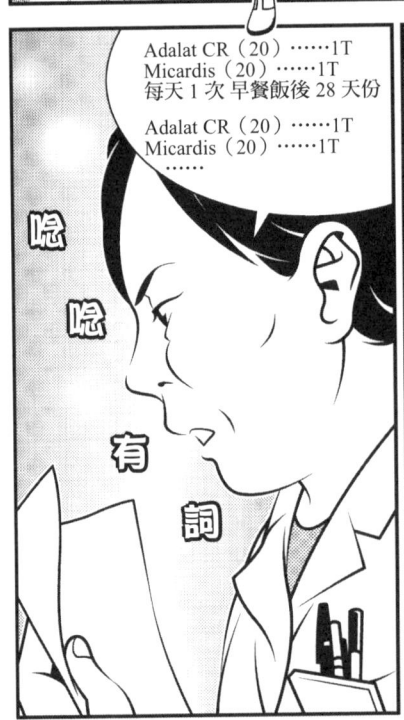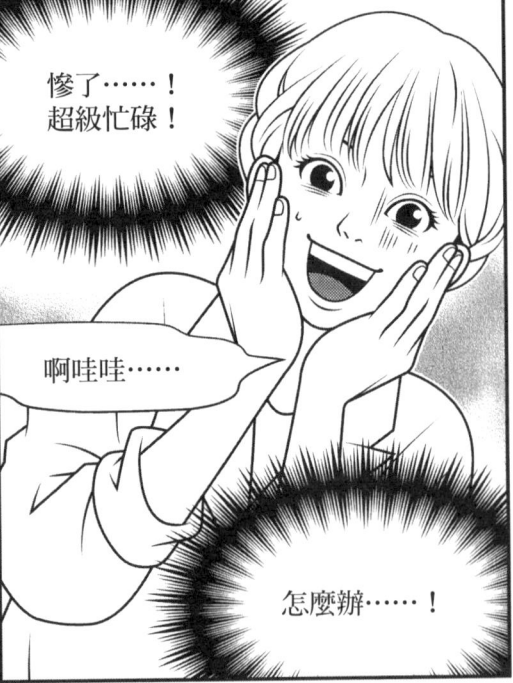

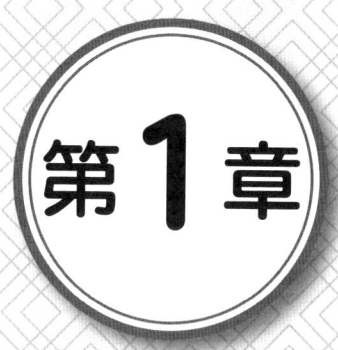

藥物的基礎知識

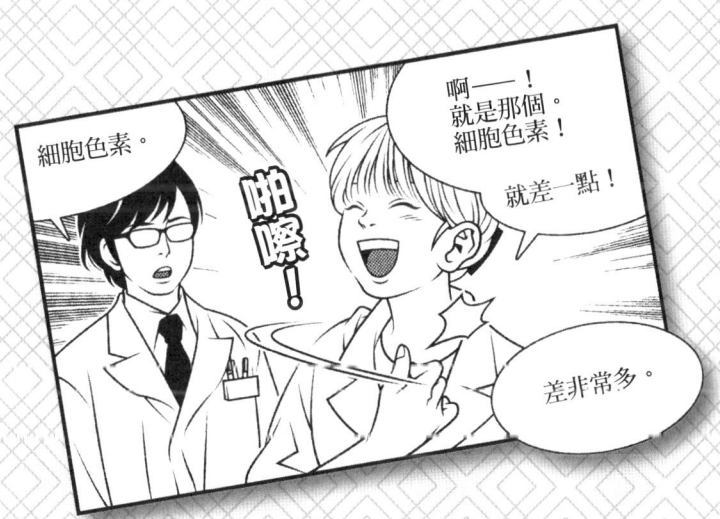

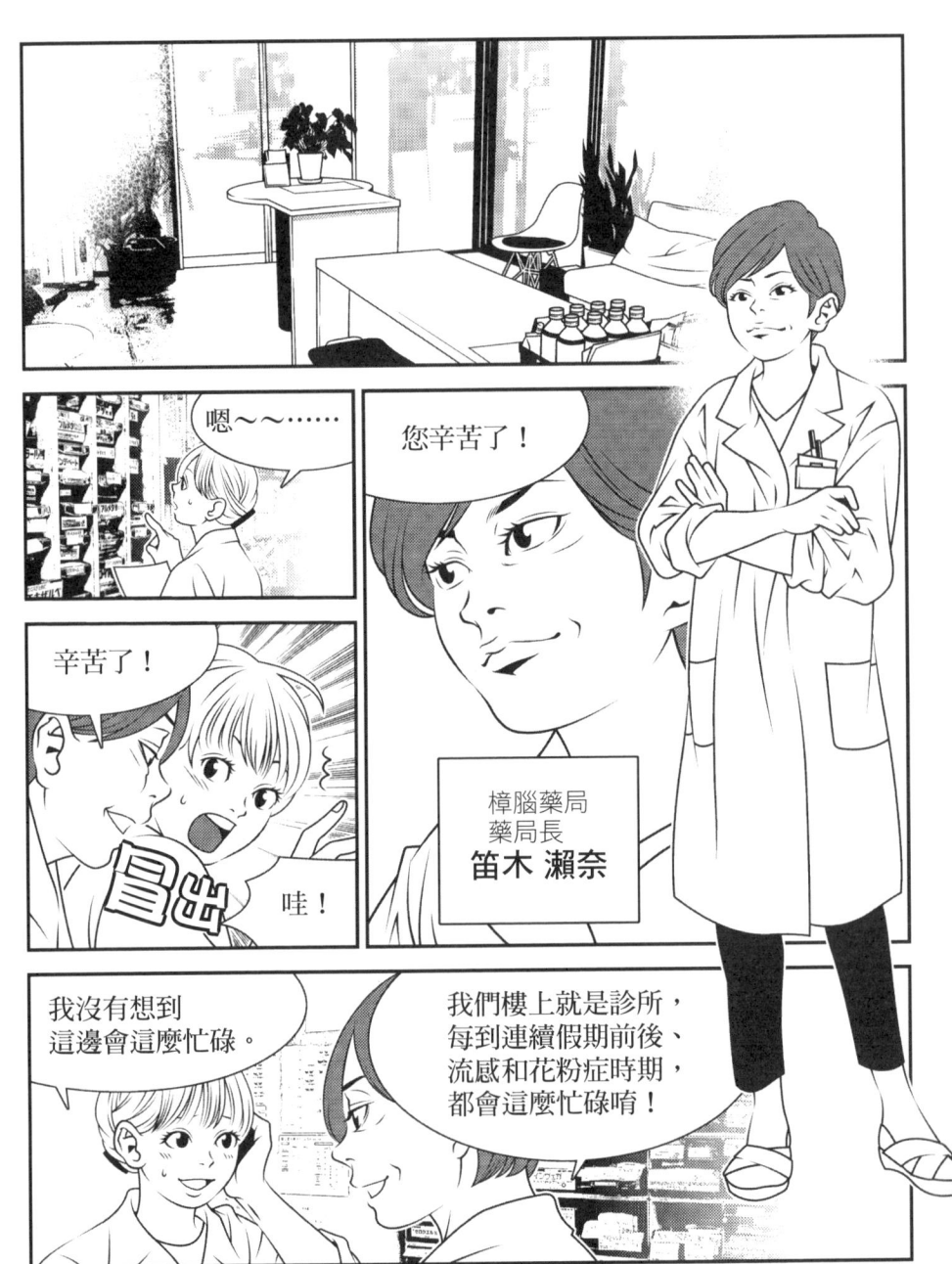

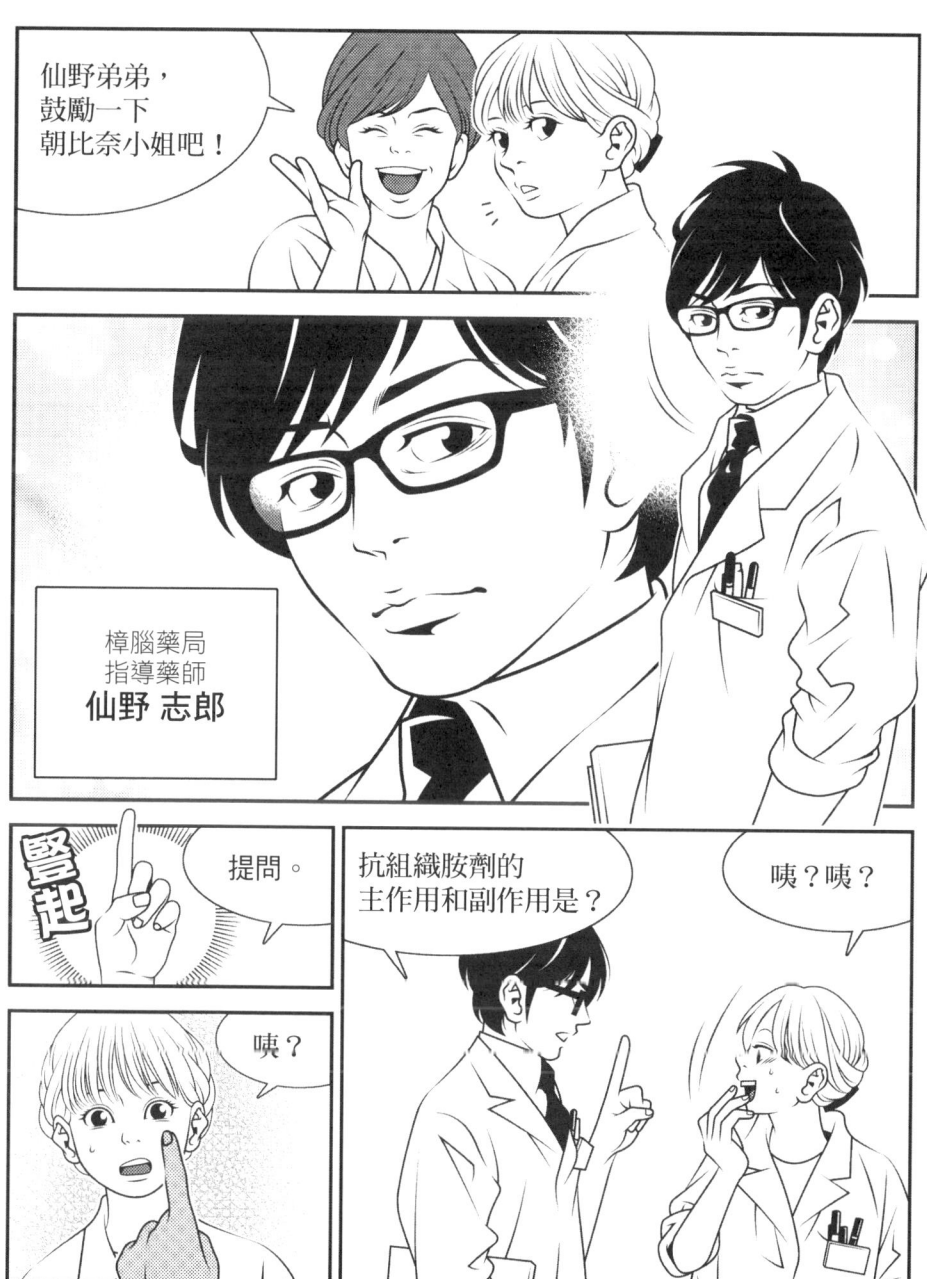

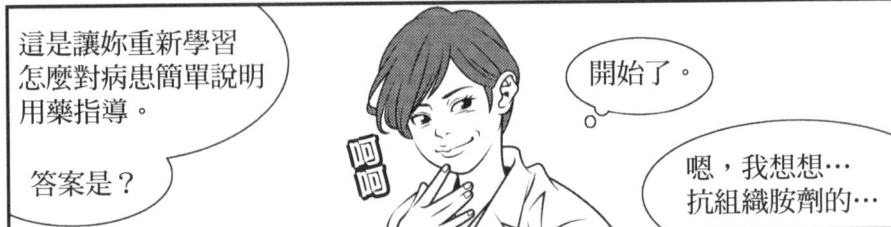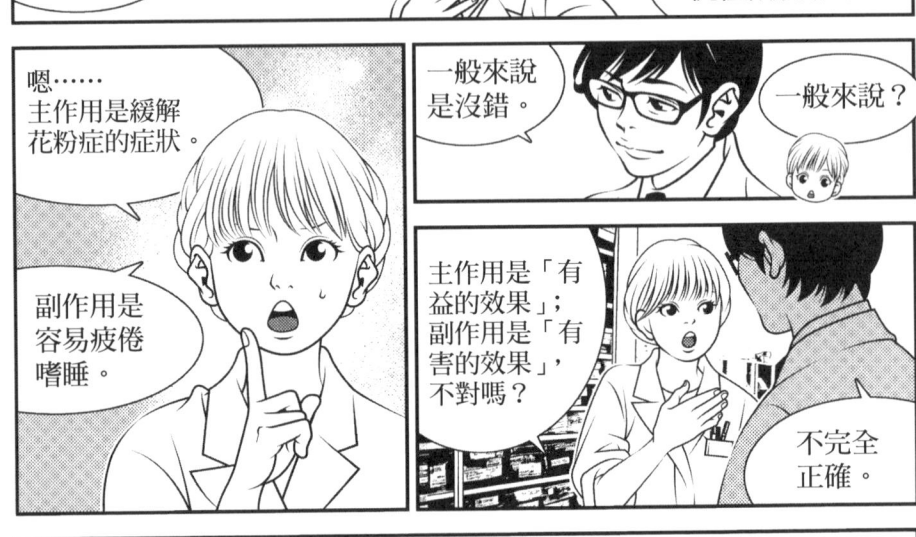

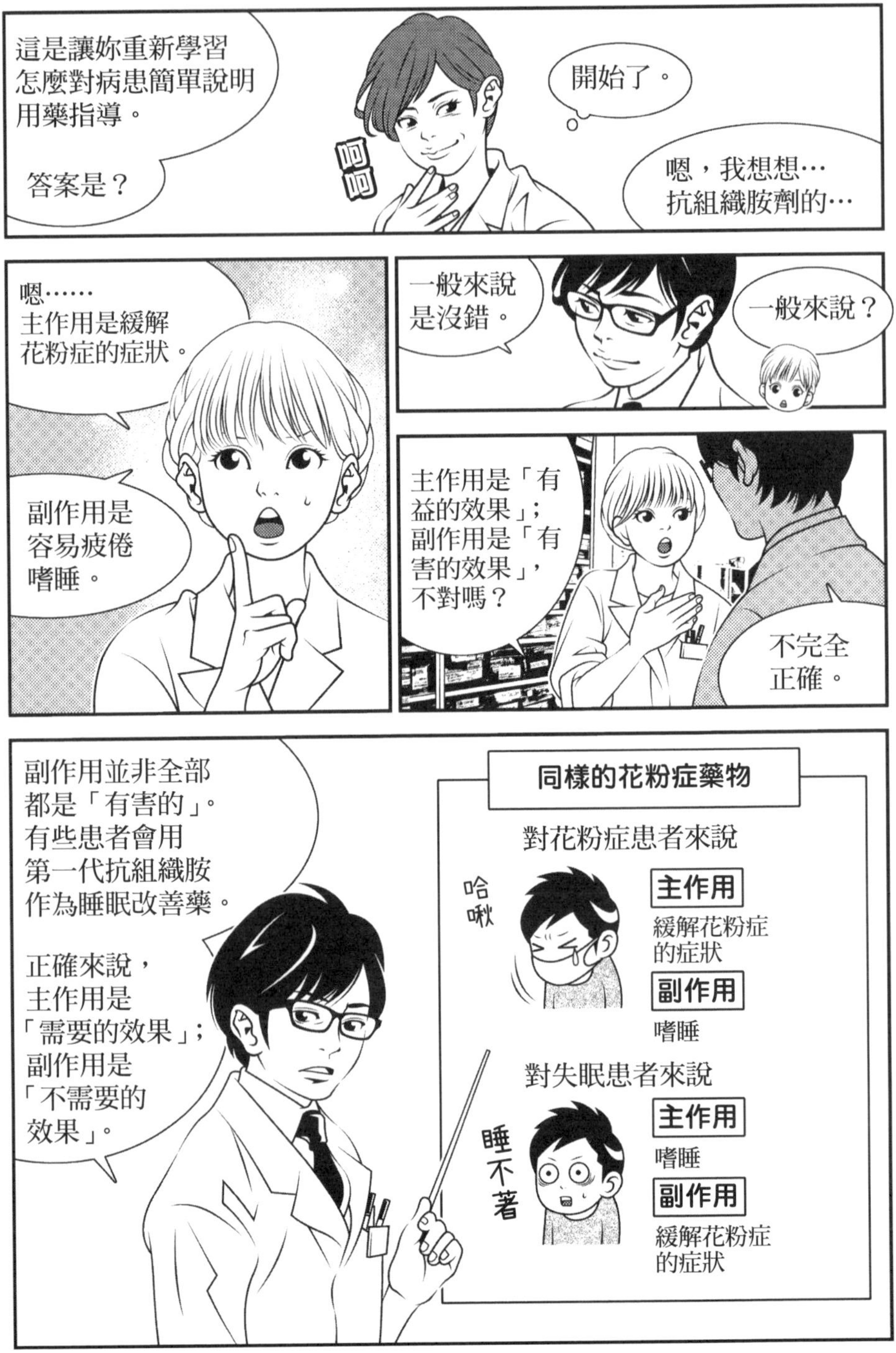

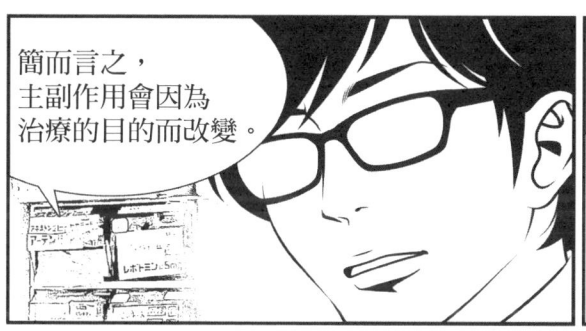
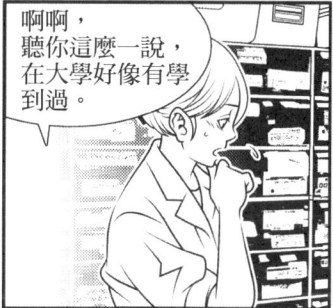
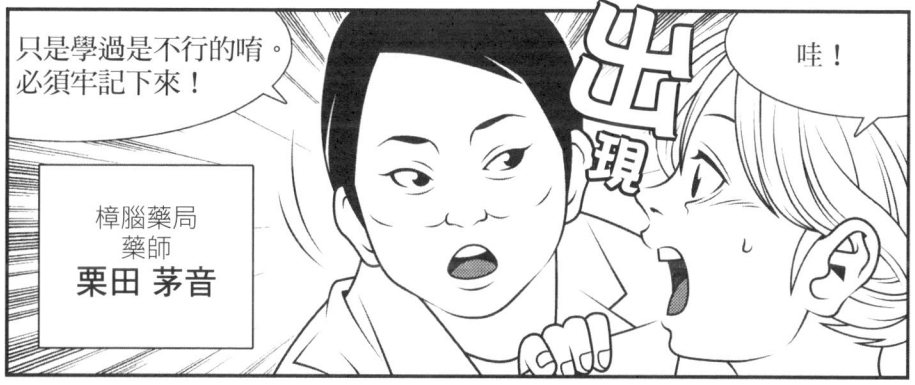
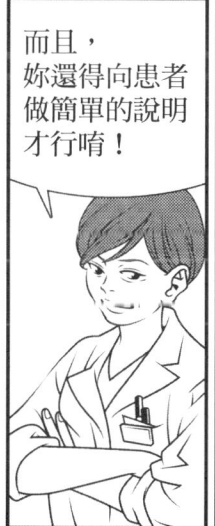
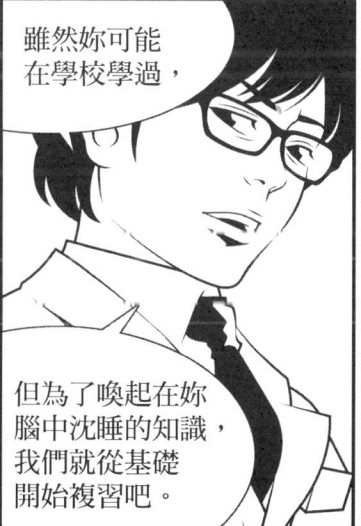
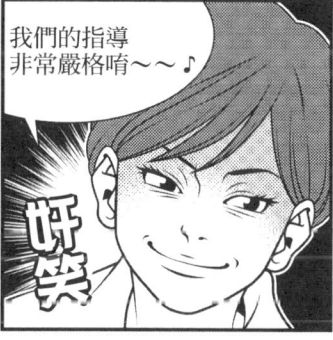
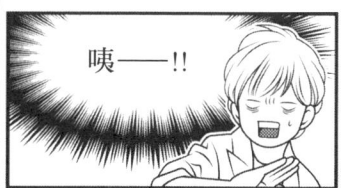

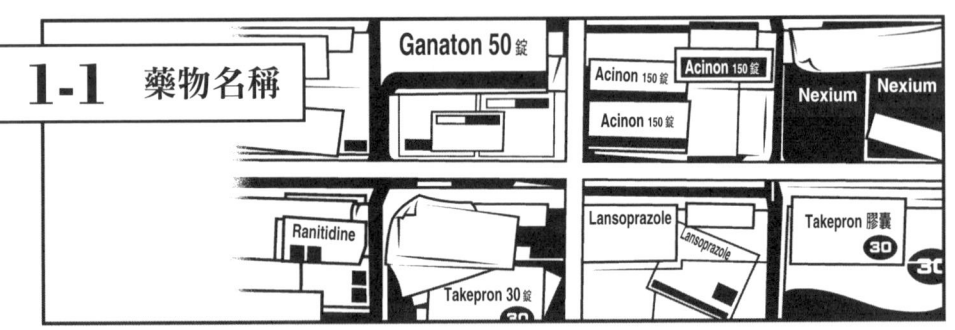

1-1 藥物名稱

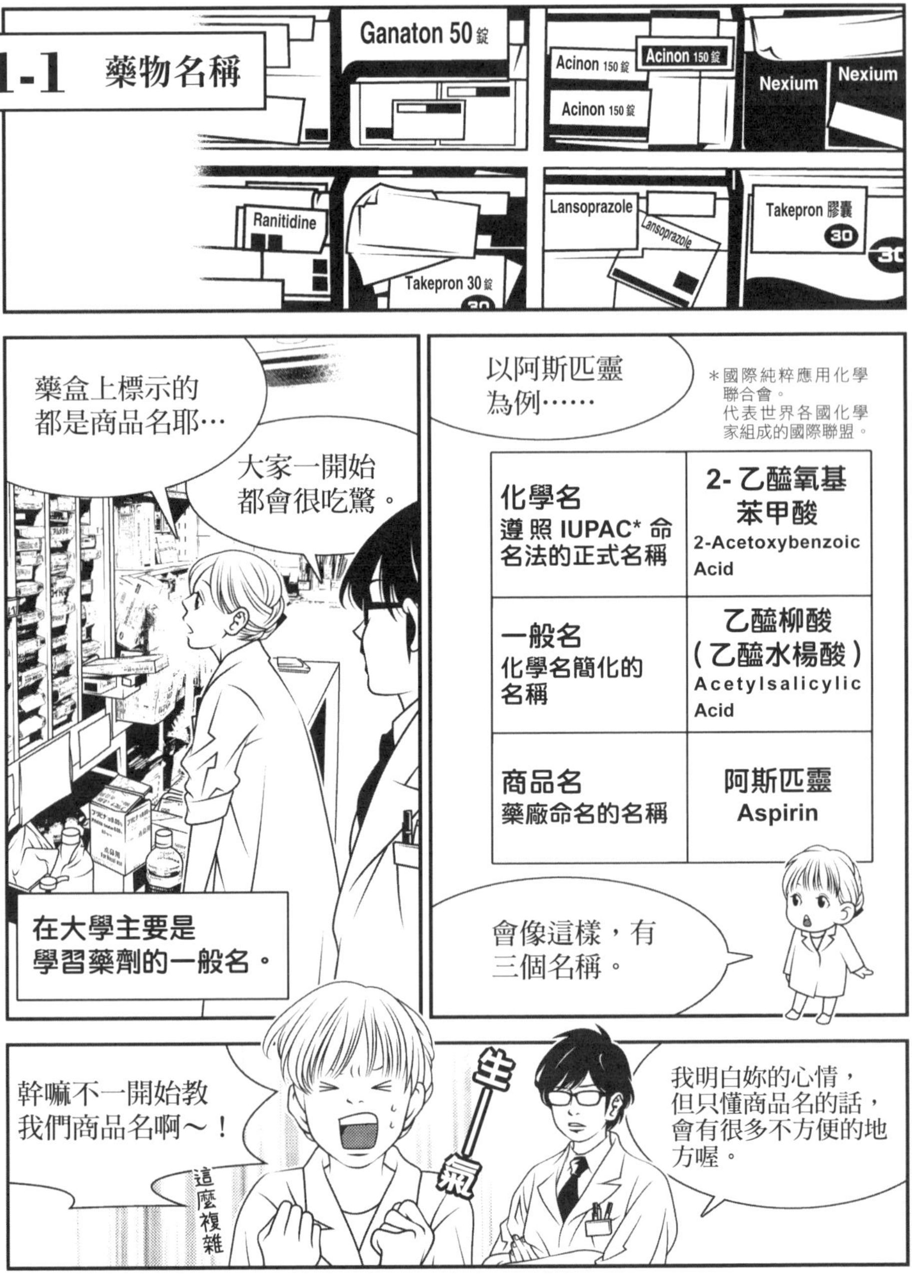

藥盒上標示的都是商品名耶…

大家一開始都會很吃驚。

在大學主要是學習藥劑的一般名。

以阿斯匹靈為例……

＊國際純粹應用化學聯合會。
代表世界各國化學家組成的國際聯盟。

化學名 遵照 IUPAC* 命名法的正式名稱	2- 乙醯氧基苯甲酸 2-Acetoxybenzoic Acid
一般名 化學名簡化的名稱	乙醯柳酸 （乙醯水楊酸） Acetylsalicylic Acid
商品名 藥廠命名的名稱	阿斯匹靈 Aspirin

會像這樣，有三個名稱。

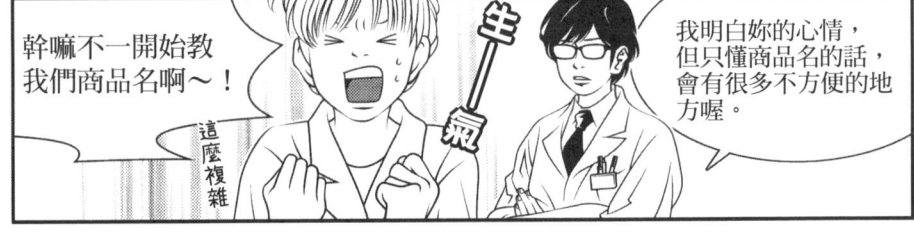

幹嘛不一開始教我們商品名啊～！這麼複雜

我明白妳的心情，但只懂商品名的話，會有很多不方便的地方喔。

10

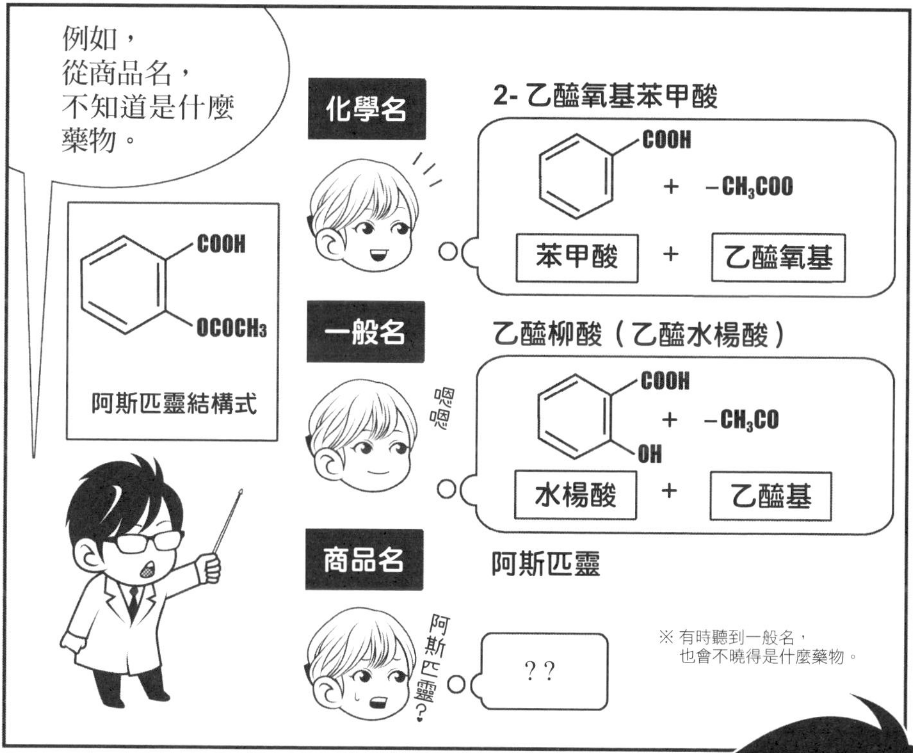

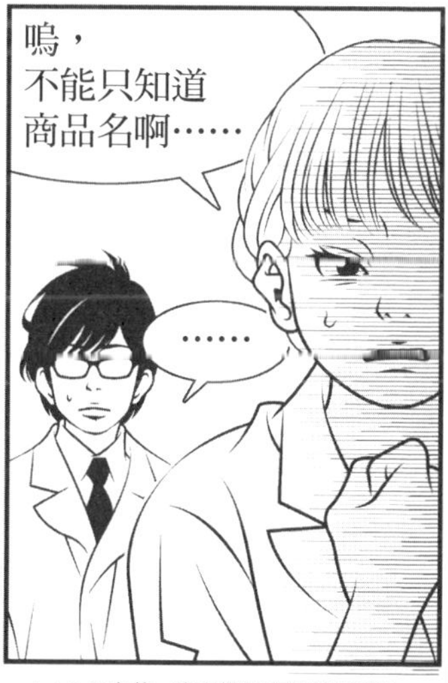

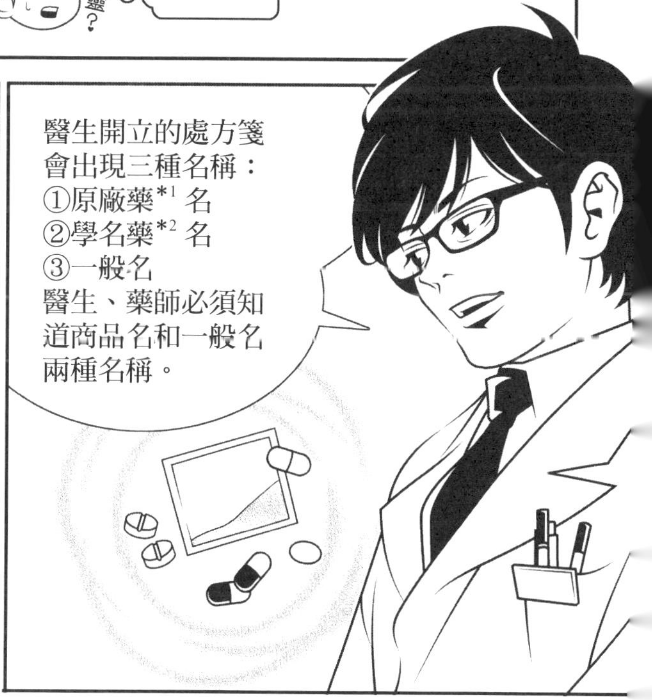

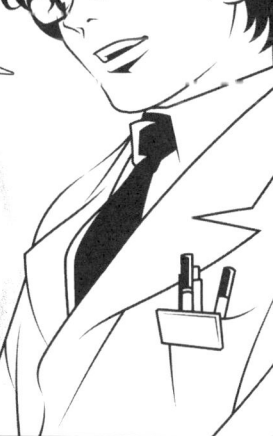

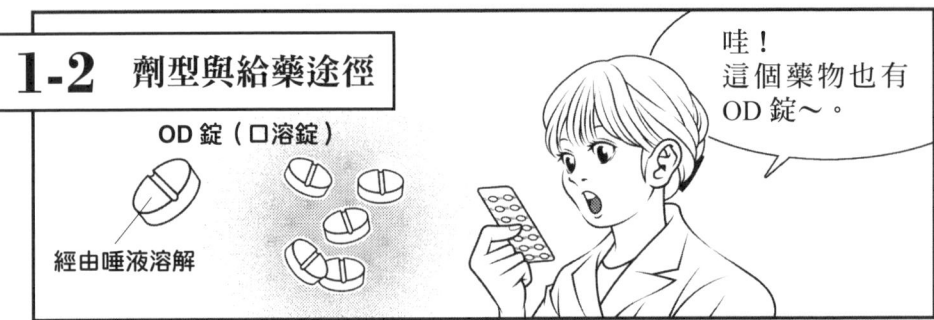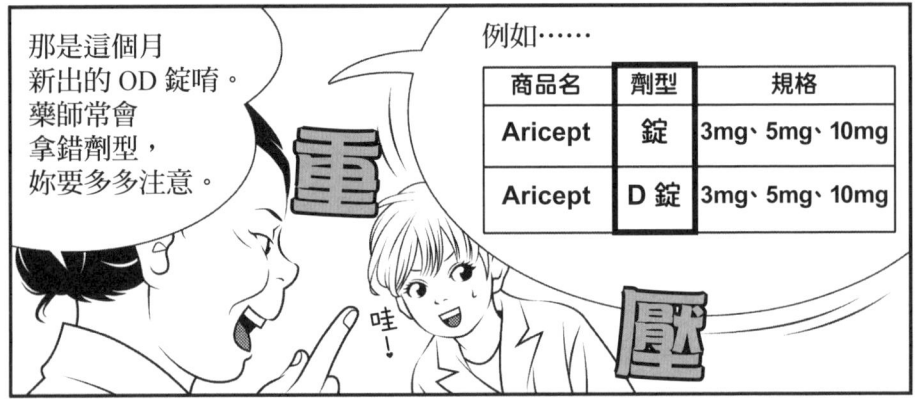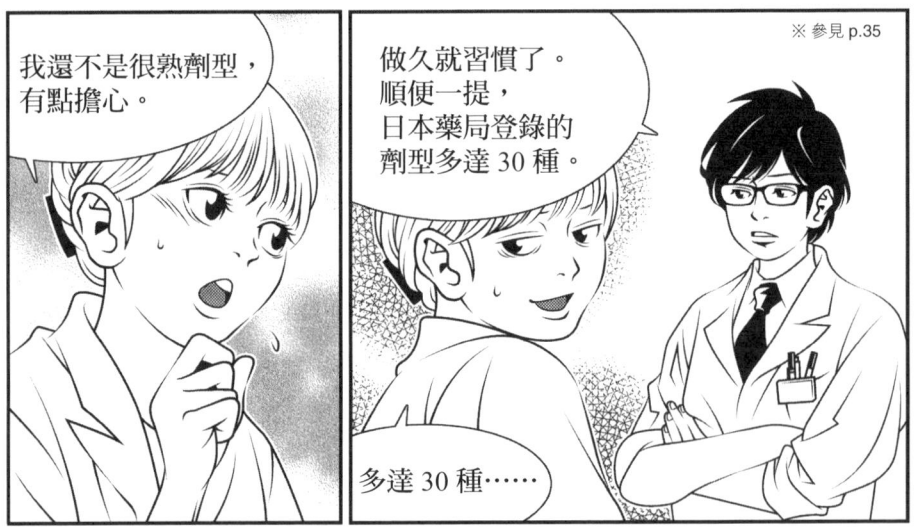

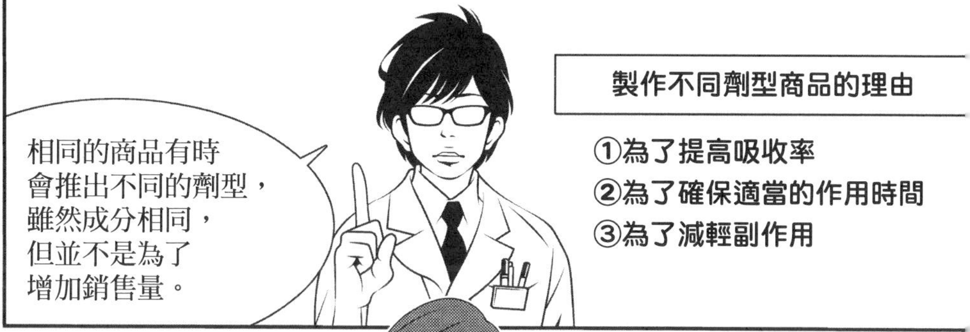

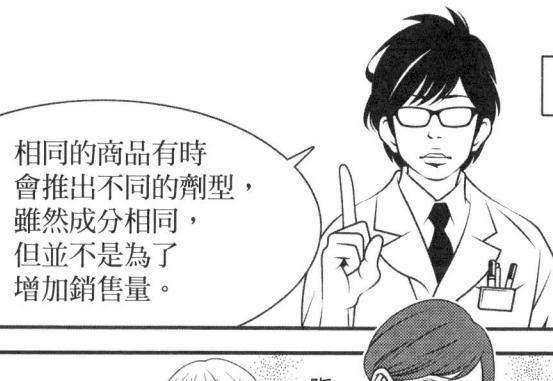

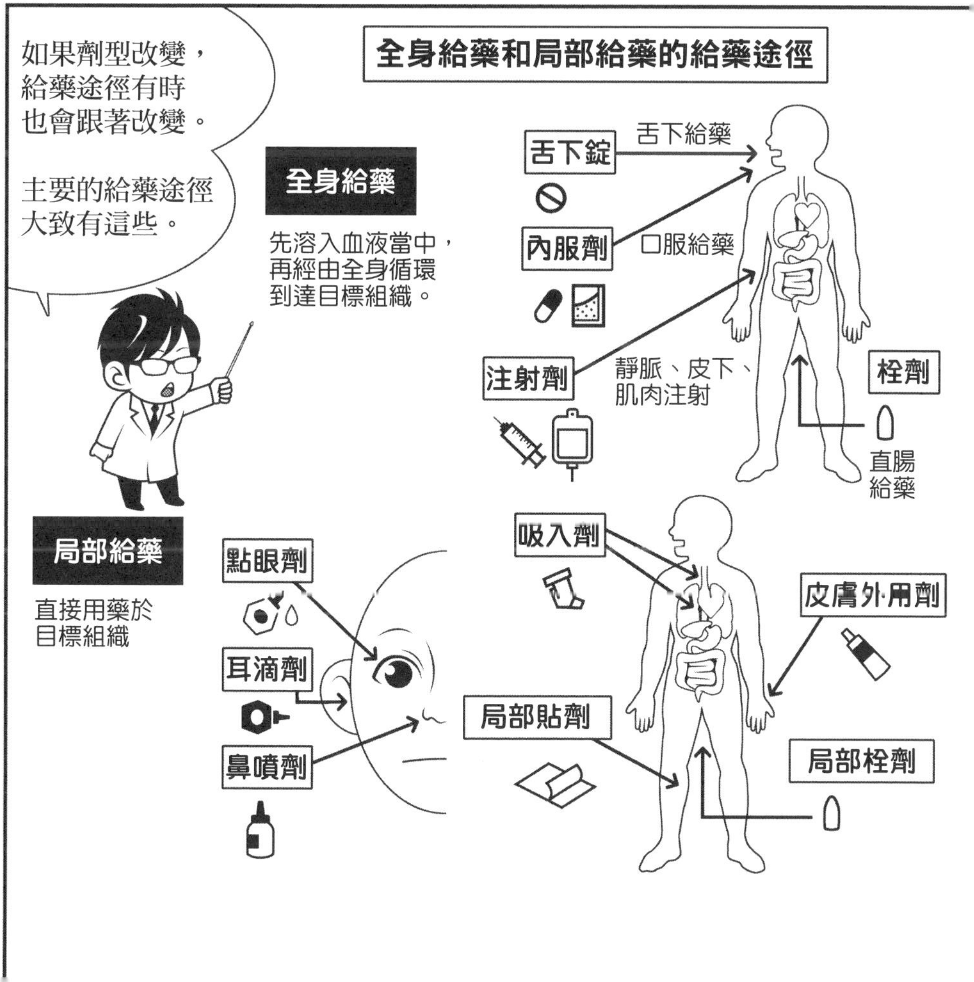

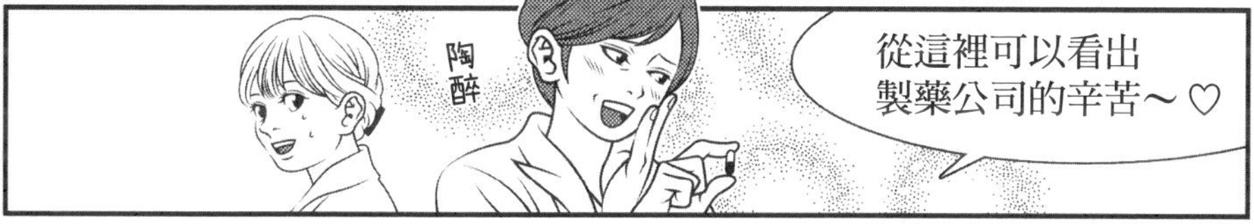

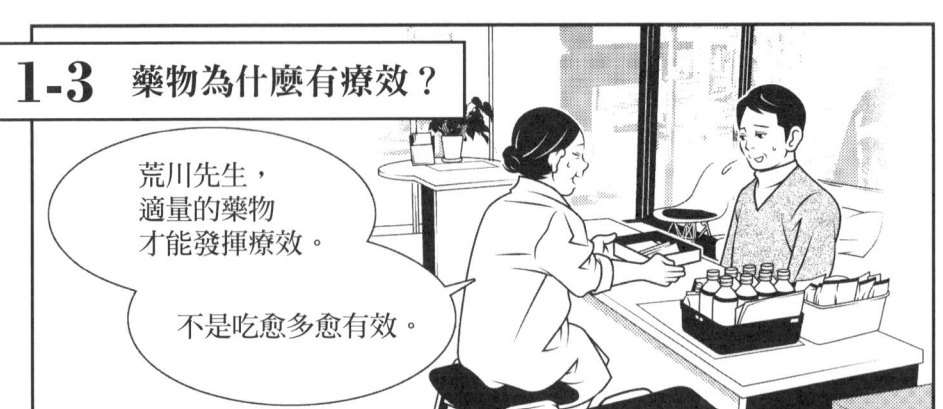

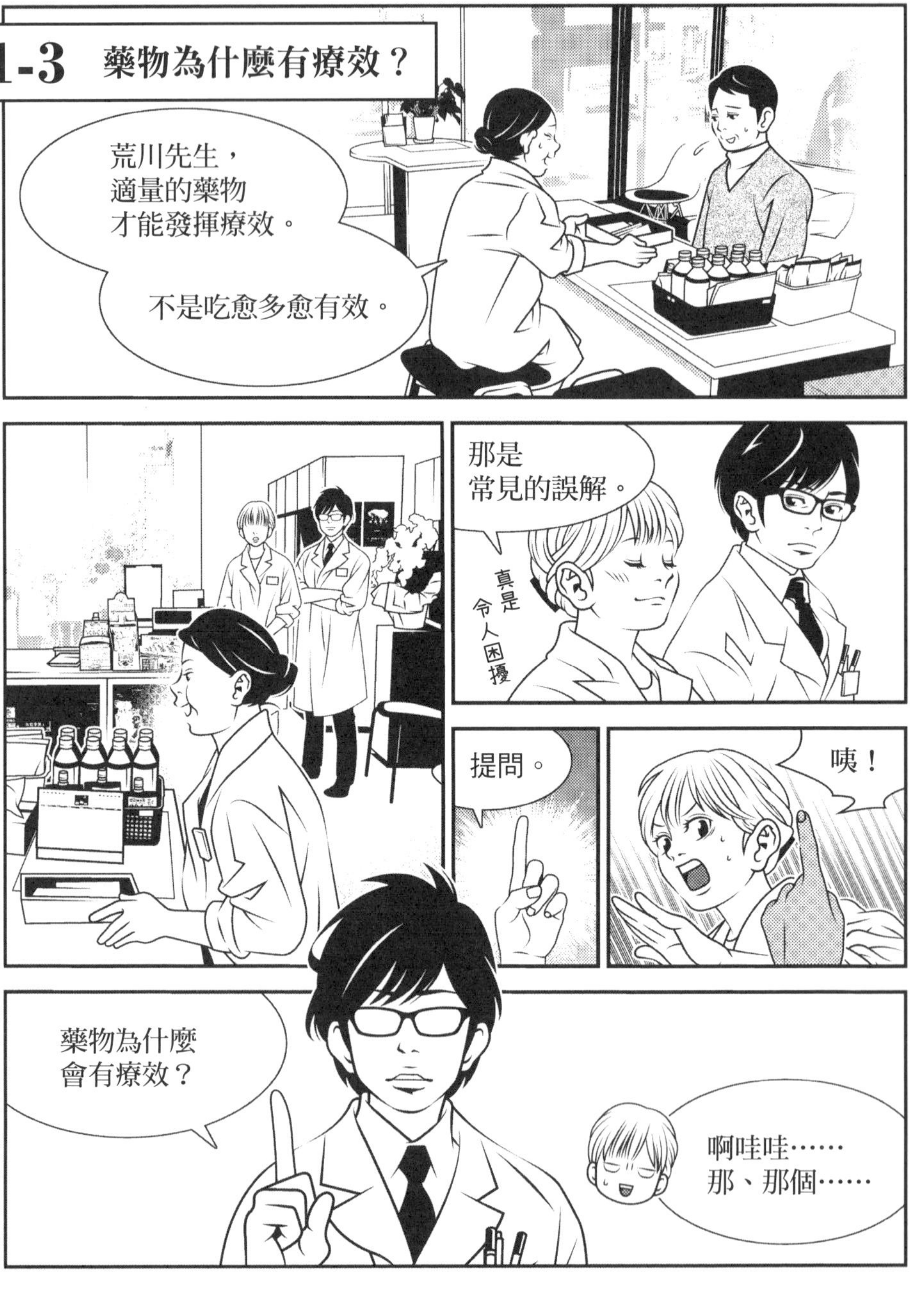

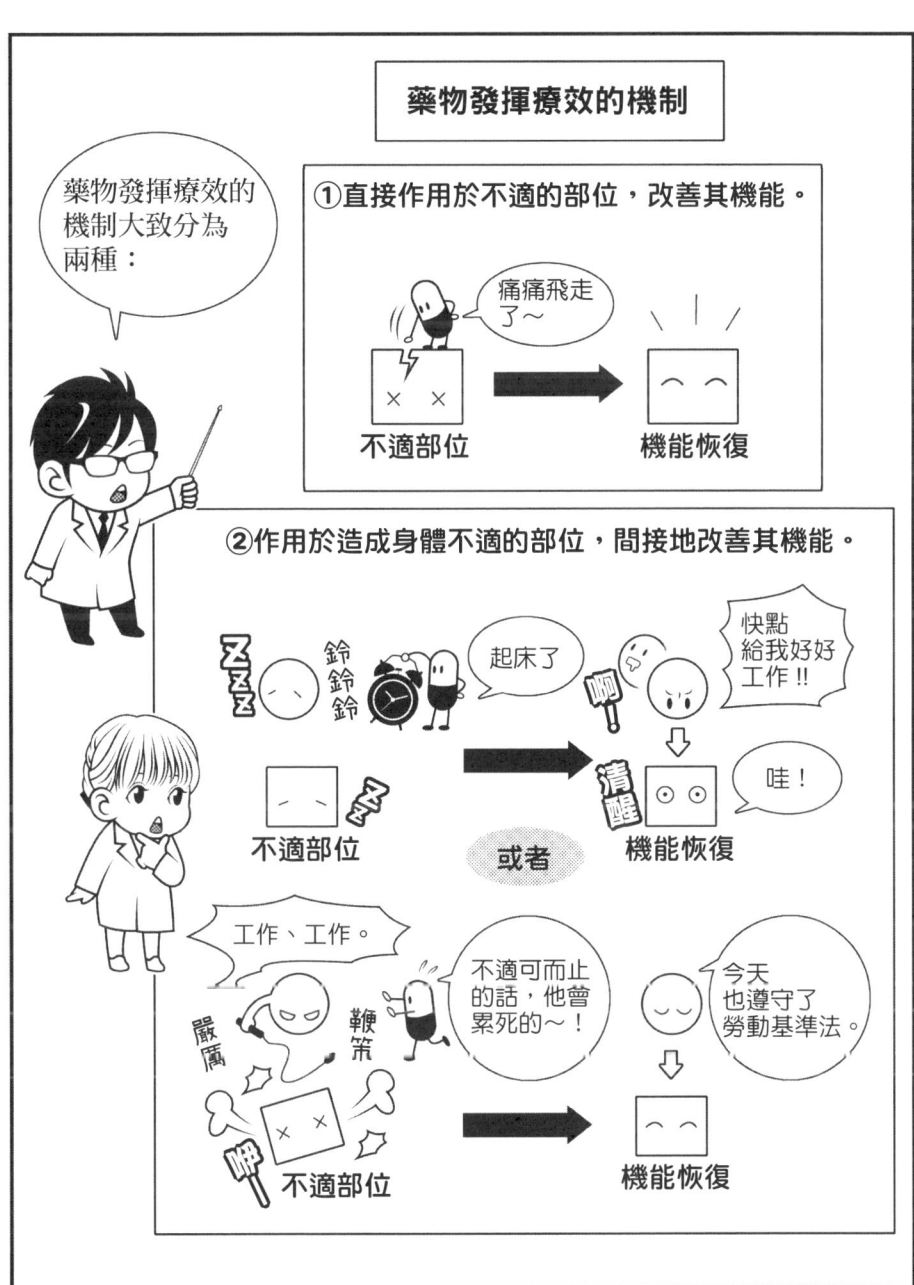

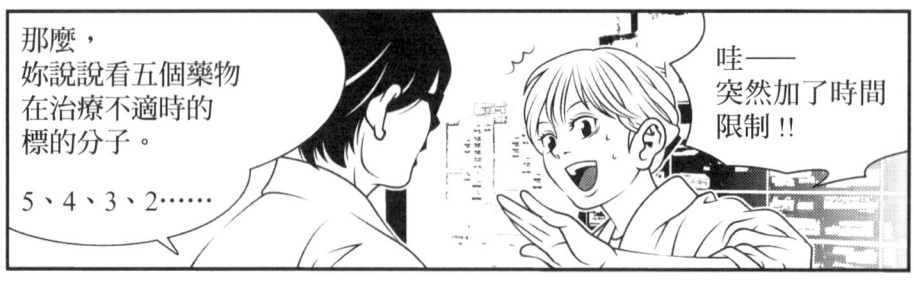

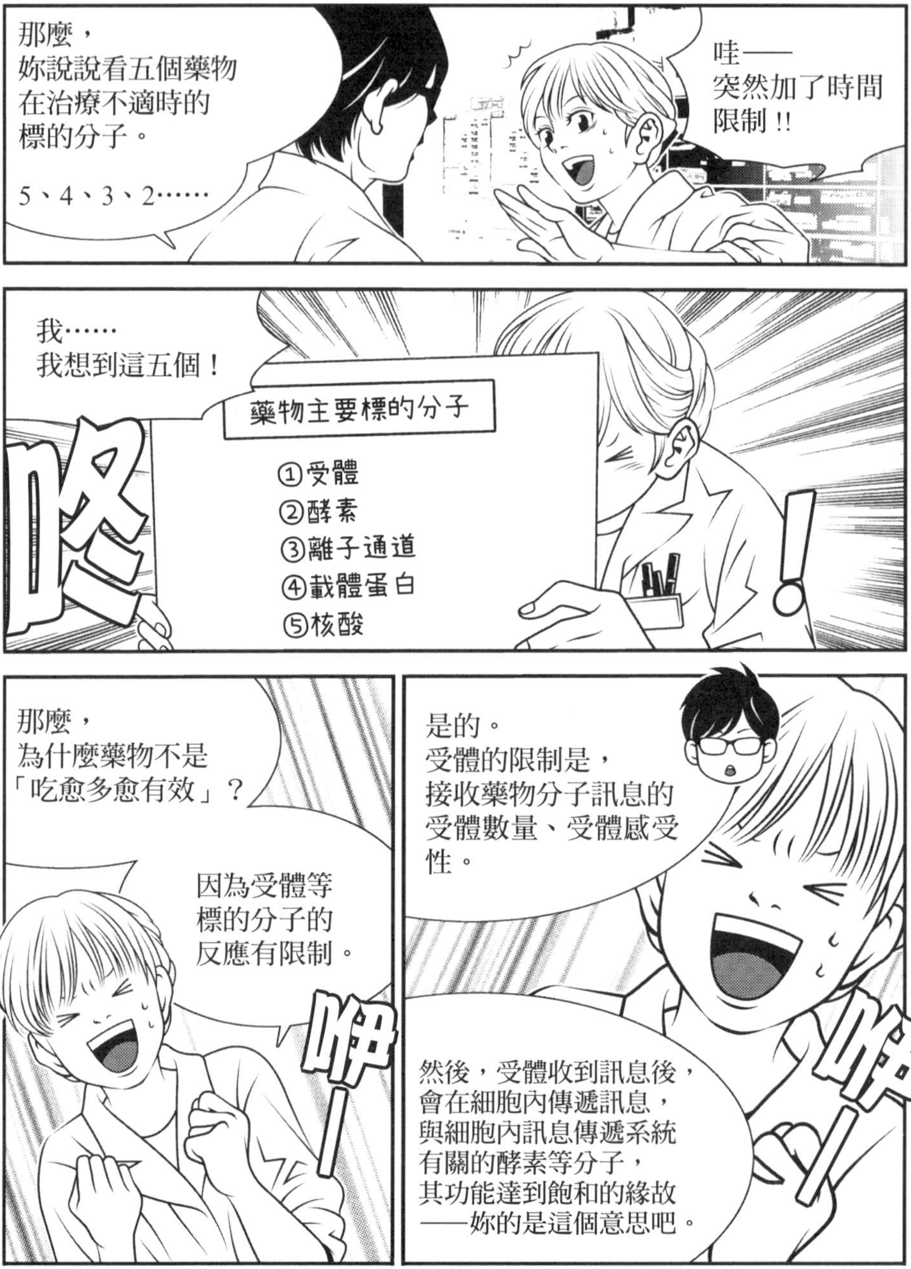

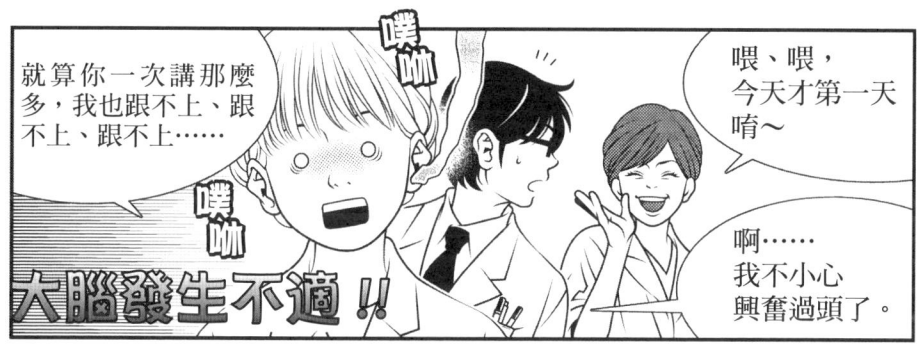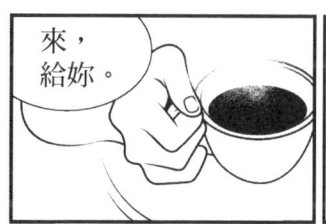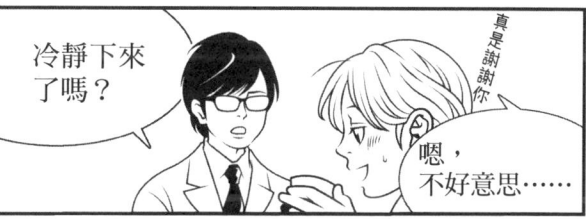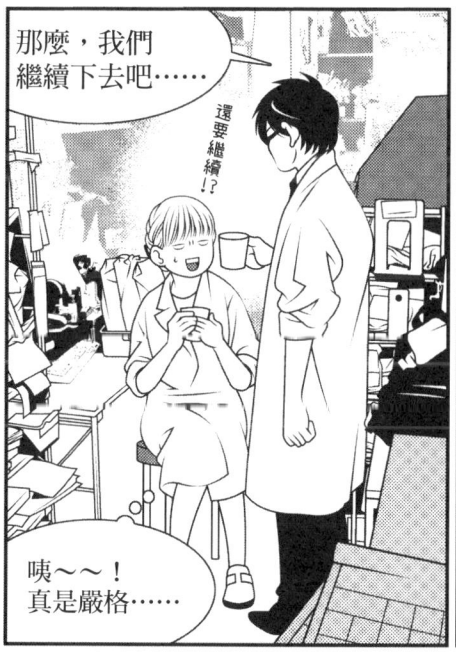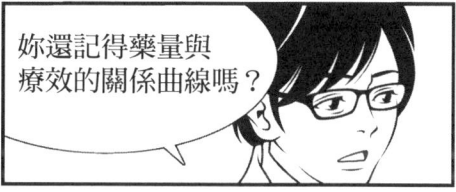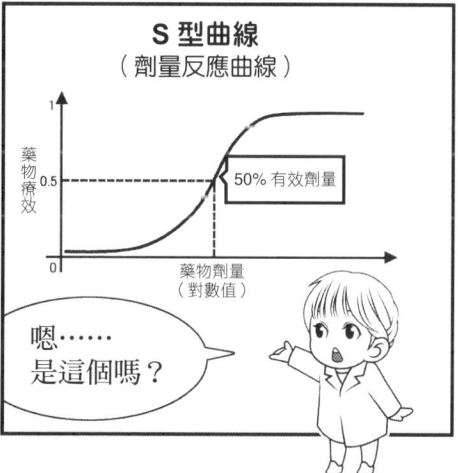

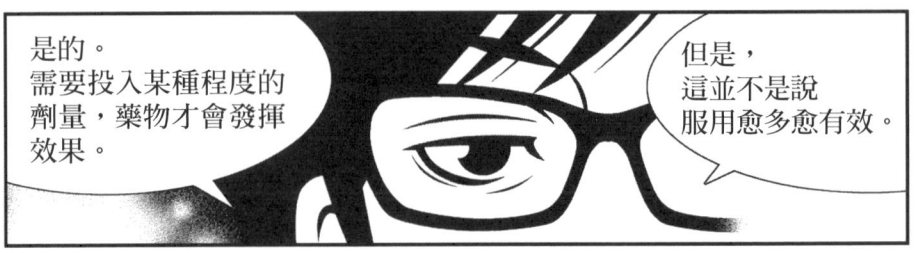

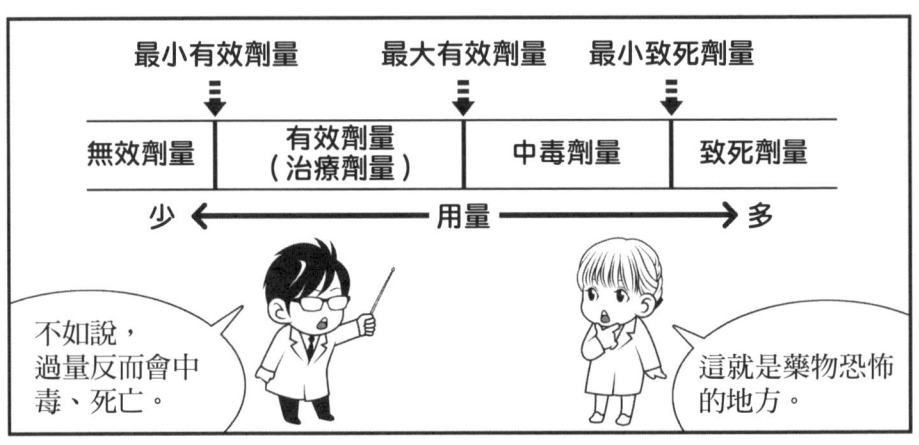

1-4 體內動態

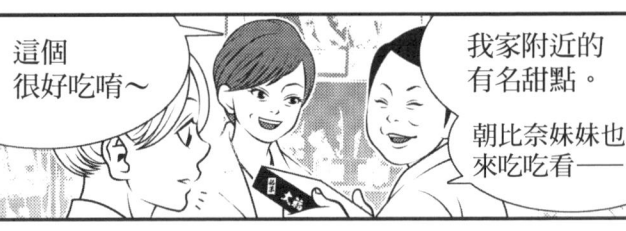

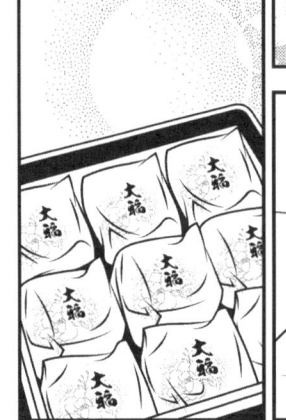

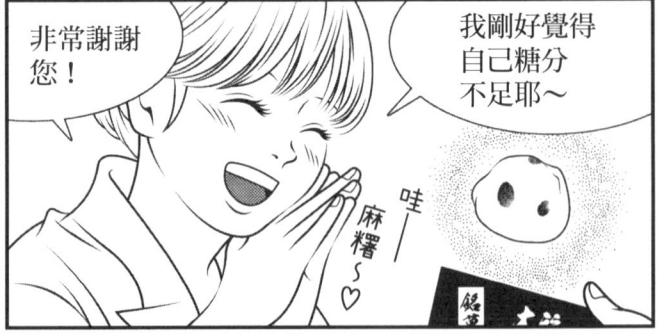

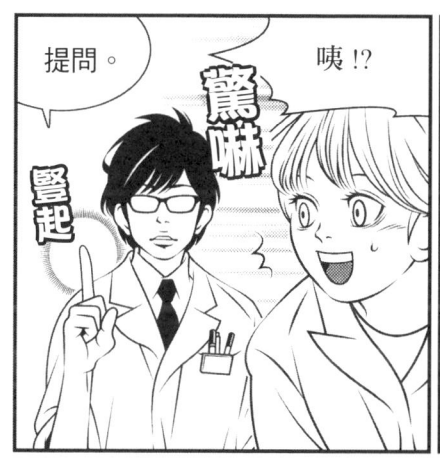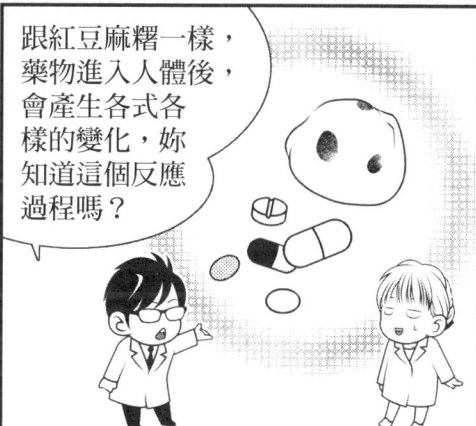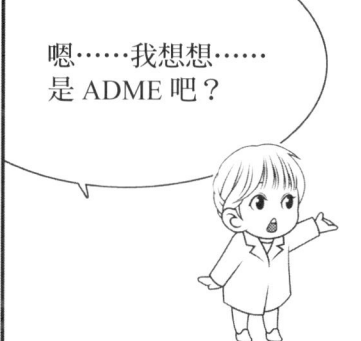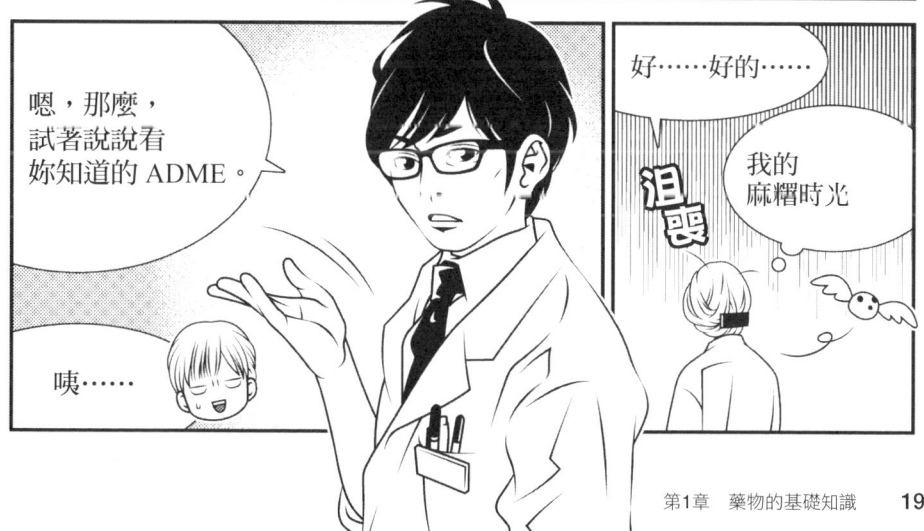

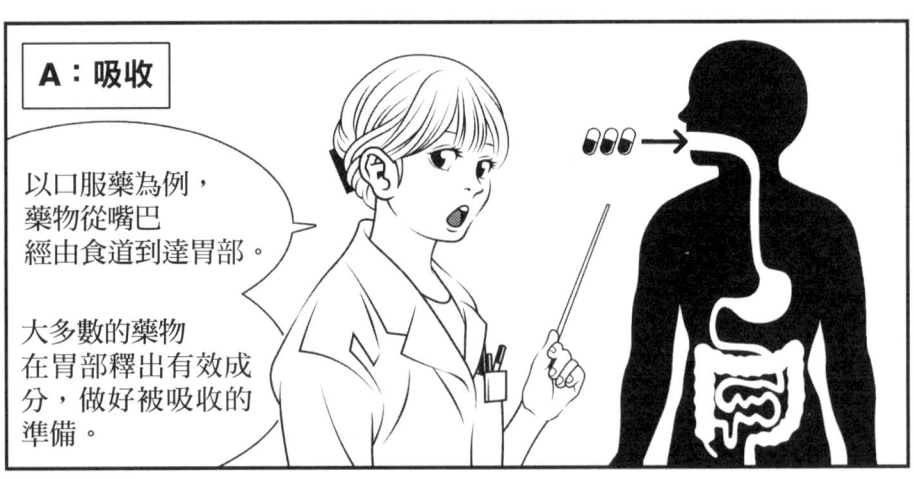
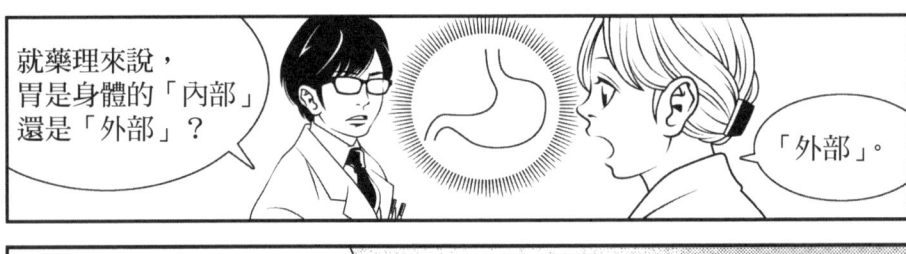
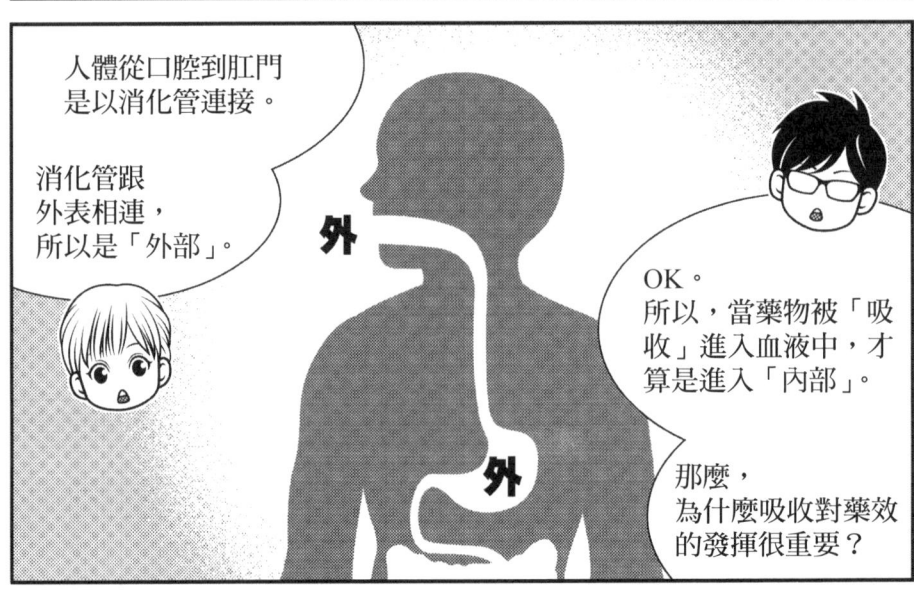

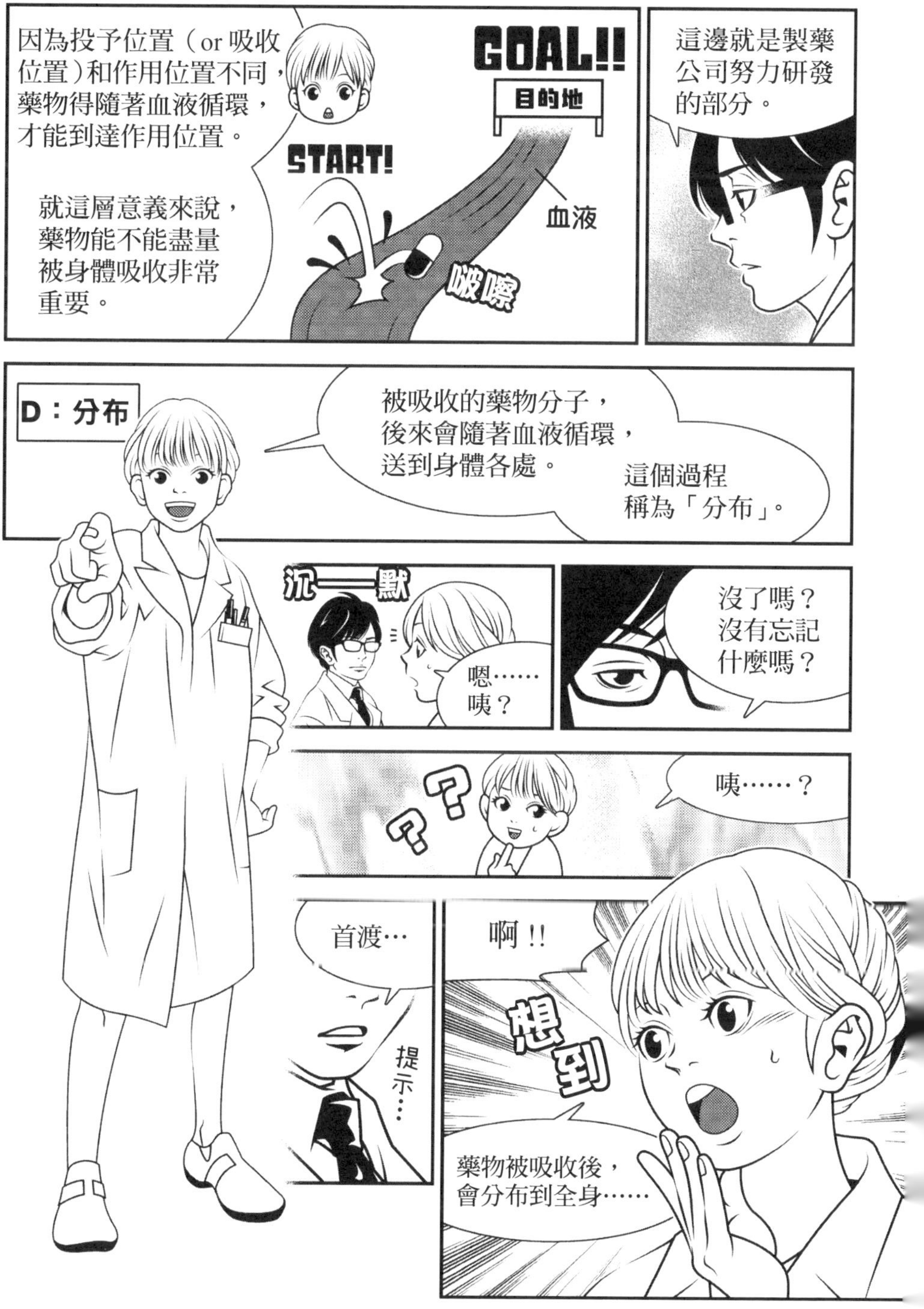

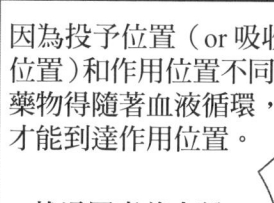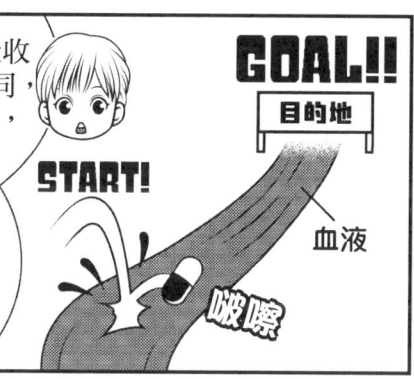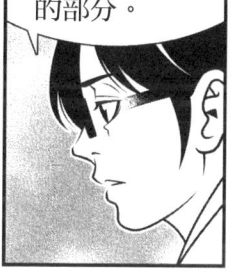

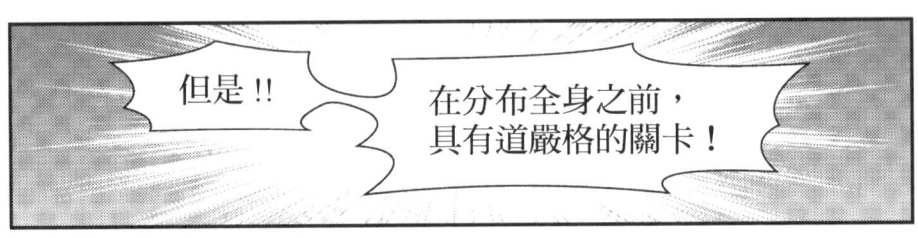
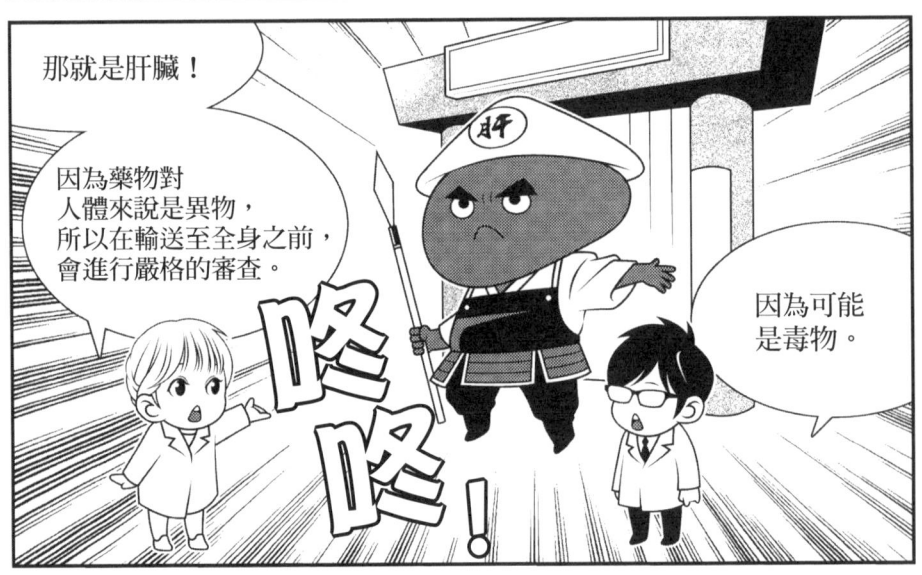
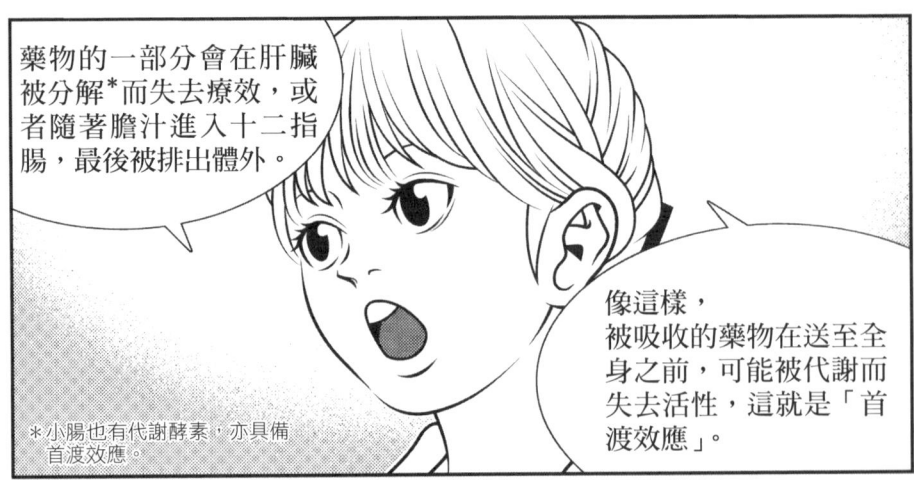

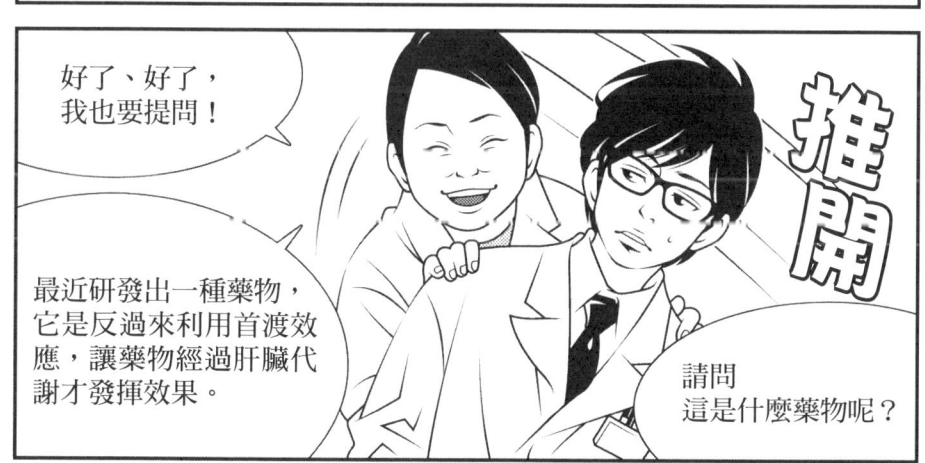

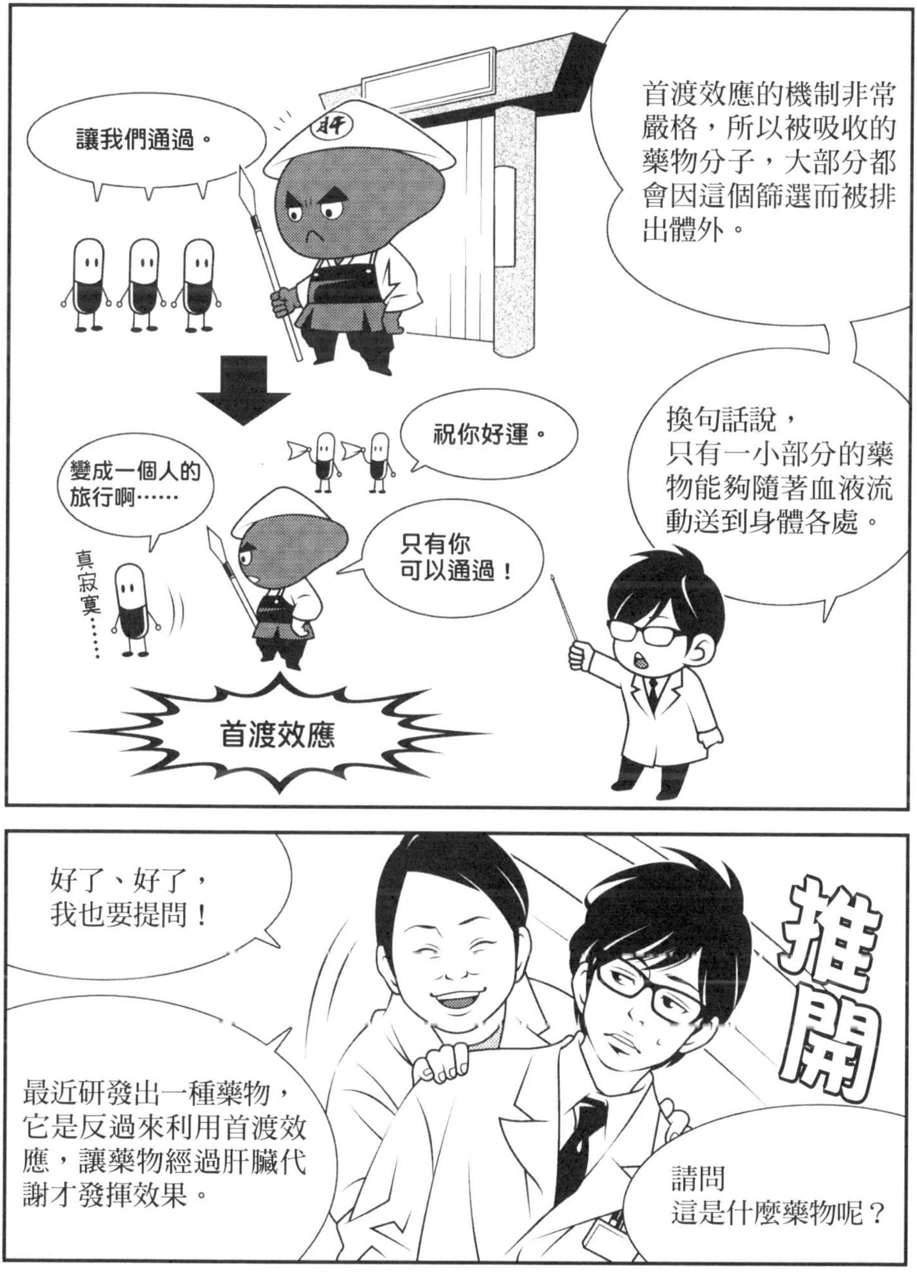

前驅藥物！

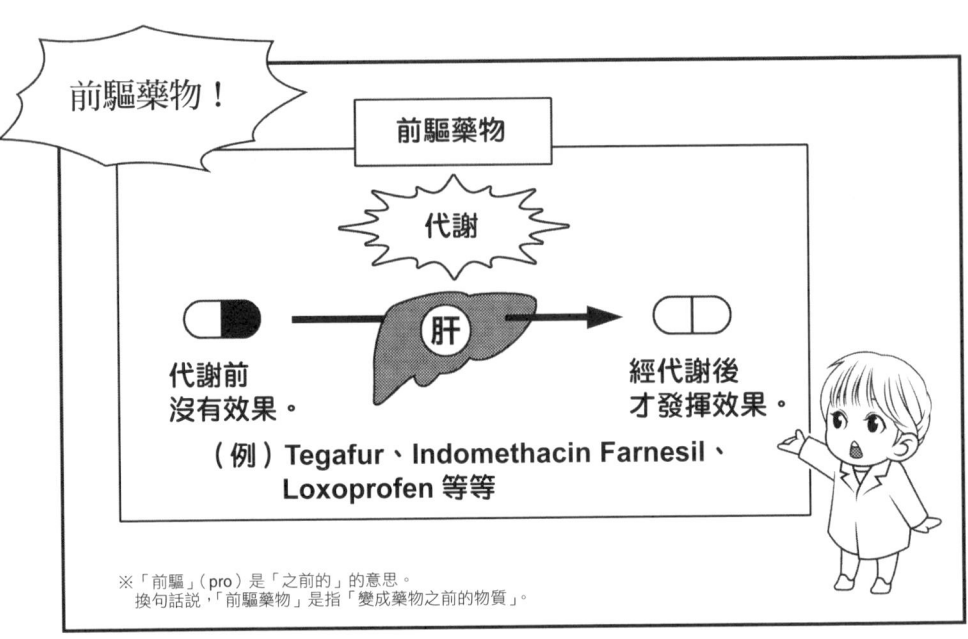

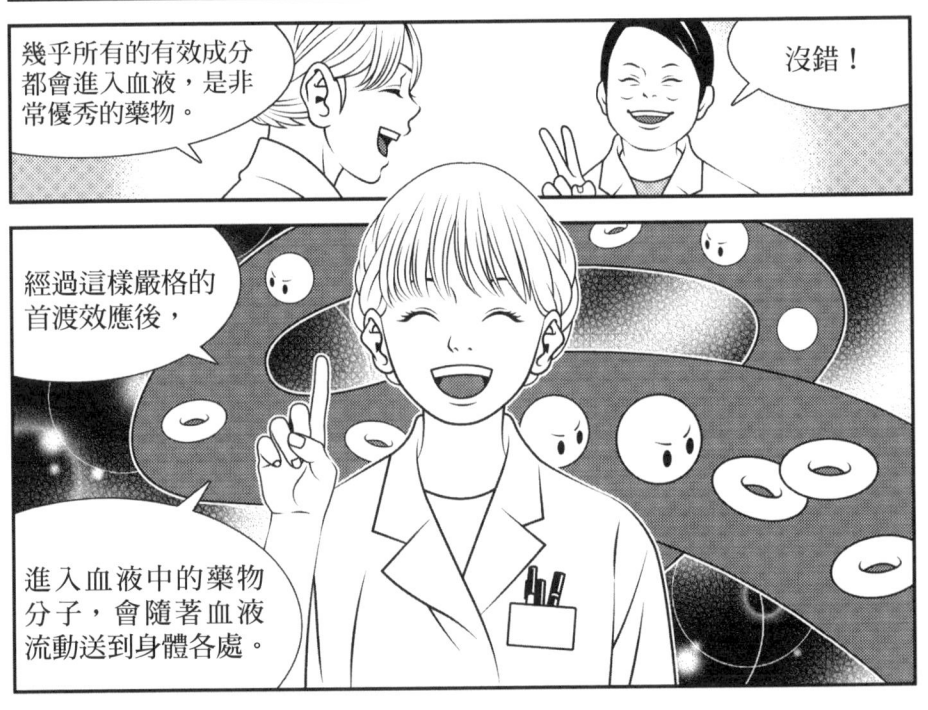

前驅藥物

代謝

代謝前
沒有效果。

肝

經代謝後
才發揮效果。

（例）Tegafur、Indomethacin Farnesil、
Loxoprofen 等等

※「前驅」（pro）是「之前的」的意思。
　換句話說，「前驅藥物」是指「變成藥物之前的物質」。

幾乎所有的有效成分都會進入血液，是非常優秀的藥物。

沒錯！

經過這樣嚴格的首渡效應後，

進入血液中的藥物分子，會隨著血液流動送到身體各處。

M：代謝

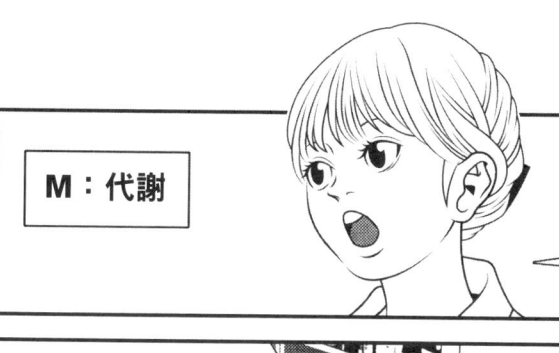

「代謝」簡單講就是「讓藥物變得容易排泄至體外的反應」。

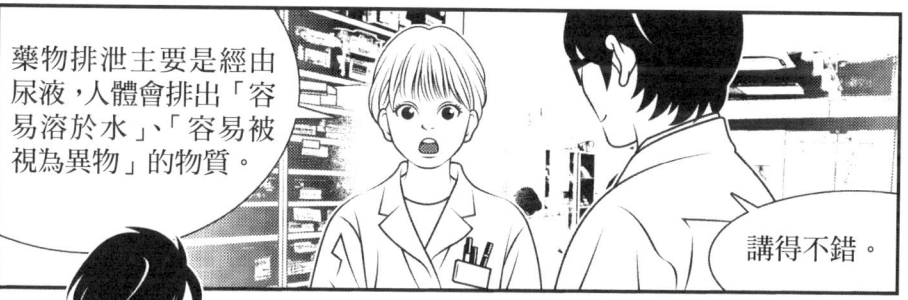

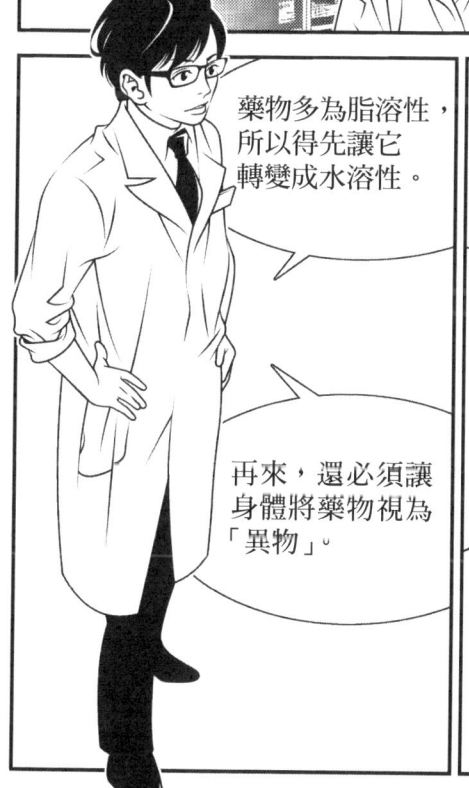

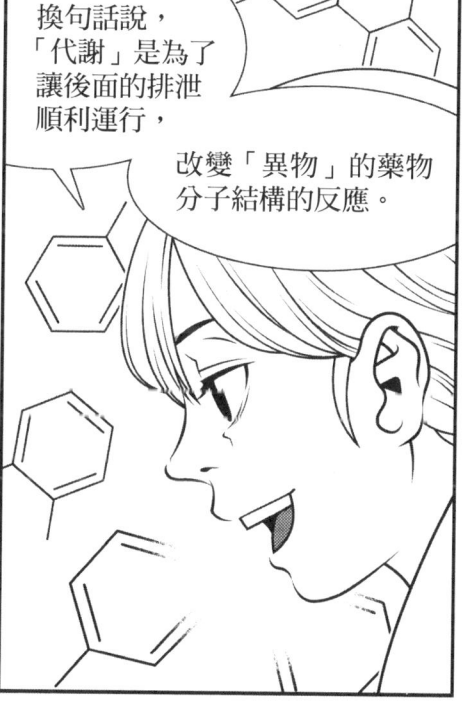

藥物排泄主要是經由尿液，人體會排出「容易溶於水」、「容易被視為異物」的物質。

講得不錯。

換句話說，「代謝」是為了讓後面的排泄順利運行，

改變「異物」的藥物分子結構的反應。

藥物多為脂溶性，所以得先讓它轉變成水溶性。

再來，還必須讓身體將藥物視為「異物」。

第1章　藥物的基礎知識

代謝的兩階段反應

第1階段 氧化還原、水解反應
→ 改變分子構造，增加溶水性（易溶於水）。

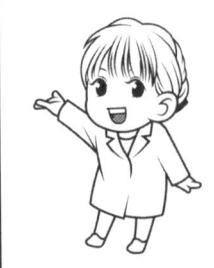

第2階段 化合
→ 與官能基結合，增加水溶性與異物感。

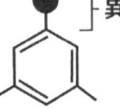

溶進去了～

異物感

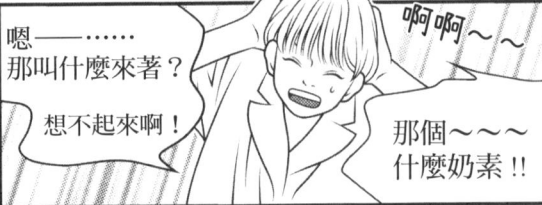

在各個階段有不同的酵素活躍。

提問。

在第1階段登場的代表酵素是？

嗯——……那叫什麼來著？想不起來啊！

啊啊～～

那個～～～什麼奶素!!

細胞色素。

啪嚓!

啊——！就是那個。細胞色素！就差一點！

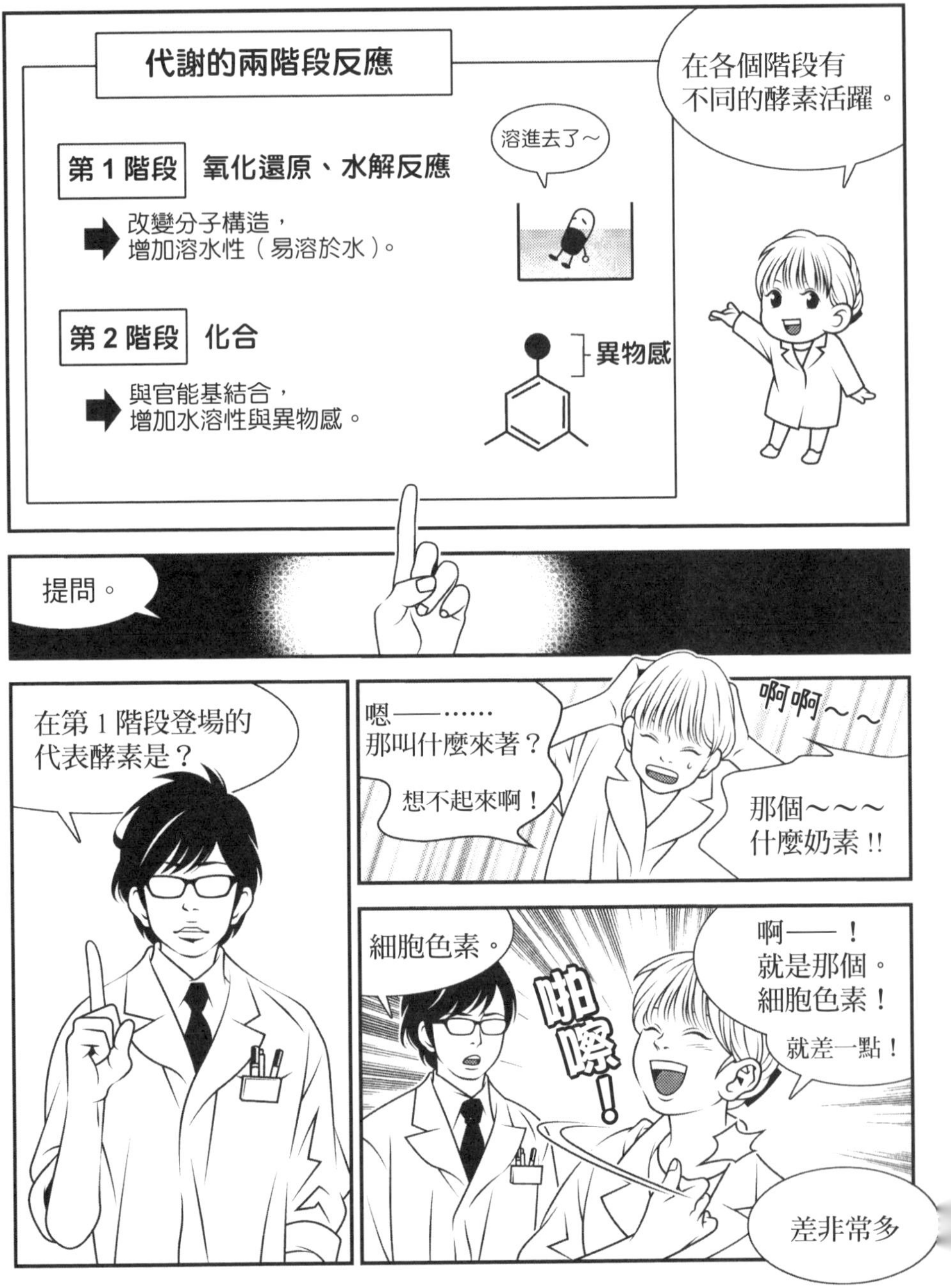

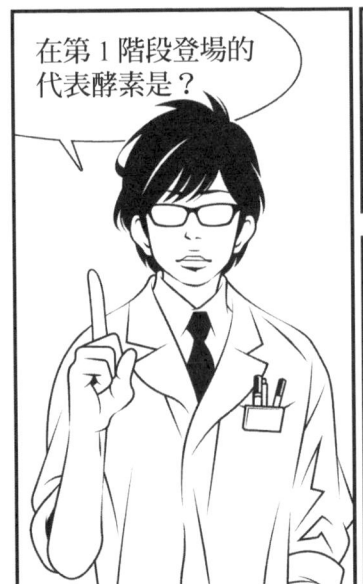

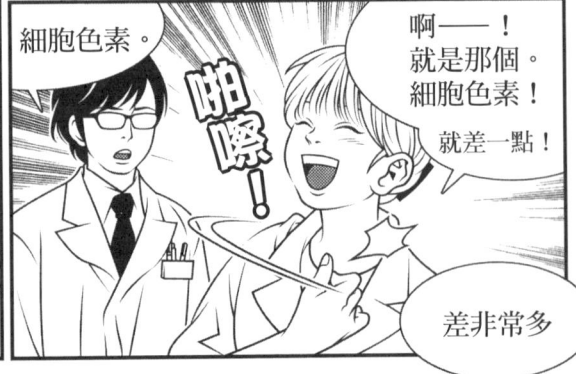

差非常多

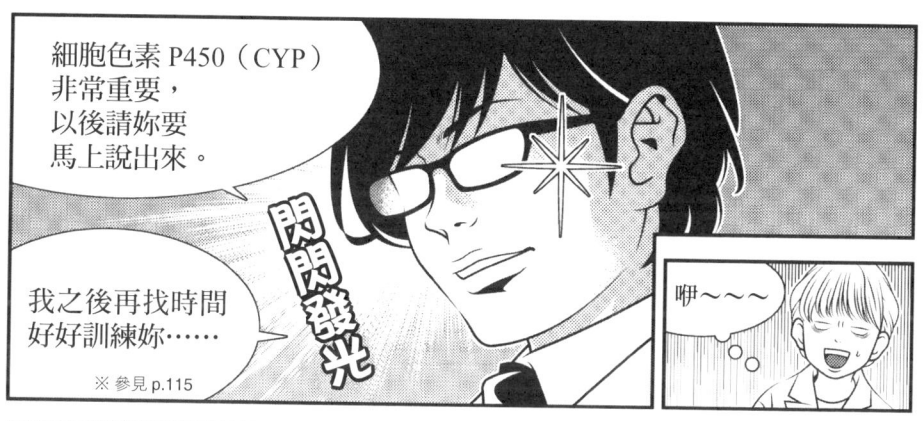

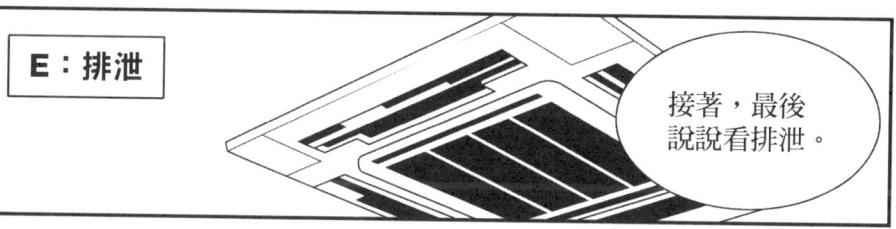

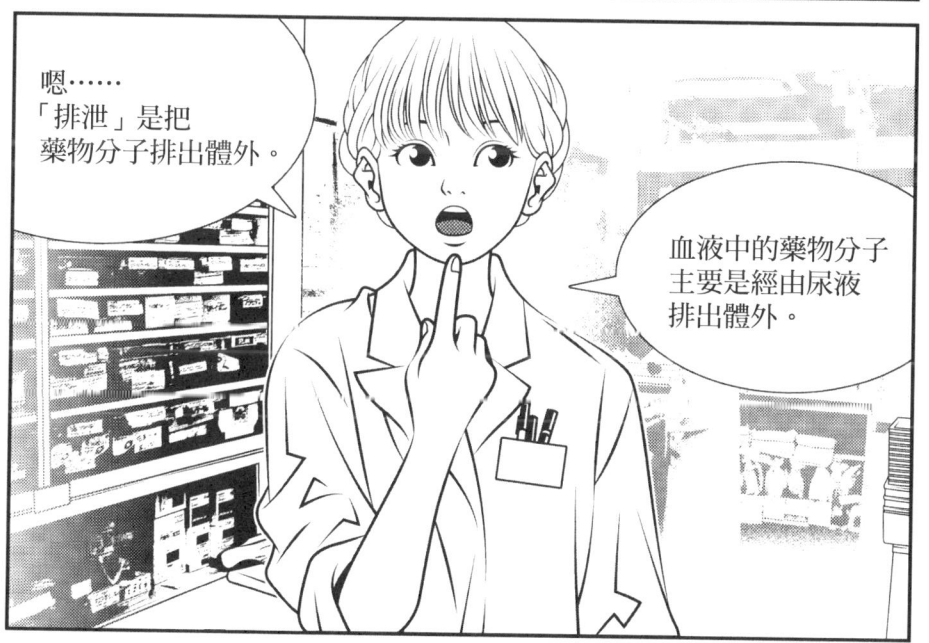

細胞色素 P450（CYP）非常重要，以後請妳要馬上說出來。

我之後再找時間好好訓練妳……

※參見 p.115

閃閃發光

咿～～～

E：排泄

接著，最後說說看排泄。

嗯……
「排泄」是把藥物分子排出體外。

血液中的藥物分子主要是經由尿液排出體外。

第1章 藥物的基礎知識　27

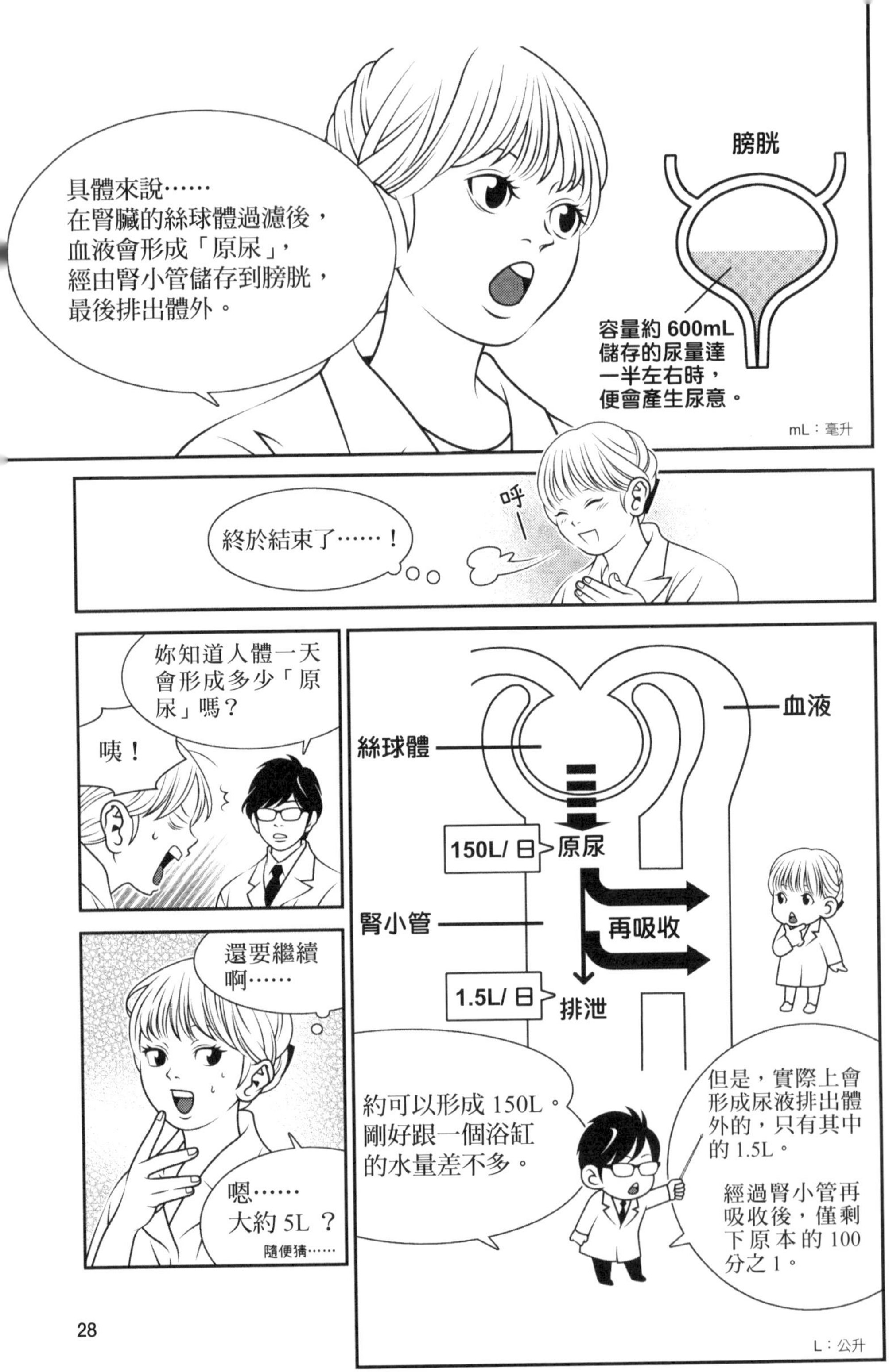

具體來說……
在腎臟的絲球體過濾後，
血液會形成「原尿」，
經由腎小管儲存到膀胱，
最後排出體外。
膀胱
容量約 600mL
儲存的尿量達
一半左右時，
便會產生尿意。
mL：毫升
呼——
終於結束了……！
妳知道人體一天會形成多少「原尿」嗎？
咦！
還要繼續啊……
嗯……大約 5L ？
隨便猜……
血液
絲球體
150L/ 日
原尿
腎小管
再吸收
1.5L/ 日
排泄
約可以形成 150L。剛好跟一個浴缸的水量差不多。
但是，實際上會形成尿液排出體外的，只有其中的 1.5L。
經過腎小管再吸收後，僅剩下原本的 100 分之 1。
L：公升

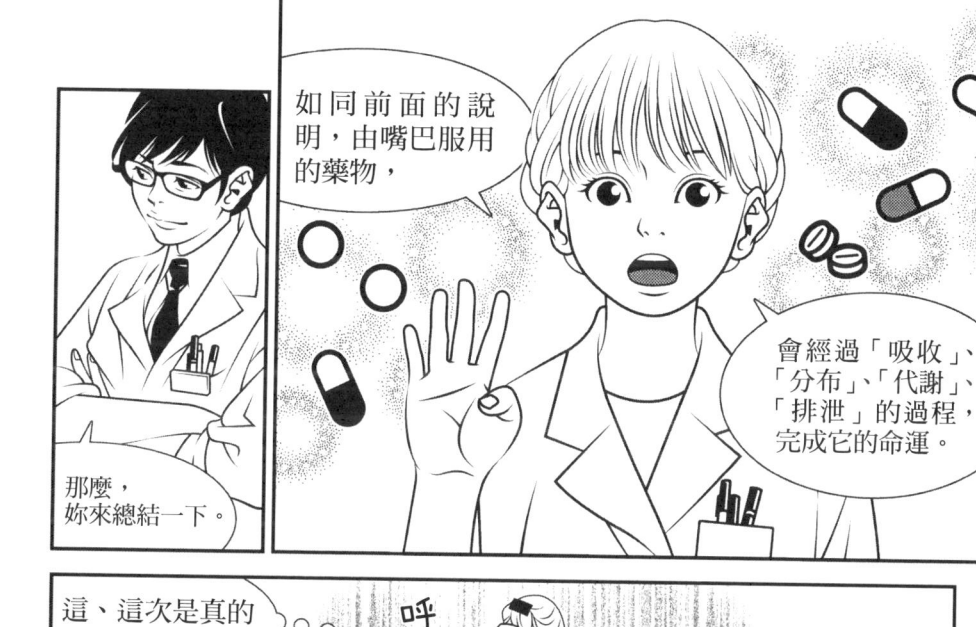

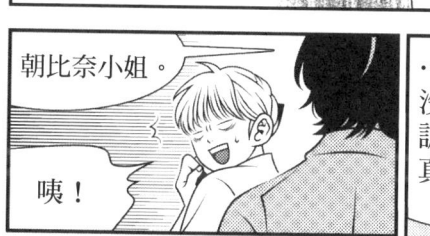

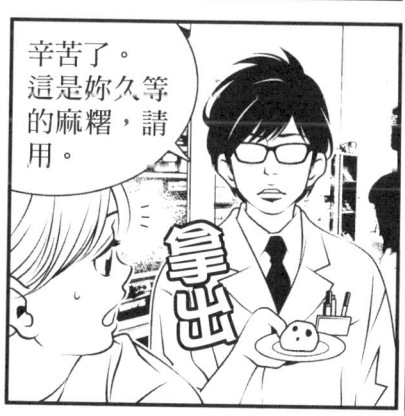

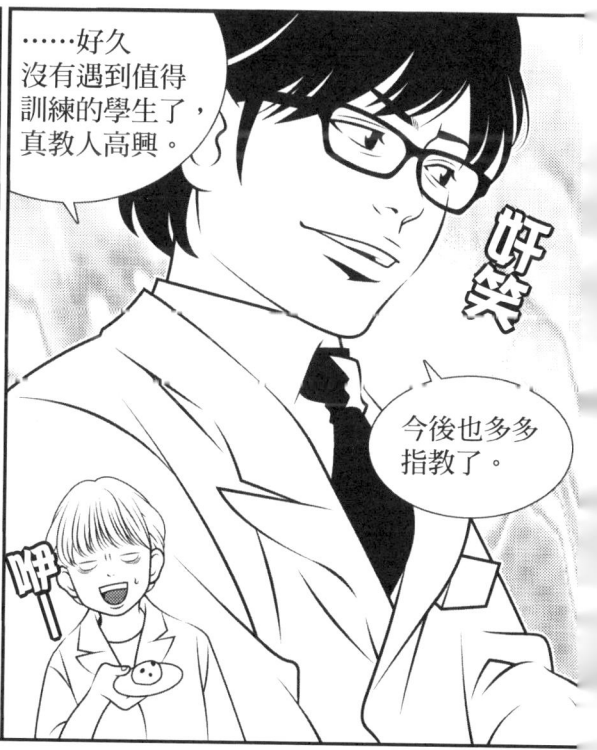

如同前面的說明，由嘴巴服用的藥物，

會經過「吸收」、「分布」、「代謝」、「排泄」的過程，完成它的命運。

那麼，妳來總結一下。

這、這次是真的結束了……！

呼—

朝比奈小姐。

咦！

……好久沒有遇到值得訓練的學生了，真教人高興。

呵笑

辛苦了。這是妳久等的麻糬，請用。

拿出

今後也多多指教了。

呀

第 1 章補充

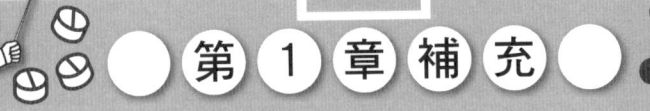

接下來除了複習前面的重要事項之外,還會補充漫畫來不及介紹的重點。在第1章,提到了開處方的人、拿處方的人,雙方都需要了解的最低限度知識。首先,先來稍微確認一下吧。

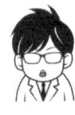

實習第一天的感想如何呢?

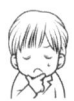

累、累死人了～‼ 我體會到用自己的話來說明是多麼地困難了。

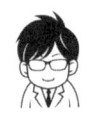

向病患簡單說明藥物的服用方式、效果,也是藥師的重要工作。為了之後的用藥指導,先來複習一下藥物的服用方式吧。

➡ 鈴的服藥指導奮鬥記,請參見第 4 章(p.98)。

1-5 服藥的時機

為了讓藥物充分發揮療效,需要在服藥的時機上下工夫,以增加吸收效率(表1)。

這些都是考慮消化系統進食後的變化所推算出來的標準。

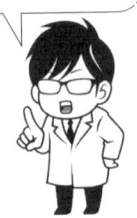

表1 服藥時機的標準

用餐前	進食前 30 分鐘
餐前	進食前
餐後	進食後
用餐後	進食後約 30 分鐘
餐間	進食後約 2 小時

❖ 用餐前

　　從上一餐後未進食任何東西，最大空腹狀態的時機。因為胃中沒有任何食物，所以藥物不會受到胃酸等影響，能夠快速被吸收。對會被食物、胃酸干擾吸收的藥物來說，這是最適合的時間點。但是，從另一方面來說，空腹服藥比較傷胃。

❖ 餐前

　　如同字面上的意思，用餐之前的意思，約在說「我開動了」之前的時機。服藥後馬上有其他食物進入胃中，跟「用餐前」明顯是不同的時間點。在這個時間點服藥的例子有糖尿病藥物。糖尿病藥物的目的，是減緩醣類的吸收、促進胰島素的分泌、減緩飯後的血糖上升。因為需要在食物中的醣類被吸收時發揮作用，所以飯前服用最為理想。

❖ 餐後

　　一部分的維生素，以及需要膽汁促進吸收的藥物，適合在這個時間點服用。用來消化吸收脂質的膽汁、胰液，其分泌量在飯後達到最高點。因為空腹時幾乎沒有分泌，所以若在用餐前、兩餐之間服用這類藥物，便發揮不了效果。

❖ 用餐後

　　多數藥物在這個時間點服用。以吃進去的食物還停留在胃中為前提，讓食物和藥物在胃中混在一起，緩減藥物對胃壁刺激，是「對胃比較好」的時間點。

　　和食物一起通過胃部，藥物的移動也會變得緩慢。吸收的時間拉長可使血中濃度緩慢上升，同時減緩從血液中消失的速度。

　　根據不同的情況，如果沒有遵守用餐後的服藥時機，可能因此產生副作用，或者幾乎未被吸收就排出體外，即使服用了藥物，卻發揮不了效果，非常可惜。

「餐間」的服藥方式（錯誤的例子）

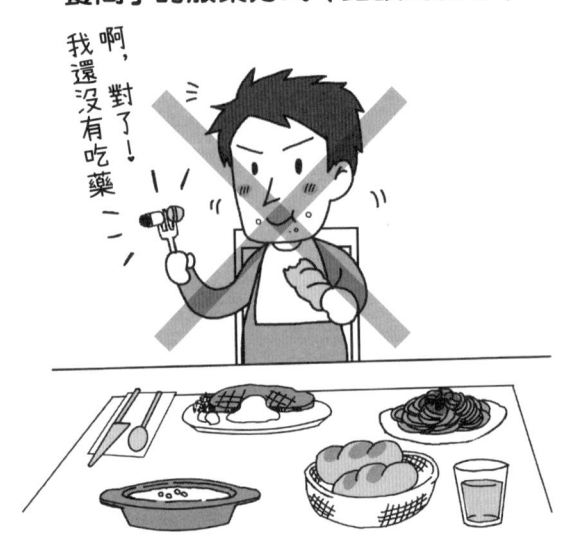

啊，對了！我還沒有吃藥。

「餐間」並不是指用餐的途中。

❖ 餐間

「餐間」是指「兩餐之間」的意思。有時會被誤認為「用餐之間」，甚至聽過邊用餐邊服藥的說法。但是，餐間服藥是以胃「空空如也」為前提，切記不可在用餐時服用。

保護胃黏膜的胃潰瘍藥物、吸附毒素的腎衰竭藥物等等，容易受到食物影響的藥物，需在空腹的時間點服用。

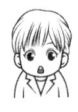

有些藥物會指示「臨睡前（睡前）」、「需要時」。

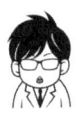

「臨睡前（睡前）」多用來指示安眠藥等設想服藥完馬上睡覺的藥物。服用後，不可從事開車等攸關生命的作業。「需要時」是「症狀出現時服用」的意思，多用來指示暫時緩解疼痛、高熱等具有速效性的藥物。

1-6 服用（給藥）次數一天分好幾次的理由

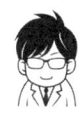

即便遵守服藥時機，藥物經過一段時間後仍會從血液中消失。

服用的藥物被吸收後，會隨著血液在體內流動，經由體內代謝而被排出體外，血液中的藥量逐漸減少。血液中存在的藥物劑量，是以「血中濃度」量測。血中濃度在治療上的有效範圍，表為「有效血中濃度」。服用藥物後，血中濃度上升，當濃度達到有效血液濃度的程度，藥物才會開始發揮作用。在有效血中濃度範圍的期間，是該藥物「發揮療效」的時間。

然而，隨著血液中的藥物分子消失，血中濃度也跟著逐漸下降。當低於有效血中濃度的範圍，也就是所謂的「無效劑量」，藥物便會失去其效果。

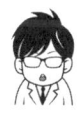

不管是哪一種藥物，血中濃度都會隨著時間降低，最後變成無效劑量。如果想要維持有效血中濃度的範圍，不讓藥物失去療效，應該怎麼做呢？

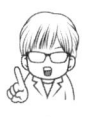

答案是「在失去效果之前，服用下一份藥物。」（圖1）

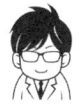

沒錯。隨著藥物研究的進步，最近研發出服用次數少的藥物，真的非常方便。住院時，也可以透過打點滴等方式持續投藥，確實控制血中濃度。

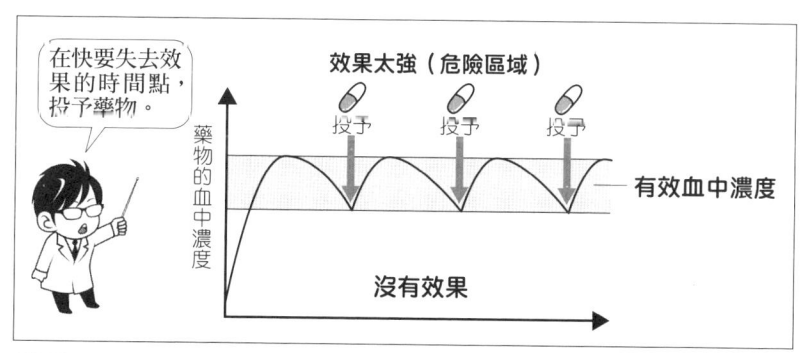

圖1 根據血中濃度來推算服藥時機。

1-7 藥物是兩面刃

　　藥物一般是在有效劑量（治療劑量）的範圍內使用，但少數情況下，會以超過有效劑量最大值的用量進行治療。即便用於臨床治療的「臨床用量」，也得落在有效劑量的範圍才行，所以在給與危險性高的藥物時，需要進行「TDM」（「藥物治療監測 Therapeutic Drug Monitoring」的英文縮寫）的血中濃度監測。

　　用量過多的場合稱為「中毒劑量」，在該狀態下有很高的可能性發生藥物中毒的症狀。如果繼續增加用量，亦即用量超過中毒劑量的場合，有可能因此造成患者死亡。這個「致死劑量」與中毒劑量的分界線（＝最小致死劑量），同時也是患者能否生還的界限。

　　雖然藥物可用來治療疾病，但對人體來說也具有毒性。將藥物的兩面性比喻為「藥物是兩面刃」，思考如何巧妙迴避風險，是藥物治療上應有的態度。

　　為了在實際治療上活用具有兩面性的藥物，會先選擇有效劑量安全區域較寬的藥物。家庭用的一般醫療藥品就屬於此類型。相反地，安全區域狹窄的藥物，則需要血中監測。為了確保用藥安全，基本上需在有醫療人員指導的環境下服用。即便是醫療用藥，讓患者自己服用安全區域狹窄的藥物，只會徒增危險性，需要嚴加注意。

　　講得極端一點，不論劑量的多寡，如果副作用所帶來的壞處大於治療所帶來的好處，這樣的藥物不會被當作治療藥。僅表現毒性的藥物，只能稱作是「毒藥」。雖然也有利用毒性的治療藥，但那是已經知道服用該藥物能夠治療疾病，才如此使用。

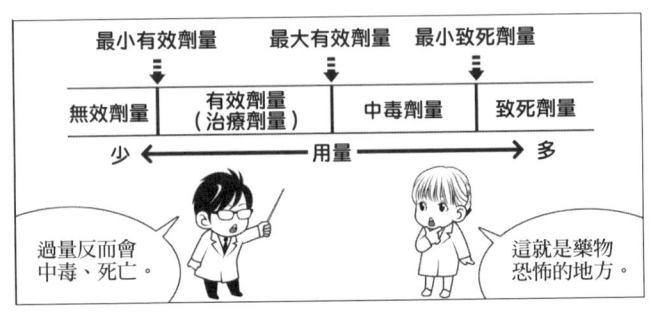

投藥（服藥）伴隨著危險。截自 p.18。

1-8 各種劑型與特徵

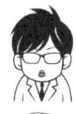

這邊整理了前面漫畫提到的 30 種劑型（收錄於最新的《日本藥典》）。（**表2**）。

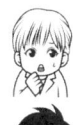

哇！好、好壯觀唷（汗）。這些都要記住……

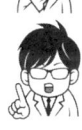

注意各種劑型的特徵會比較容易記憶。

表2 收錄於《日本藥典》的劑型（30 種）

大分類	小分類	特徵
口服給藥製劑		
錠劑──將有效成分壓縮固化的藥物		
	口溶錠	以唾液或者少量的水溶解的錠劑。
	咀嚼錠	嚼碎後以唾液溶解服用的錠劑。
	發泡錠	以少量的水崩散並產生氣泡（碳酸氣）的錠劑。
	分散錠	成分加入水中分散開來的錠劑。處方開給未能服用錠劑的孩子等。
	溶解錠	加入杯水中溶解服用的錠劑。
膠囊劑		以膠囊包裹成分的藥物。優點是氣味、藥味較不明顯。
顆粒劑──將粉末固化成大型顆粒的藥物		
	發泡顆粒劑	粒狀藥物。在水中急速發泡溶解或者分散。
散劑		粉末狀藥物。優點是能夠細微調整投予量。
口服液劑──液狀的內服藥物		
	酏劑	具有芬芳、甜味，含醇的透明液狀藥物。溶於主藥當中，使其容易服用。
	懸液劑	將固體藥物細微、均勻地溶解的液狀藥物。
	乳劑	將液狀藥物細微、均勻地溶解於液體（乳化）的液狀藥物。
	檸檬劑	具有甜味、酸味的透明液狀藥物。

第1章 藥物的基礎知識

糖漿劑——含有糖類或者甜味劑的飲用藥物		
	糖漿用劑	加水變成糖漿的顆粒狀或者粉末狀藥物。
口服膠凍劑		無流動性、外型不崩塌的膠凍狀飲用藥。
口腔內用製劑		
口用錠劑——於口內使用的錠劑		
	口含錠	於口中逐漸溶解，局部作用於口中、咽頭的錠劑。
	舌下錠	於舌下溶解，經由口腔黏膜吸收的錠劑。不可直接吞服或者嚼碎。
	口頰錠	將有效成分夾於臼齒與臉頰間逐漸溶解，經由口腔黏膜吸收的錠劑。
	貼附錠	貼於口中患部的錠劑。
	咀嚼錠	像口香糖一樣咀嚼後，才釋放有效成分的錠劑。
口用液劑——於口內使用的液狀或者膠凍狀藥物		
	含漱劑	用於漱口的藥物
口用噴劑		將有效成分噴灑於口中的藥物。噴霧形式有霧狀、粉末狀、泡沫狀、糊狀等等。
口用半固態製劑		用於口腔黏膜的乳膏劑、凝膠劑、軟膏劑。
注射給藥製劑		
注射劑——以注射針於皮下、血管內直接給藥的液狀藥物		
	輸液劑	靜脈內投予 100mL 以上的注射劑，多用於水分補給、電解質補正、營養補給等等。
	植入式注射劑	為了長時間釋放有效成分，將植入式注射座置於皮下、肌肉內等的注射劑。藥劑型態有固體或者凝膠狀。
	持續性注射劑	為了長時間釋放有效成分，用於肌肉內等的注射劑。
透析用製劑		
透析用劑	腹膜透析用劑	用於腹膜透析或者血液透析的透析專用藥物。
	血液透析用劑	用於血液透析的透析專用藥物。

支氣管、肺部用製劑			
吸入劑	粉狀吸入劑		調製為定量吸入固體粒子的粉霧藥物。優點是噴霧不使用氟氯碳化物。
	液態吸入劑		使用吸入用霧化器（nebulizer）的液狀藥物。
	噴霧吸入劑		隨著填充氣體一起定量噴出有效成分的吸入劑。
眼用製劑			
點眼劑			用於眼睛組織的藥物。
眼用軟膏劑			用於結膜囊等眼部組織的半固態無菌製劑。使用次數少於點眼劑。
耳用製劑			
耳滴劑			消炎、殺菌、軟化耳垢等等，用以改善耳內症狀的藥物。
鼻用製劑			
鼻噴劑	粉狀鼻噴劑		用於鼻內的細微粉狀藥物。
	液態鼻噴劑		用於鼻內的液態藥物。成分也有固體的形式，溶解或者形成懸液來使用。
直腸用製劑			
栓劑			塞入肛門使用的半固態外用劑。藉由體溫、分泌物溶解，讓身體吸收有效成分。
直腸用半固態製劑			塗抹於肛門周圍或者肛門中的乳膏劑、凝膠劑、軟膏劑。
浣腸劑			由肛門注入的液態或者凝膠狀藥物。亦即俗稱的「灌腸」。
陰道用製劑			
陰道錠			塞入陰道使用的錠劑。優點是直接作用於陰道內患部，用來治療念珠菌陰道炎等等。
陰道栓劑			塞入陰道使用的半固態外用劑。藉由體溫、分泌物溶解，讓身體吸收有效成分。
外用製劑			
外用固態製劑——塗撒於皮膚、指甲的固體藥物			
	外用散劑		粉末狀的外用固態製劑。

外用液態製劑——塗抹於皮膚、指甲的液體藥物		
	擦劑	擦揉於皮膚的液狀或者泥狀外用劑。
	洗劑	有效成分溶解於水性液體、乳化或者細微均勻地分散的外用劑。塗抹於皮膚。
噴霧劑	外用粉霧劑	隨著填充的液化氣體或者壓縮氣體，噴出有效成分的噴霧劑。
	唧筒式噴霧劑	利用唧筒（噴霧器等）噴出容器內有效成分的噴霧劑。
軟膏劑		半固體的塗藥。塗抹於皮膚。
乳膏劑		半固體的塗藥。延展性比軟膏劑佳。
凝膠劑		凝膠狀的塗藥。延展性比乳膏劑更佳，皮膚親和性極佳。
貼附劑	貼布劑	貼附藥。扁薄具伸展性，可用於膝蓋等活動部位。
	貼膏劑	貼附藥。具有厚度，貼附時產生清涼感。

1-9 交互作用

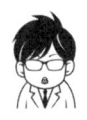

要不要再複習一下藥物的交互作用？

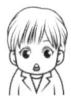

那是發生在合併服用不同藥物的時候嘛。我記得叫做多重……

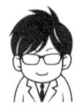

多重用藥（polypharmacy）。隨著高齡化社會的到來，許多患者需要合併服用多種藥物，這個問題今後將變得愈來愈重要。

　　藥物的交互作用是指，合併服用複數藥物時，導致藥效增強、減弱或者產生有害反應的現象。藥物的交互作用分為「藥效性交互作用」和「藥動性交互作用」兩類。

①藥效性交互作用（Pharmacodynamic Interaction）

　　在 ADME（「吸收」、「分布」、「代謝」、「排泄」）過程產生的交互作用。某一藥物影響另一藥物的體內動態，即為「產生藥效性交互作用」。

②藥動性交互作用（Pharmacokinetic Interaction）

同時投予相同藥理作用或者相反藥理作用的藥物，導致藥效增強、減弱的現象。

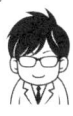

若將藥物看作是「發揮藥效的化學物質」，則可以分類成 表3 。

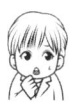

……有點複雜（汗）。

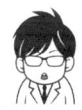

前驅藥物（Prodrug）是反過來利用生物性交互作用（因代謝而產生變化）所開發出來的藥物（ p.24 ）。

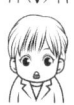

啊啊……原來如此！

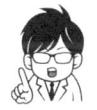

化學性的交互作用可在對人體投藥前確認，但生物性的交互作用有時得在投藥後才能夠確認，需要多加注意。這是非常重要的地方。

表3 根據交互作用的性質分成三類

物理性的交互作用	兩藥物分子接近時所產生的交互作用。因為是以物理化學為指標的交互作用，所以①分子間力與化學結構（分子形狀）、②容不容易溶於水，皆會對藥物產生影響。此作用會讓藥物不易溶於胃液、體液，或者改變其吸收方式，常會影響藥物發揮效果的血中濃度。
化學性的交互作用	兩藥物分子發生化學反應所產生的交互作用。即便併用藥物的給藥途徑不同，當兩藥物同時存在於體內時，藥物分子可能相互發生化學變化，轉為不同的分子。由於多發生於發揮預期藥效之前，被列為「合併服用」注意事項之一。另外，此類作用大多可於試管確認，可在對人體投藥之前先行禁止。
生物性的交互作用	藥物分子與人體內分子的反應。藥物是不存在人體內的「異物」，藥物分子會在人體內發生變化，發揮藥效或者失去效力。人體內具有代謝排泄多種藥物的機能，若是在發揮藥效前就產生化學變化，多半無法發揮預期的效果，直接排出體外。

第1章 藥物的基礎知識

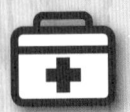

挑戰藥師國家考試 1

關於藥物經口投予後，飲食對吸收的影響與機制，下列哪<u>兩組</u>為正確的組合？

	藥物	藥物吸收的變化	飲食影響吸收變化的機制
1	Indomethacin Farnesil	吸收量增加	經由膽酸溶解
2	Etidronate Disodium	吸收量增加	與食物成分形成螯合物
3	Cefaclor	吸收延緩	胃排空速率降低
4	Menatetrenone	吸收量減少	經由食物成分分解
5	Riboflavin	吸收量減少	載體蛋白飽和

〔第 102 回日本藥師國家考試 一般問題（藥學理論問題）第 165 題〕

解說

1 Indomethacin Farnesil 是高脂溶性的藥物，會因人體飲食後分泌的膽酸溶解（變得容易溶於水）而增加吸收量。建議餐後服用。

2 Etidronate Disodium 是低吸收率的藥物，吸收率會因飲食更為降低，應指導患者服藥後不再攝食。建議餐間服用。

3 Cefaclor 會因飲食降低從胃排出的速率，延緩吸收率。

4 Menatetrenone 會在飲食後增加吸收率，絕食狀態下的吸收率降低。建議餐後服用。

5 Riboflavin（核黃素）又稱維生素 B_2，是經由載體蛋白吸收的物質。透過飲食延緩到達吸收部位，避免載體蛋白達到飽和，增加其吸收量。建議餐後服用。

答案：1 和 3

第2章

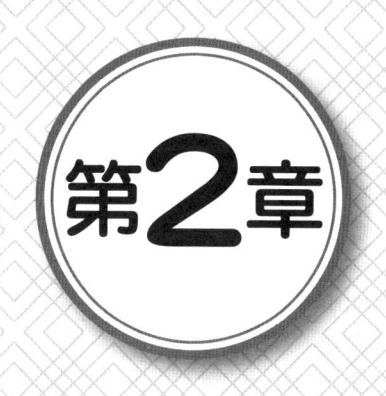

藥物的作用

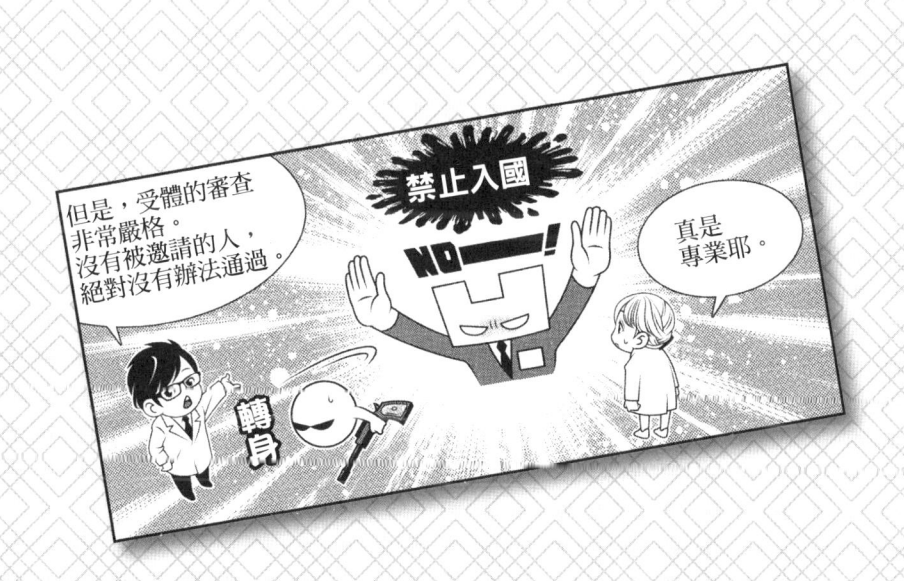

但是,受體的審查非常嚴格。沒有被邀請的人,絕對沒有辦法通過。

禁止入國
NO——!

轉身

真是專業耶。

2-1 藥物的標的分子

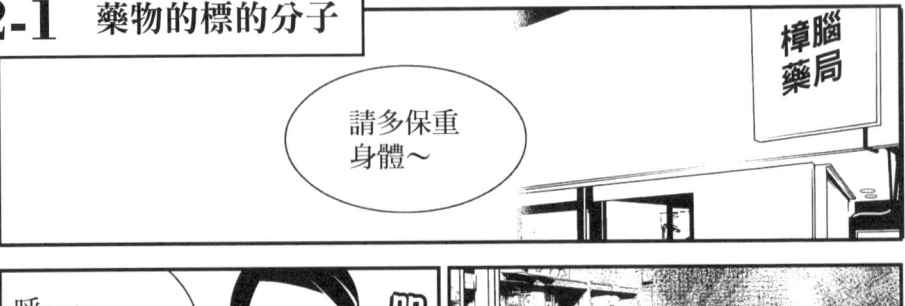

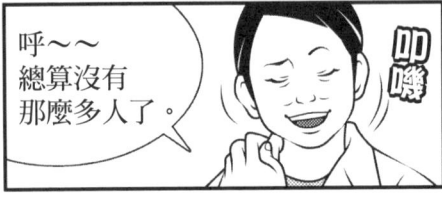

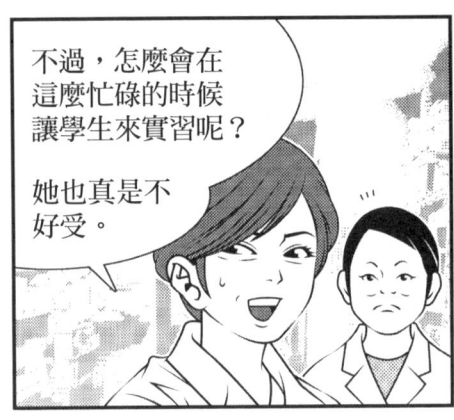

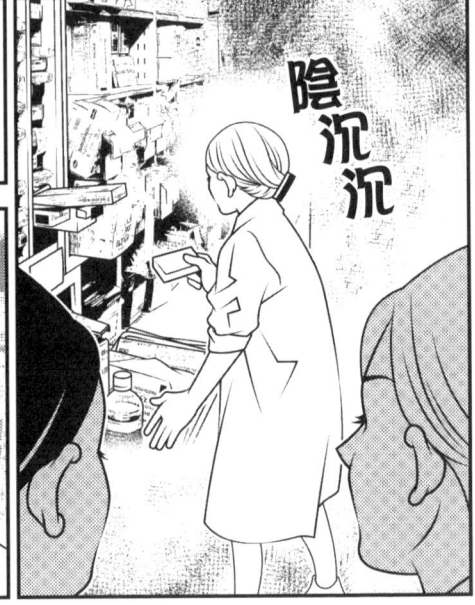

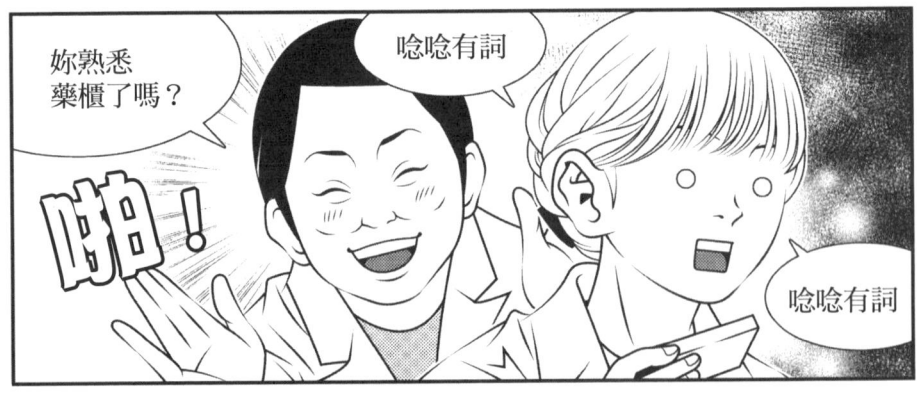

日本的藥學系學生升上五年級後，將面臨一個重大事件，那就是實務實習。

實務實習有「藥局實習」和「醫院實習」，必須兩邊都完成才能取得參加藥師國家考試的資格。

成為藥師的歷程

1 年
▼
4 年

在進入實務實習前，測試是否具備足夠的素養、能力。
※ 合格後才能開始實習。

藥學共通測驗
- ・OSCE（客觀結構式臨床測驗）
- ・CBT（知識、態度的電腦化測驗）

5 年 ── 實務實習
- ・藥局實習（11 週）
- ・醫院實習（11 週）

▼
6 年
藥師國家考試

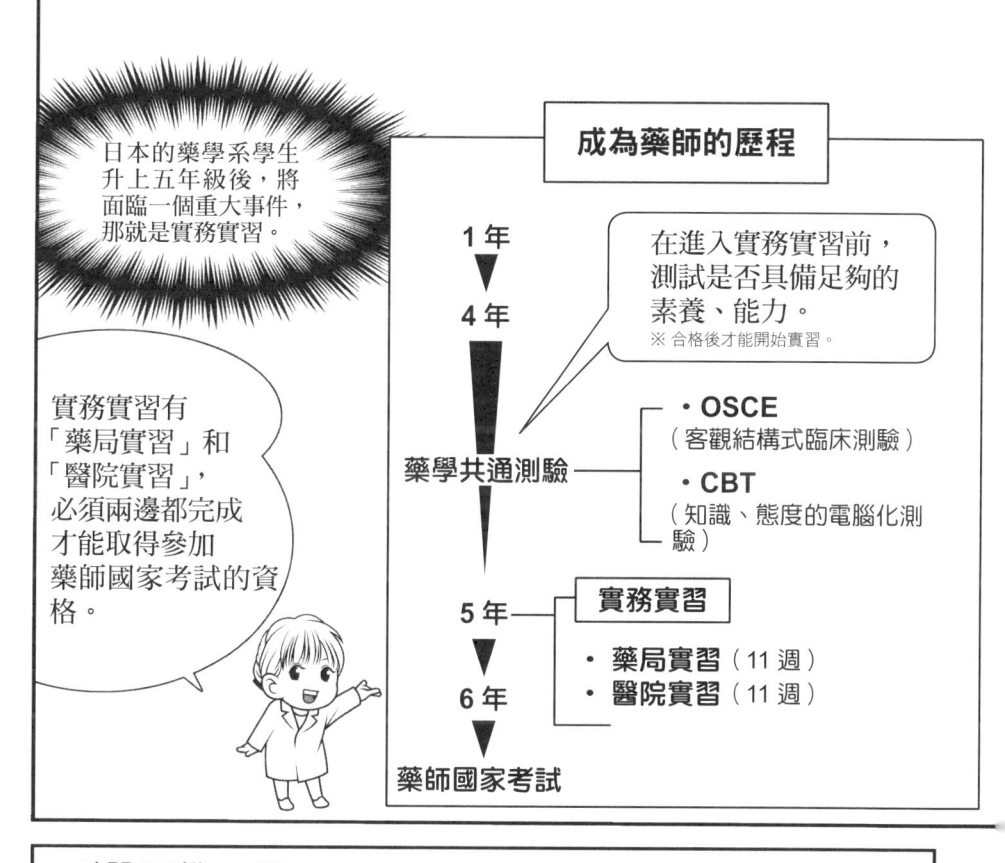

時間分別為 **11 週**（2.5 個月）
時期分為下面三期（2017 年時）

| 第 1 期 | 5～7 月 | 第 2 期 | 9～11 月 | 第 3 期 | 1～3 月 |

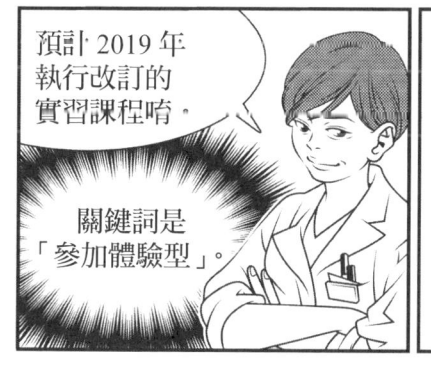

預計 2019 年執行改訂的實習課程唷。

關鍵詞是「參加體驗型」。

隨著「居家醫療」、「社區醫療／自我藥療（Self-medication）」等需求的增加，藥師得扮演更貼近社區的「中間角色」。

第2章　藥物的作用　43

藥師扮演的角色

・居家醫療
醫師、護理人員、照管專員等等，
扮演連結醫護支援人員的中間橋樑。

・社區醫療／自我藥療
扮演社區居民的諮詢對象。

在修訂的核心課程中，實務實習除了重視「前線體驗」之外，預計加入更具實踐性的內容。

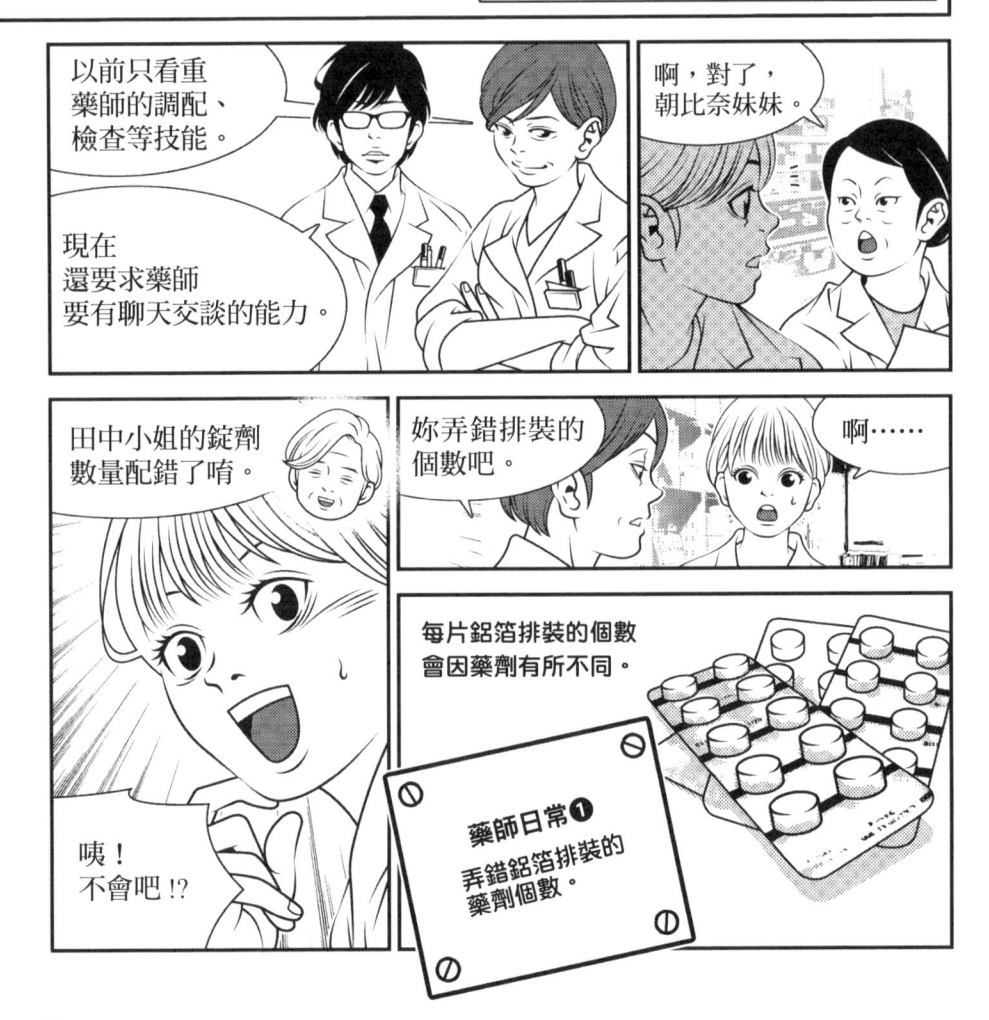

以前只看重藥師的調配、檢查等技能。

現在還要求藥師要有聊天交談的能力。

啊，對了，朝比奈妹妹。

田中小姐的錠劑數量配錯了唷。

妳弄錯排裝的個數吧。

啊……

咦！不會吧!?

藥師日常❶
弄錯鋁箔排裝的藥劑個數。

每片鋁箔排裝的個數會因藥劑有所不同。

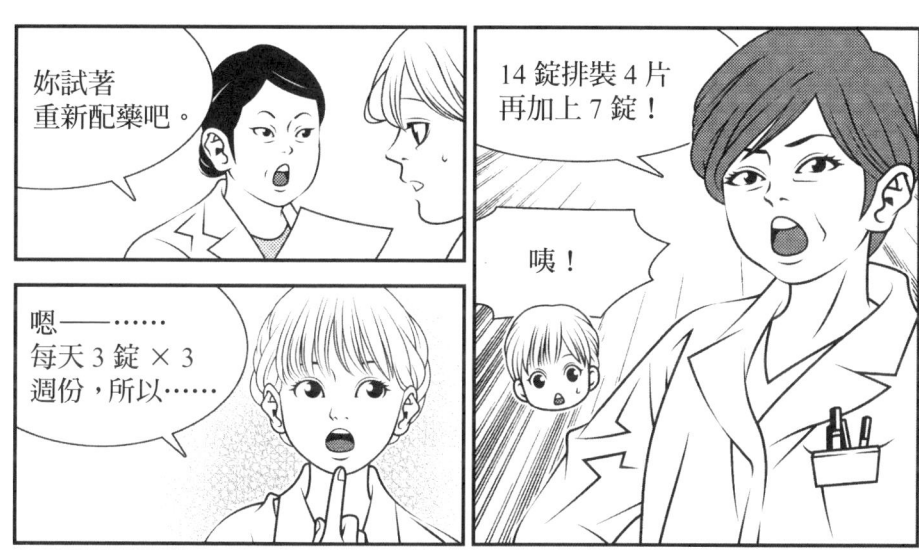

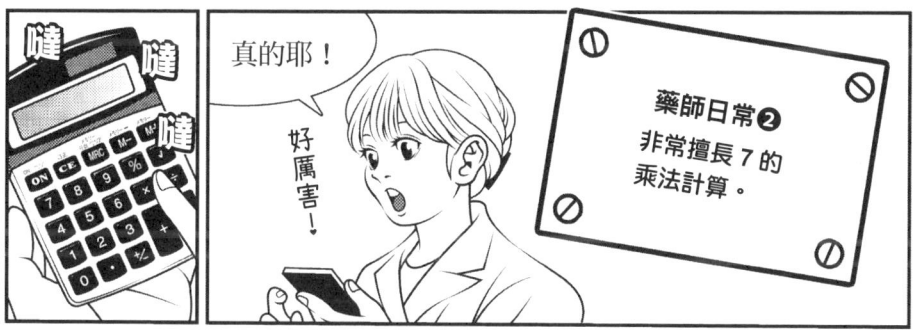

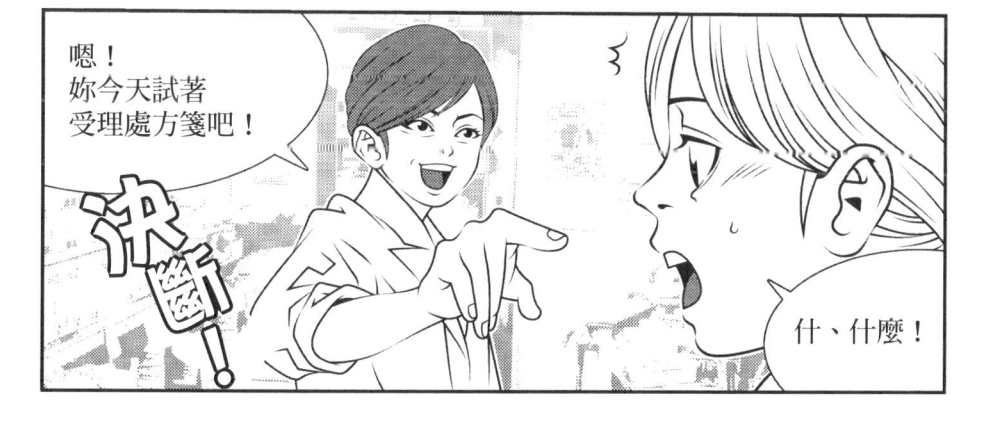

妳試著重新配藥吧。	14錠排裝4片再加上7錠！
嗯——……每天3錠×3週份，所以……	咦！

噠噠噠

真的耶！
好厲害！

藥師日常❷
非常擅長7的乘法計算。

嗯！妳今天試著受理處方箋吧！

決斷！

什、什麼！

患者前來取藥時可能覺得藥師的工作悠閒，
但藥局的後台作業其實非常忙碌。

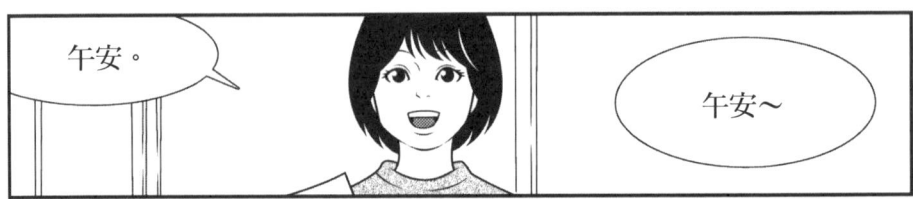

午安。

午安～

①受理處方箋

查看處方箋與藥歷手冊*，
將處方箋的內容輸入
醫療電腦*。

*醫療事務專用電腦（Receipt Computer）的簡稱。
用以作成診療費用收據的電腦。
英文的 Receipt 是處方箋的意思。
除了電腦內建藥歷系統，也有連動電子藥歷的機型。

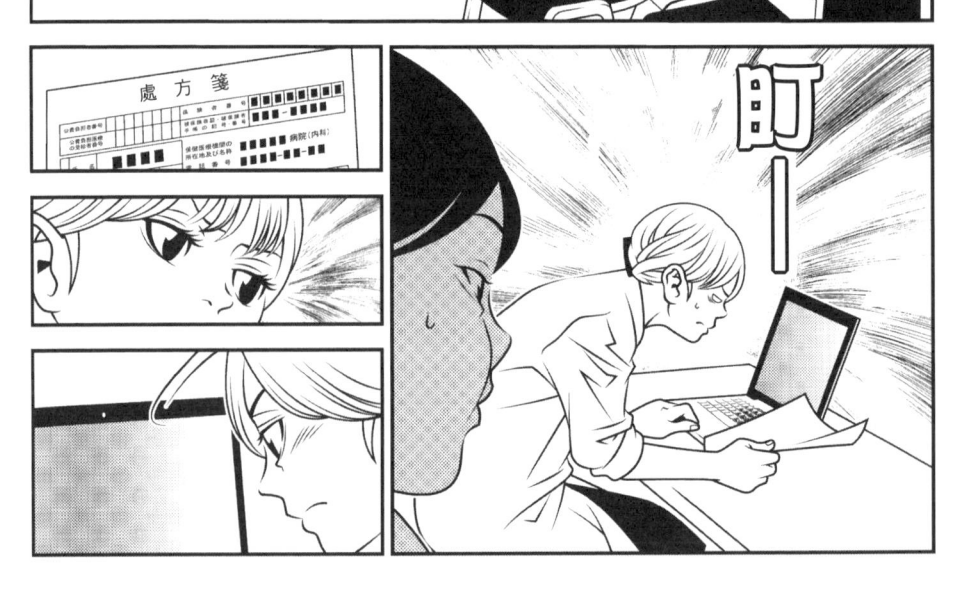

盯—

②處方鑑審（疑義照會）

審核藥歷上的患者年齡、體質、
過敏履歷、併用藥等，
確認處方內容沒有問題，
若對處方有所疑義，
應詢問開立醫師（疑義照會）。

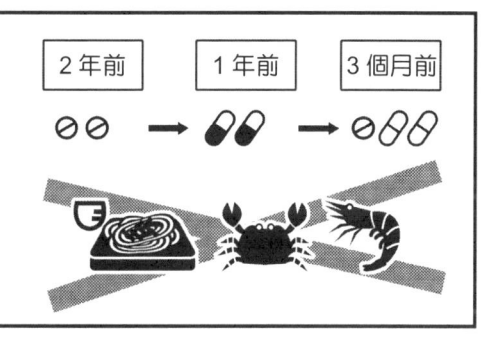

2年前　→　1年前　→　3個月前

③輸入確認&調配藥物

對照輸入的內容與處方箋，
調配藥物。

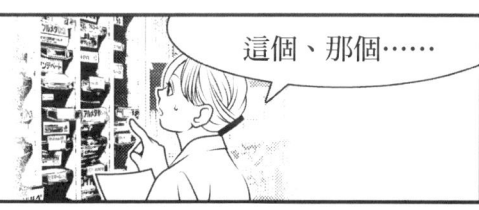

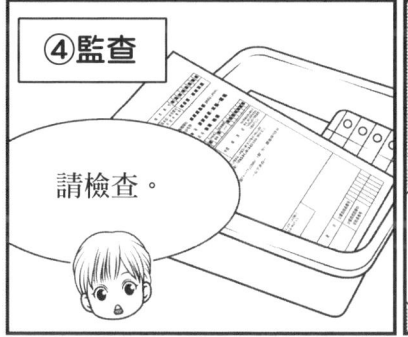

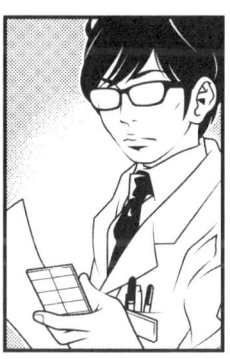

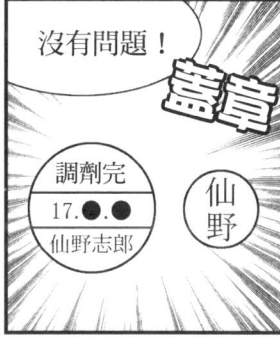

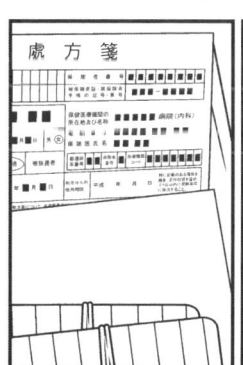

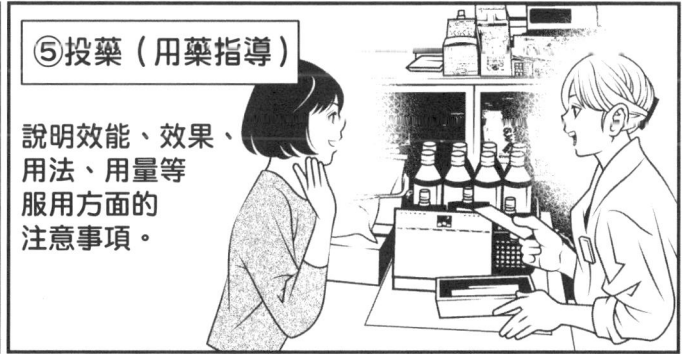

這個、那個……

④監查

請檢查。

沒有問題！

蓋章

調劑完
17.●.●
仙野志郎

仙野

⑤投藥（用藥指導）

說明效能、效果、
用法、用量等
服用方面的
注意事項。

處方箋

第2章　藥物的作用

差不多可以午休了。

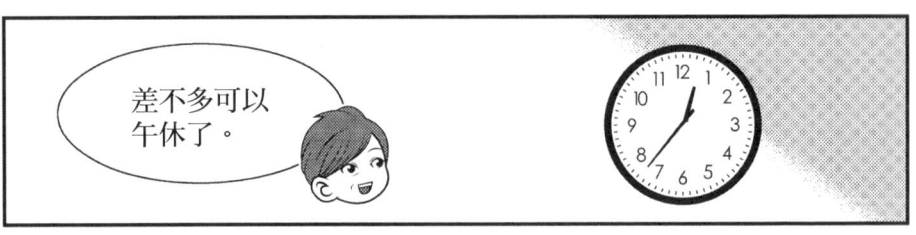

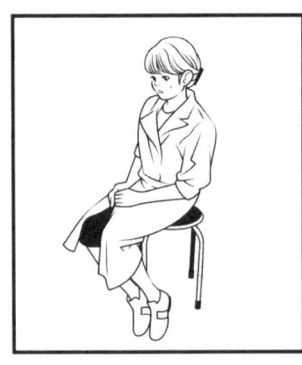

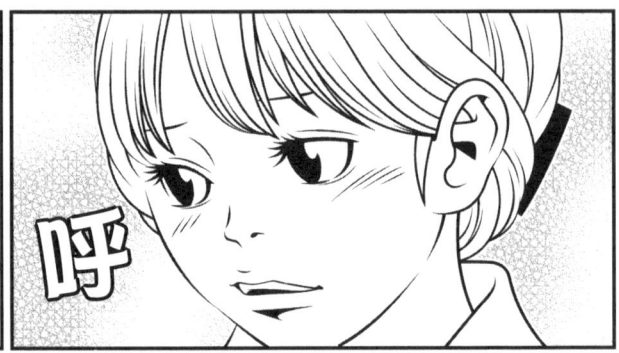

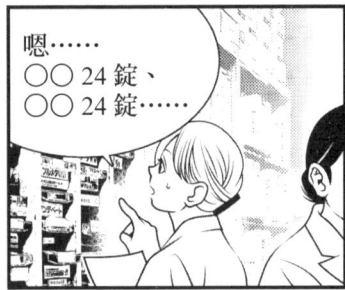

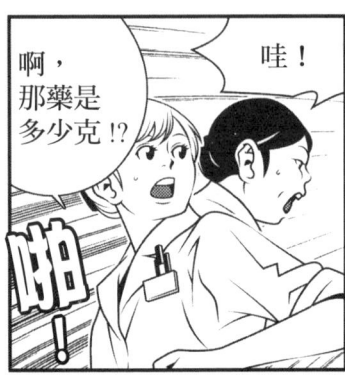

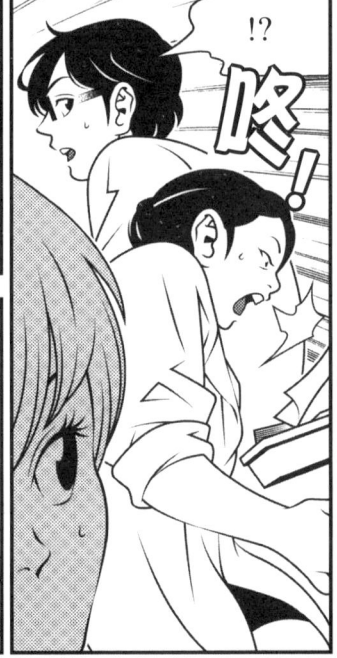

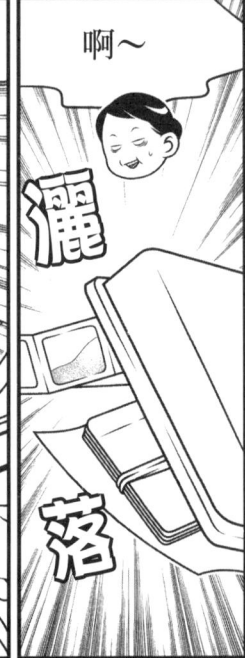

嗯……
○○ 24錠、
○○ 24錠……

啊，那藥是多少克!?
哇！
啪！

!?
咚！

啊～
灑
落

嘿咻……

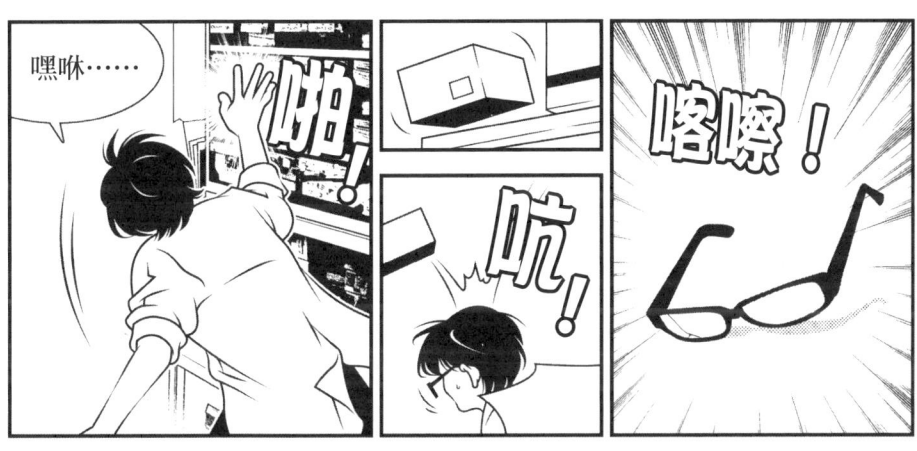

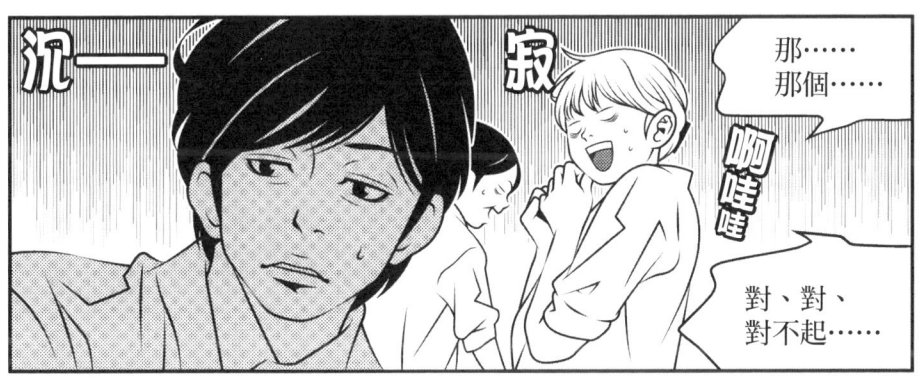

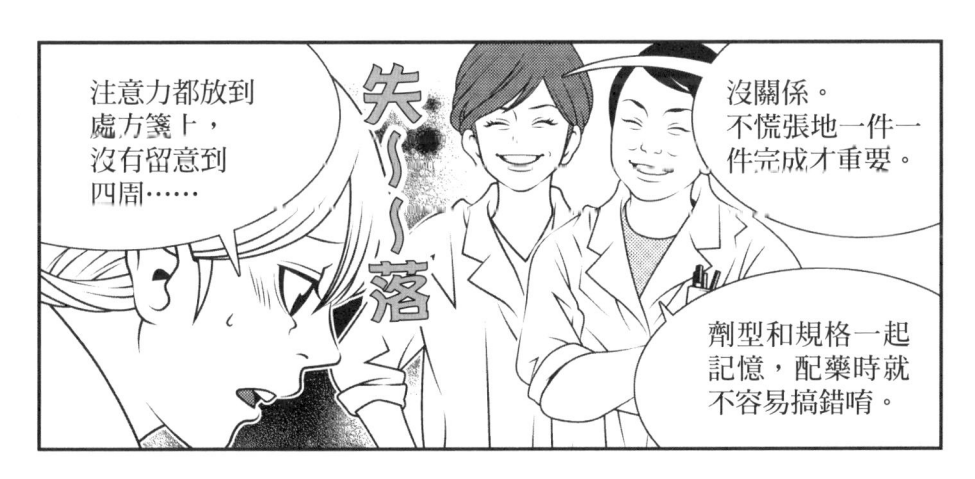

啪!

吭!

喀嚓!

沉——寂

那……那個……

啊哇哇

對、對、對不起……

注意力都放到處方箋上,沒有留意到四周……

失~~落

沒關係。不慌張地一件一件完成才重要。

劑型和規格一起記憶,配藥時就不容易搞錯唷。

第2章 藥物的作用

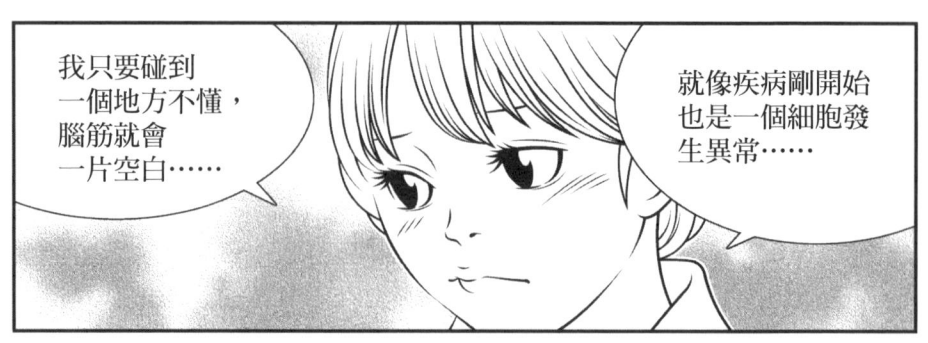

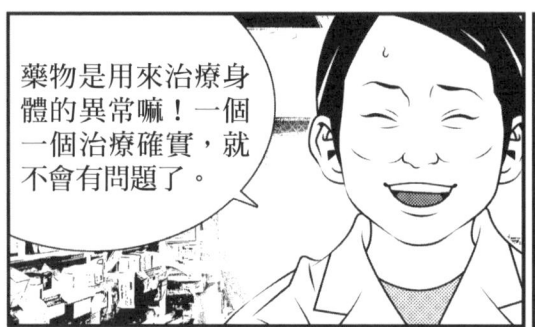

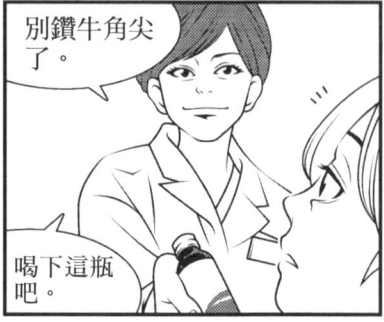

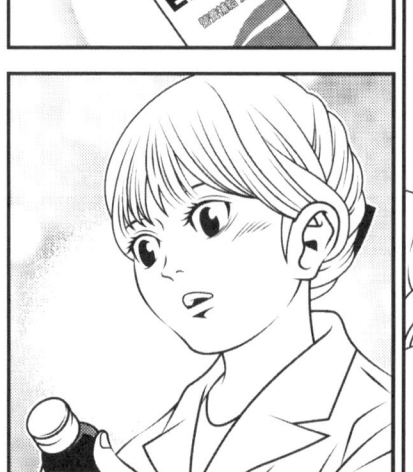

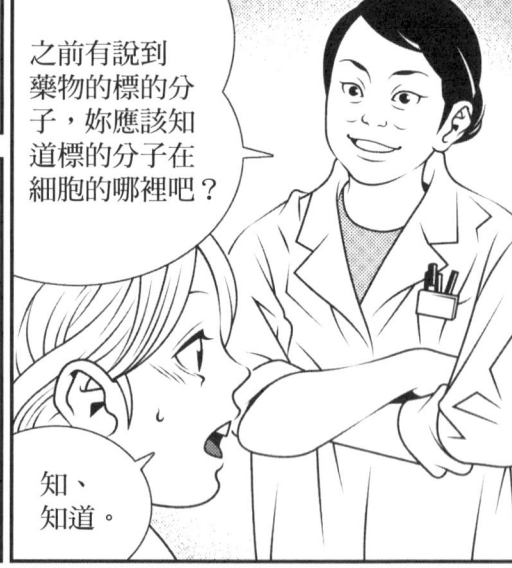

我只要碰到一個地方不懂，腦筋就會一片空白……	就像疾病剛開始也是一個細胞發生異常……

藥物是用來治療身體的異常嘛！一個一個治療確實，就不會有問題了。

別鑽牛角尖了。

喝下這瓶吧。

之前有說到藥物的標的分子，妳應該知道標的分子在細胞的哪裡吧？

知、知道。

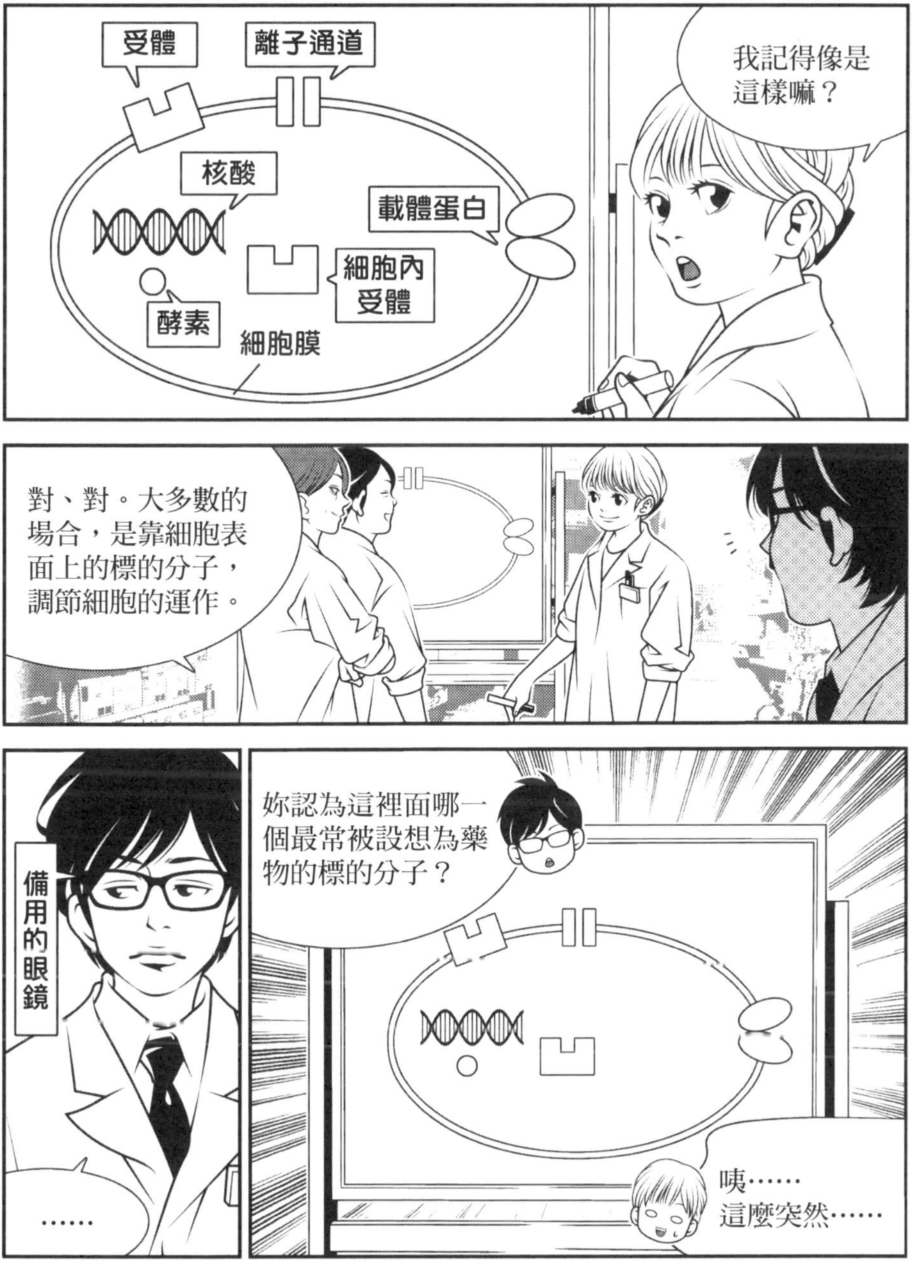
受體
離子通道
核酸
載體蛋白
細胞內受體
酵素
細胞膜
我記得像是這樣嘛？
對、對。大多數的場合，是靠細胞表面上的標的分子，調節細胞的運作。
妳認為這裡面哪一個最常被設想為藥物的標的分子？
備用的眼鏡
……
咦……這麼突然……

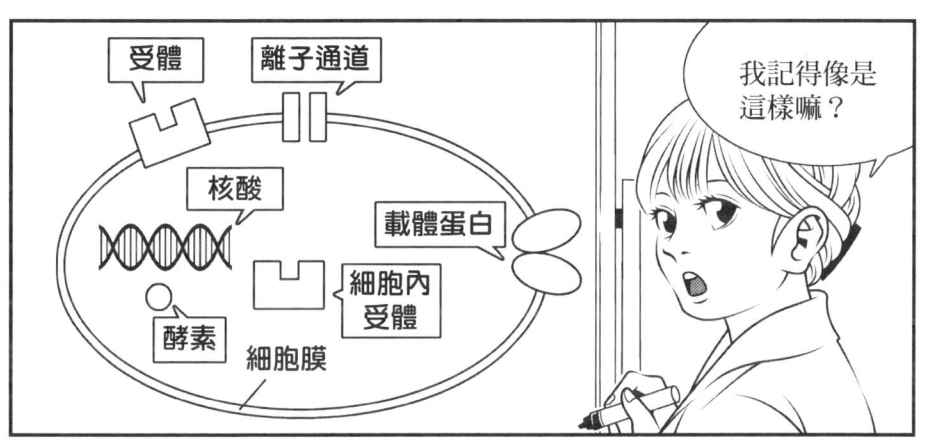

我想是……受體。

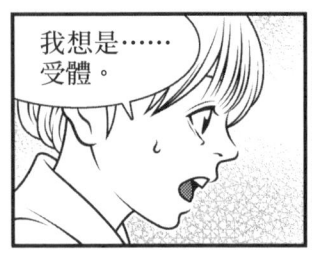

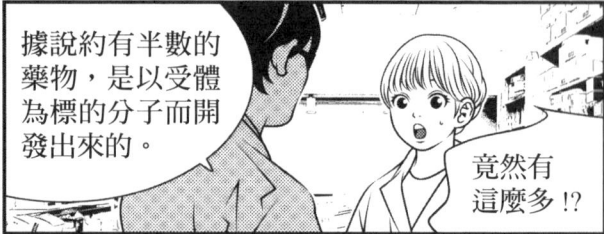

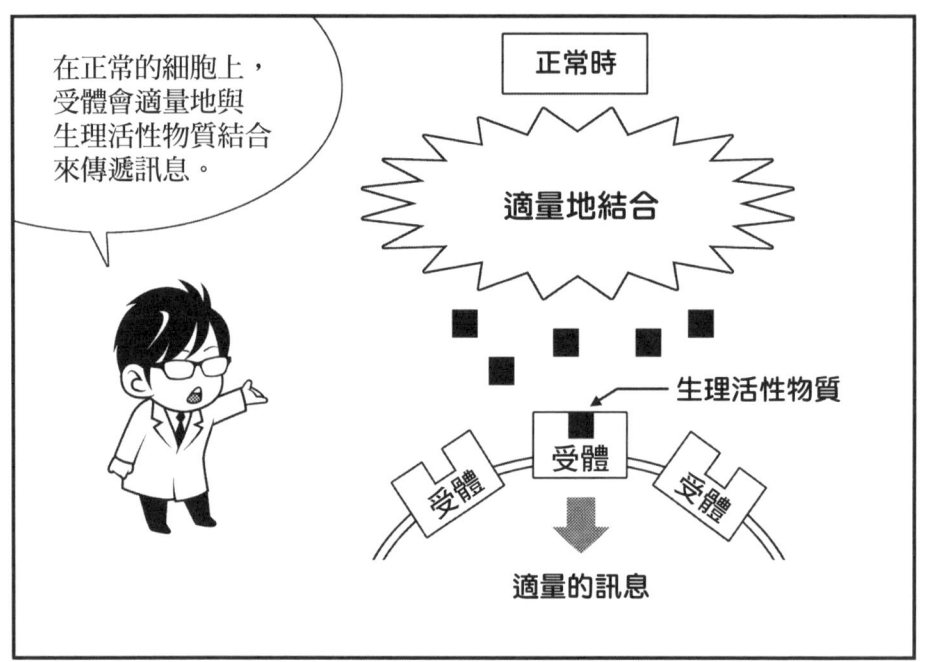

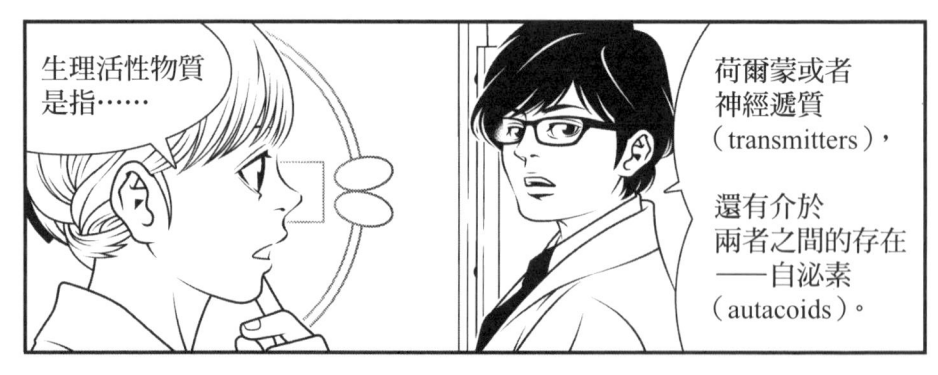

據說約有半數的藥物，是以受體為標的分子而開發出來的。

竟然有這麼多!?

在正常的細胞上，受體會適量地與生理活性物質結合來傳遞訊息。

正常時

適量地結合

生理活性物質

受體　受體　受體

適量的訊息

生理活性物質是指……

荷爾蒙或者神經遞質（transmitters），

還有介於兩者之間的存在——自泌素（autacoids）。

異常時

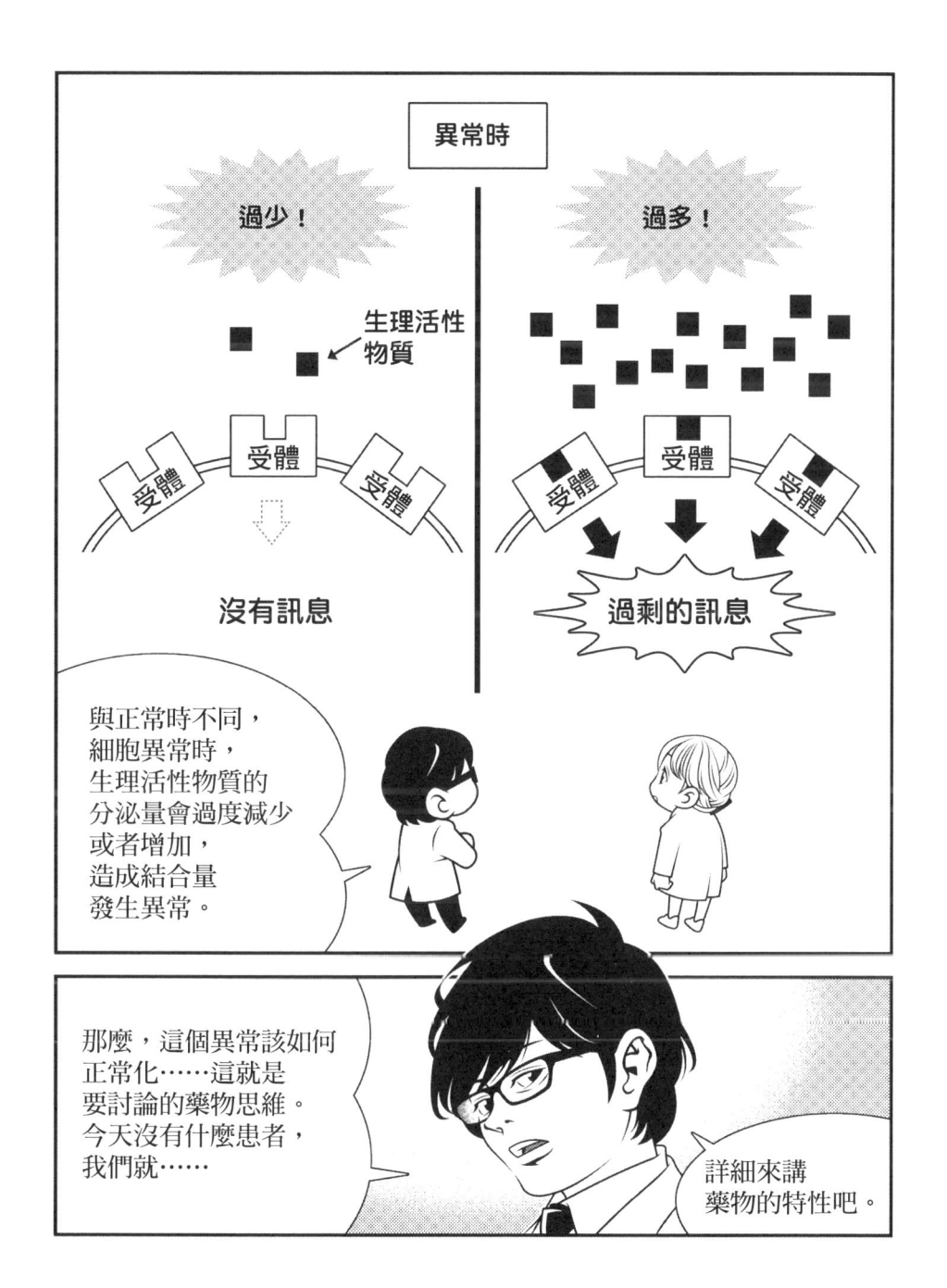

過少！

生理活性物質

受體 受體 受體

沒有訊息

過多！

受體 受體 受體

過剩的訊息

與正常時不同，
細胞異常時，
生理活性物質的
分泌量會過度減少
或者增加，
造成結合量
發生異常。

那麼，這個異常該如何
正常化……這就是
要討論的藥物思維。
今天沒有什麼患者，
我們就……

詳細來講
藥物的特性吧。

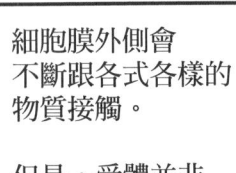

細胞膜外側會不斷跟各式各樣的物質接觸。

但是，受體並非無差別地將所有訊息傳遞至細胞內。

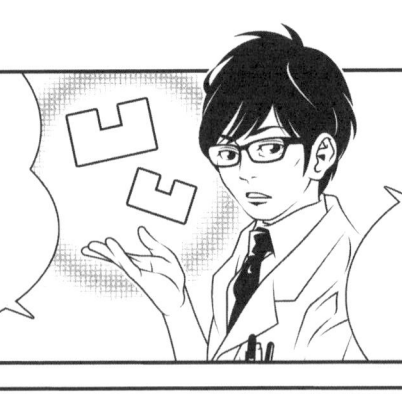

它會只會挑選跟細胞運作有關的訊息。

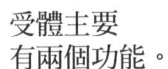

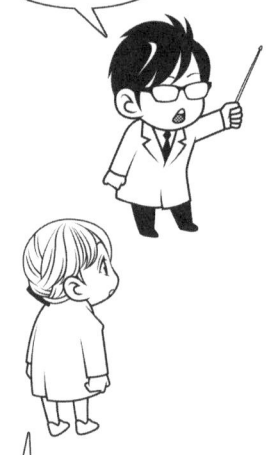

受體主要有兩個功能。

感覺像是進入細胞的入境審查嘛。

受理訊息

篩選細胞外側的訊息。

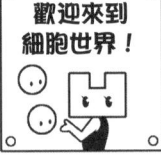

歡迎來到細胞世界！

CUSTOM AND IMMIGRANTS

嚴格審查

護照

翻譯

將接收到的訊息轉換成細胞內能使用的訊息。

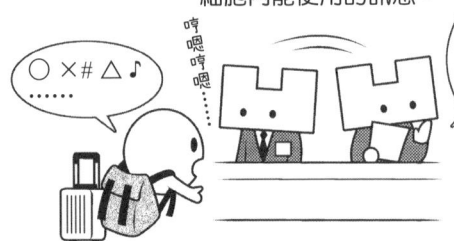

○×#△♪……

哼嗯哼嗯

各位──請照這份手冊來改變細胞的運作──

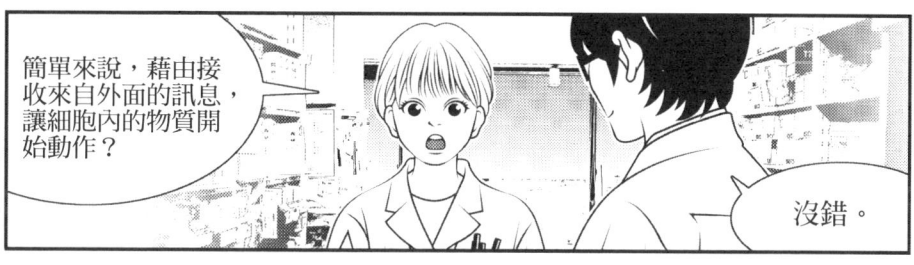

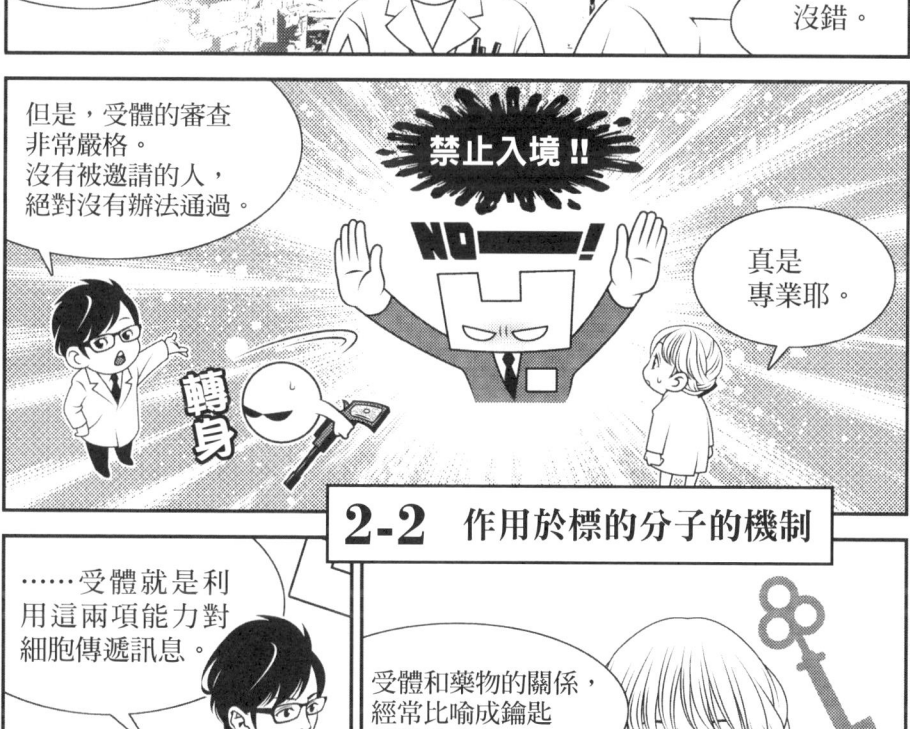

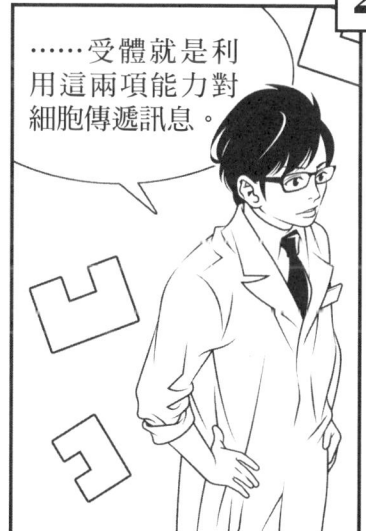

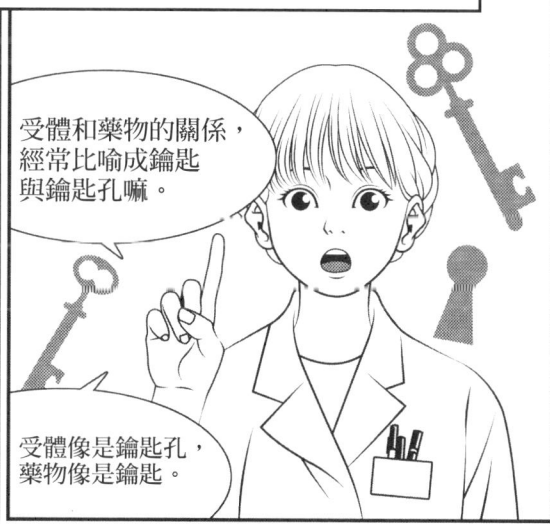

簡單來說，藉由接收來自外面的訊息，讓細胞內的物質開始動作？

沒錯。

但是，受體的審查非常嚴格。沒有被邀請的人，絕對沒有辦法通過。

禁止入境!!
NO——!

真是專業耶。

2-2 作用於標的分子的機制

……受體就是利用這兩項能力對細胞傳遞訊息。

受體和藥物的關係，經常比喻成鑰匙與鑰匙孔嘛。

受體像是鑰匙孔，藥物像是鑰匙。

第2章 藥物的作用

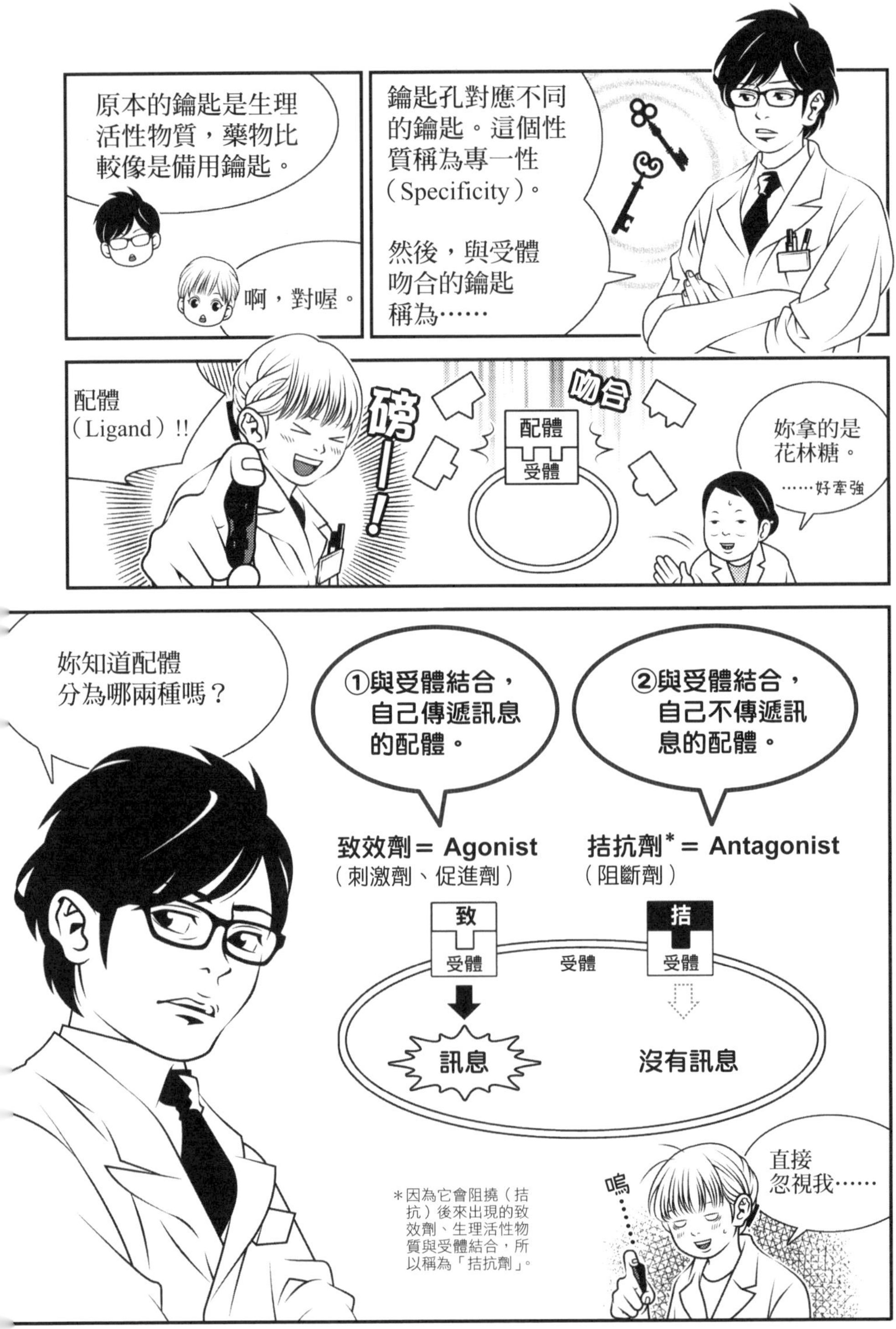
原本的鑰匙是生理活性物質，藥物比較像是備用鑰匙。
啊，對喔。
鑰匙孔對應不同的鑰匙。這個性質稱為專一性（Specificity）。
然後，與受體吻合的鑰匙稱為……
配體（Ligand）!!
磅—！
吻合
配體
受體
妳拿的是花林糖。
……好牽強
妳知道配體分為哪兩種嗎？
①與受體結合，自己傳遞訊息的配體。
②與受體結合，自己不傳遞訊息的配體。
致效劑＝ Agonist（刺激劑、促進劑）
拮抗劑*＝ Antagonist（阻斷劑）
致
受體
受體
拮
受體
訊息
沒有訊息
嗚……
直接忽視我……
＊因為它會阻擋（拮抗）後來出現的致效劑、生理活性物質與受體結合，所以稱為「拮抗劑」。

那麼,回來看這張圖吧。

假設三個受體中只由其中一個受體來傳遞訊息,維持細胞狀態正常的話,該如何使用致效劑和拮抗劑呢?

← 生理活性物質

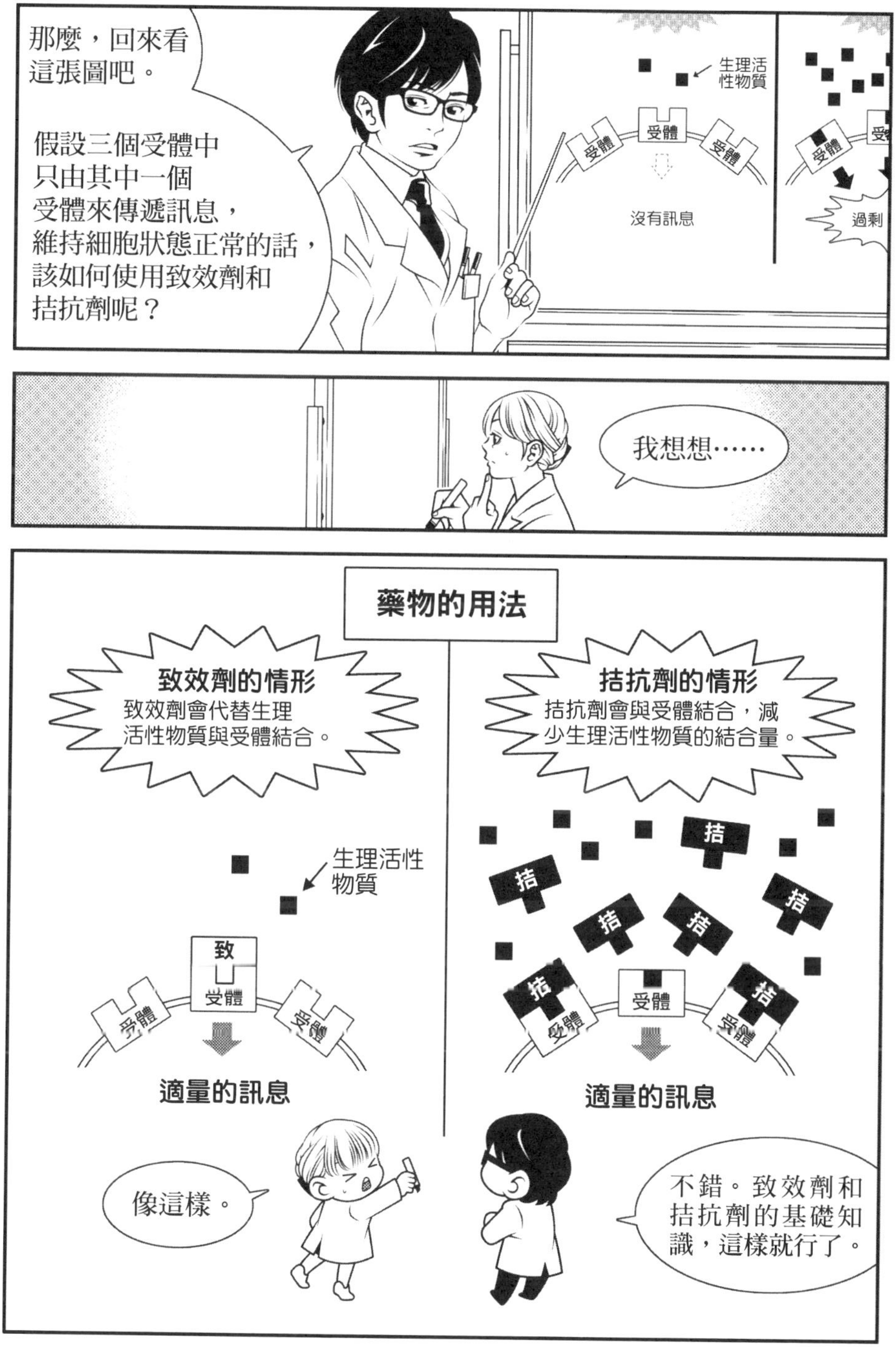

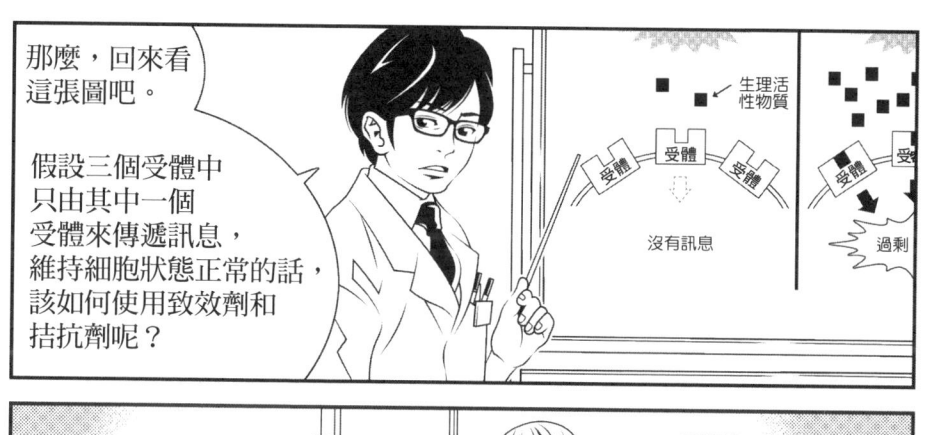

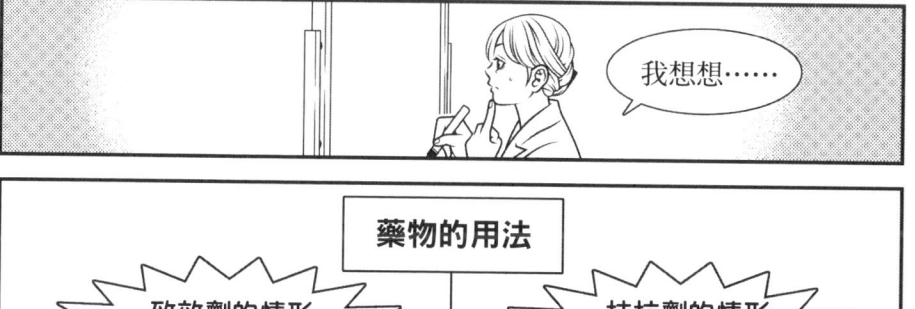

受體 受體 受體
沒有訊息

受體 受體 受
過剩

我想想……

藥物的用法

致效劑的情形
致效劑會代替生理活性物質與受體結合。

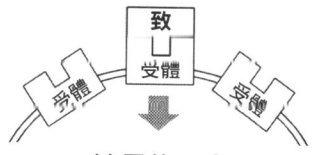

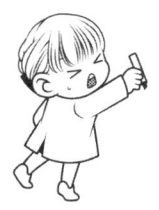

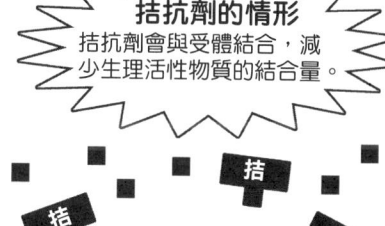

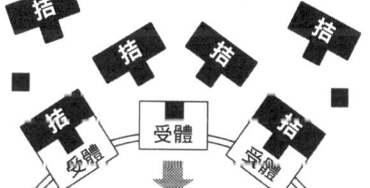

生理活性物質

受體 致受體 受體

↓
適量的訊息

像這樣。

拮抗劑的情形
拮抗劑會與受體結合,減少生理活性物質的結合量。

拮 拮 拮 拮 拮 拮 拮 拮

受體 受體 受體

↓
適量的訊息

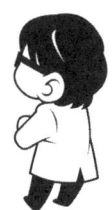

不錯。致效劑和拮抗劑的基礎知識,這樣就行了。

根據傳遞訊息的比例,致效劑和拮抗劑能夠像這樣分類。

完全致效劑

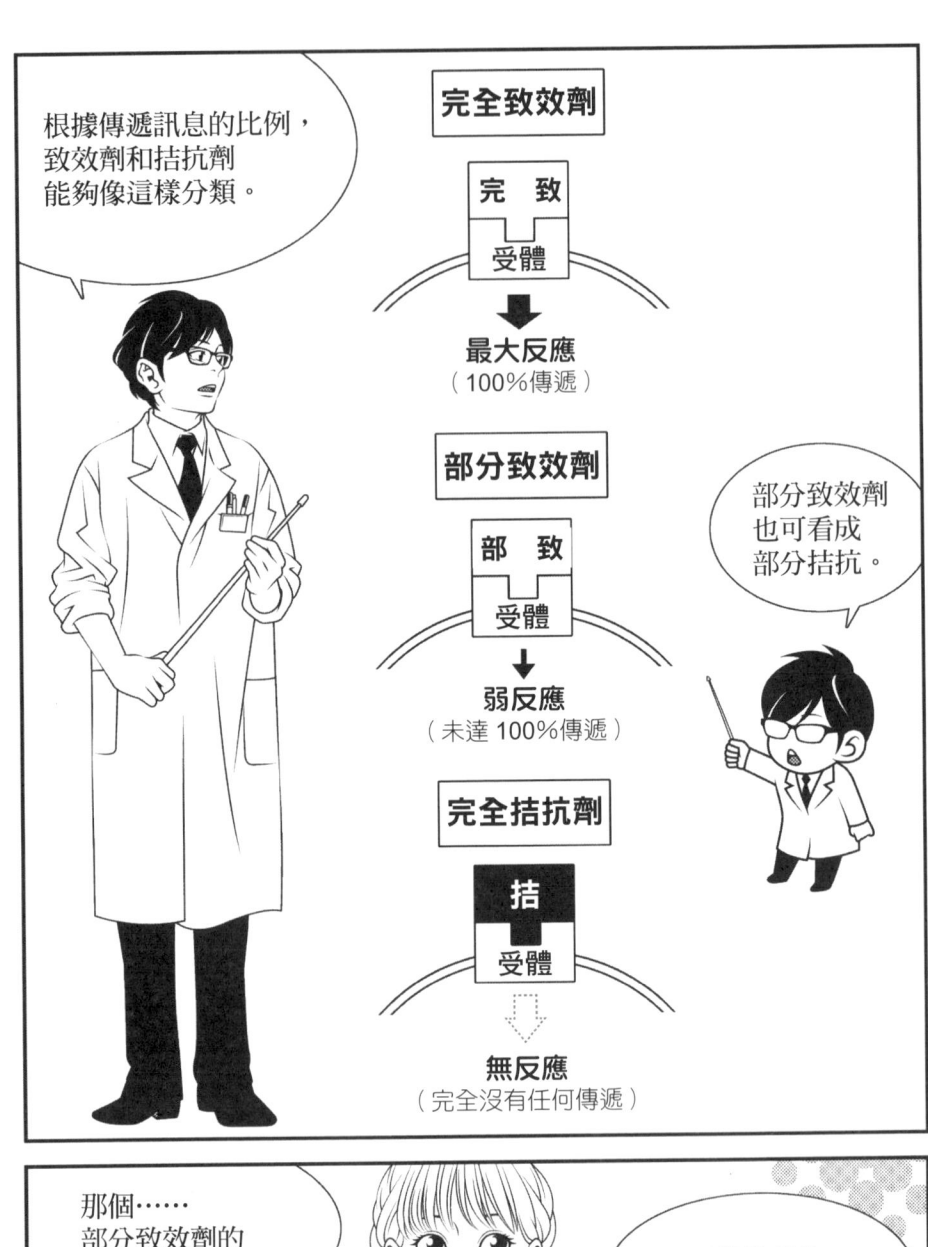

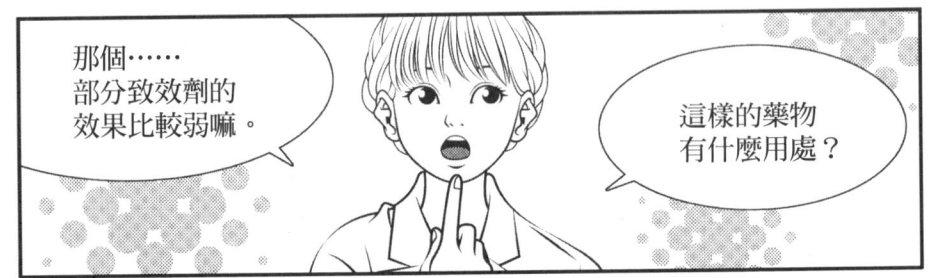

完致 / 受體

→ 最大反應
(100%傳遞)

部分致效劑

部致 / 受體

→ 弱反應
(未達100%傳遞)

部分致效劑也可看成部分拮抗。

完全拮抗劑

拮 / 受體

⇩ 無反應
(完全沒有任何傳遞)

那個……部分致效劑的效果比較弱嘛。

這樣的藥物有什麼用處?

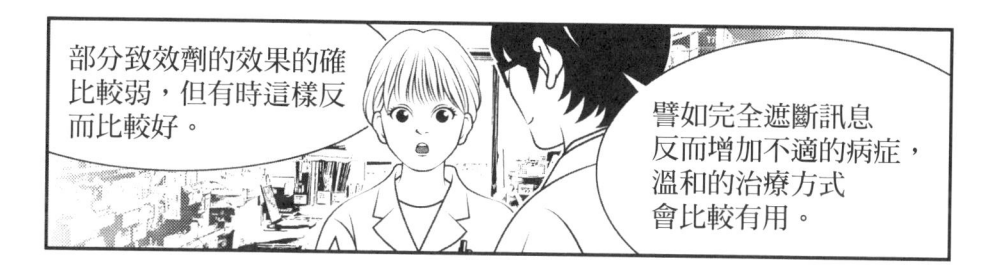

部分致效劑的效果的確比較弱,但有時這樣反而比較好。

譬如完全遮斷訊息反而增加不適的病症,溫和的治療方式會比較有用。

2-3 致效劑與拮抗劑不停大風吹

假設同時投予致效劑和拮抗劑,妳認為會發生什麼事情?

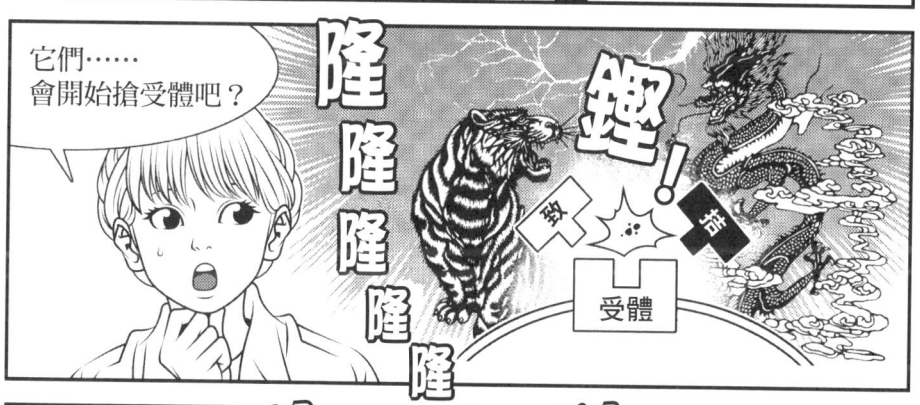

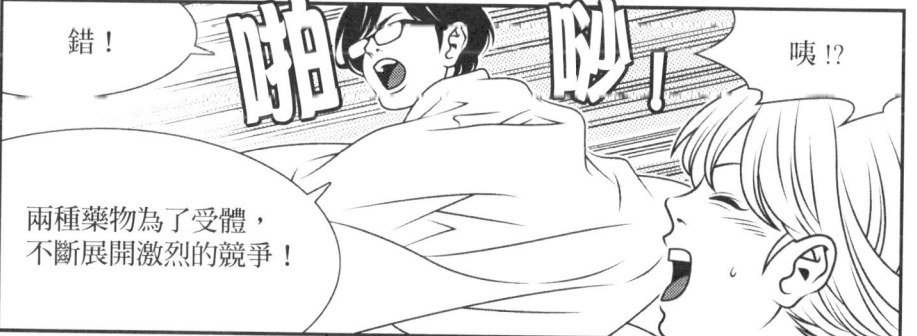

它們……會開始搶受體吧?

隆隆隆隆隆

鏗!

致

拮

受體

錯!

啪

吵!

咦!?

兩種藥物為了受體,不斷展開激烈的競爭!

第2章 藥物的作用 59

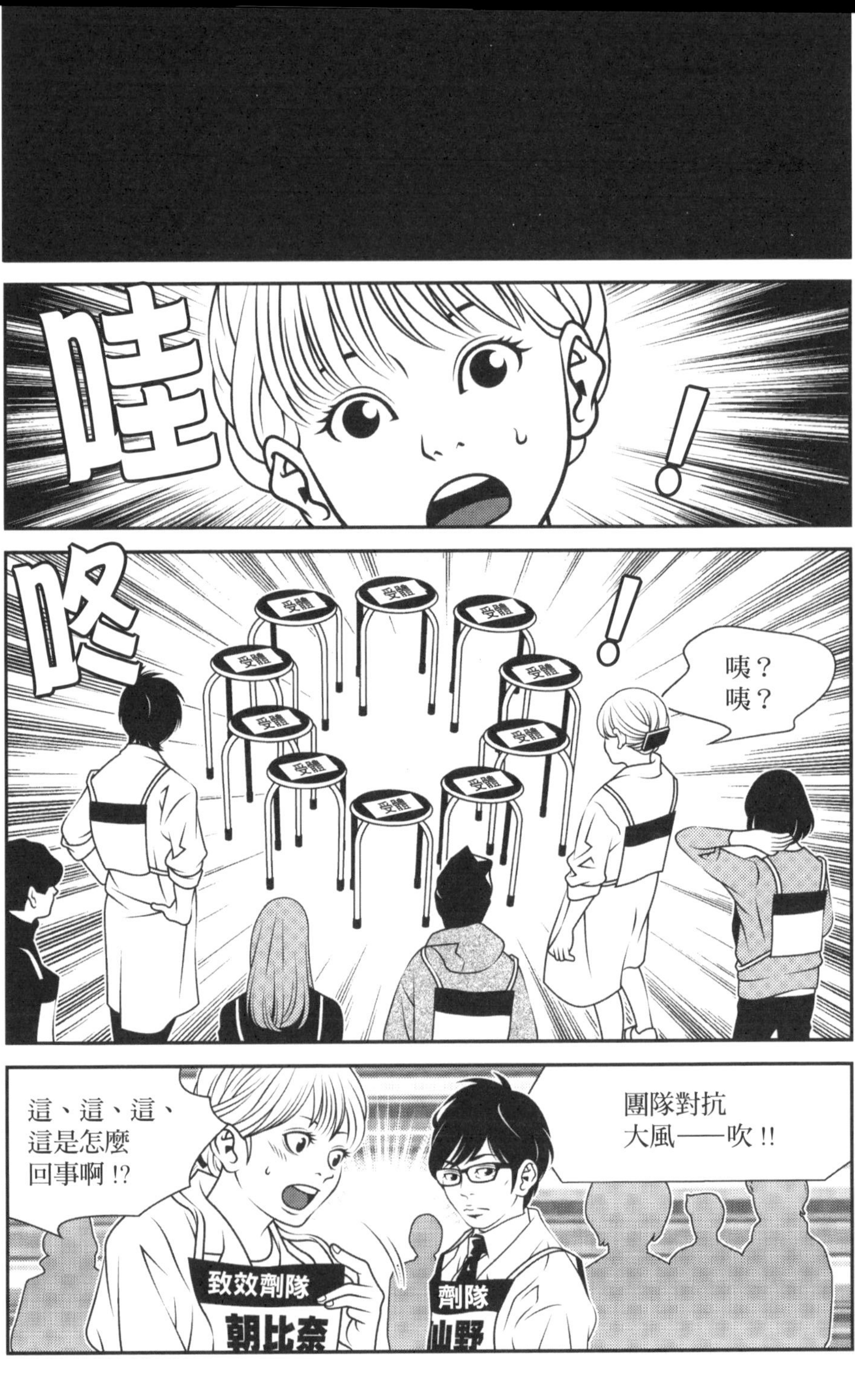
哇！
咚！
受體
受體
受體
受體
受體
受體
受體
受體
受體
咦？
咦？
團隊對抗
大風——吹!!
這、這、這、
這是怎麼
回事啊!?
致效劑隊
朝比奈
劑隊
山野

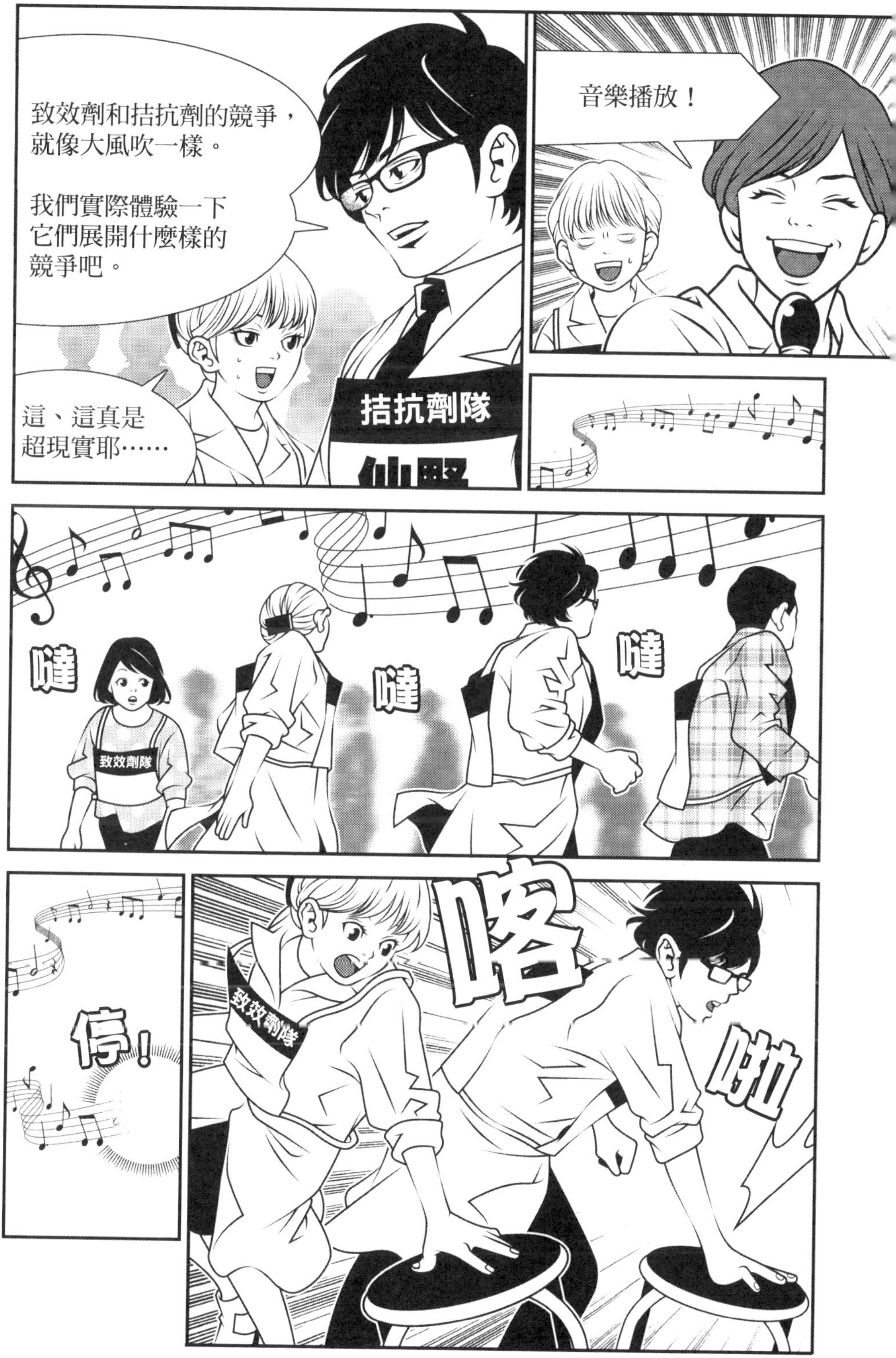
致效劑和拮抗劑的競爭，就像大風吹一樣。
我們實際體驗一下它們展開什麼樣的競爭吧。
這、這真是超現實耶……
拮抗劑隊
音樂播放！
噠
噠
噠
致效劑隊
停！
喀
啦
致效劑隊

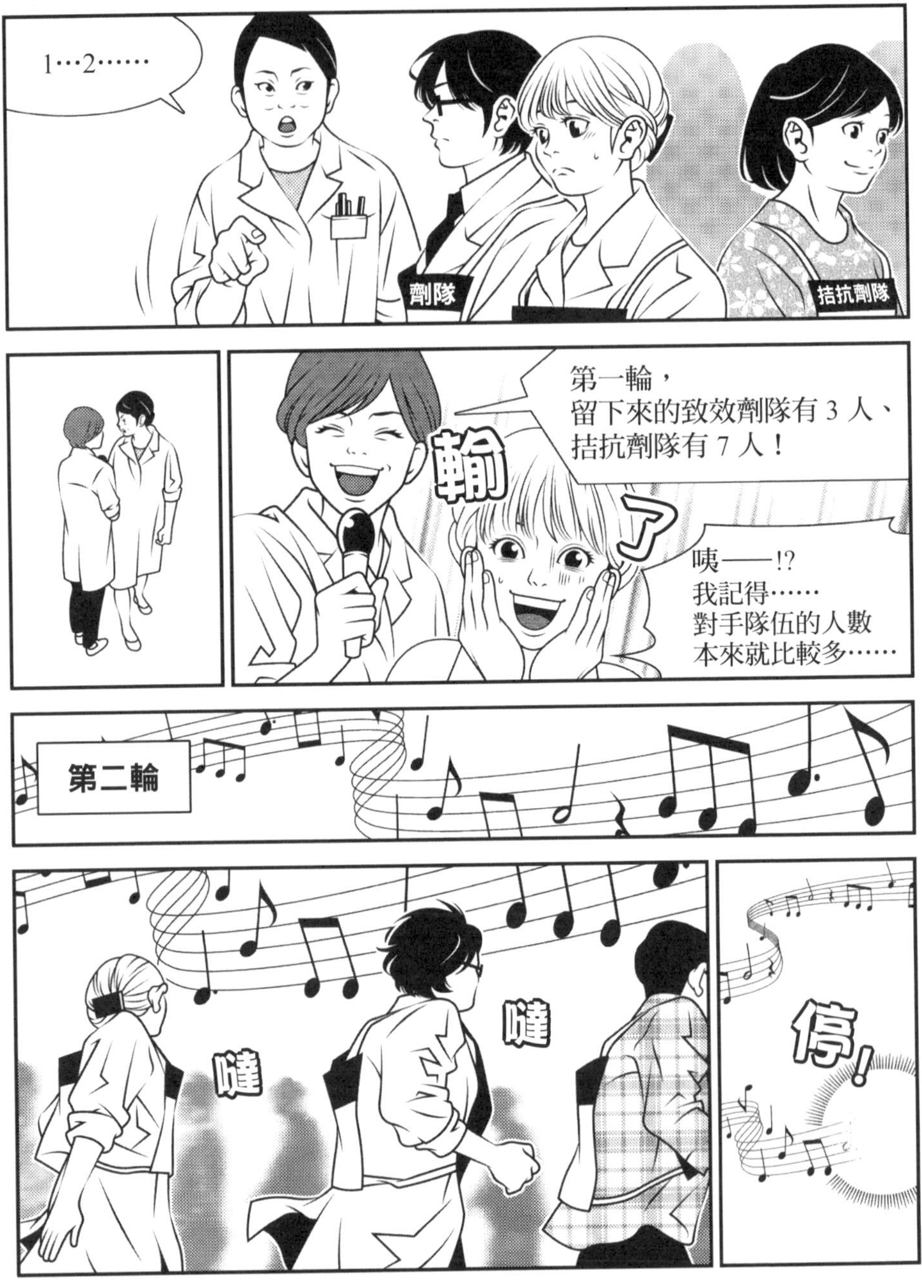
1…2……
劑隊
拮抗劑隊
第一輪，
留下來的致效劑隊有 3 人、
拮抗劑隊有 7 人！
輸了
咦——!?
我記得……
對手隊伍的人數
本來就比較多……
第二輪
噠
噠
停！

啪！

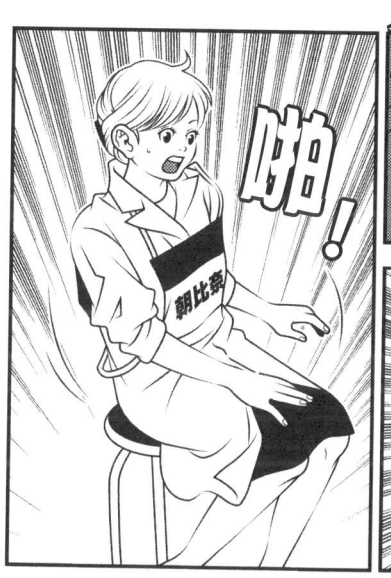

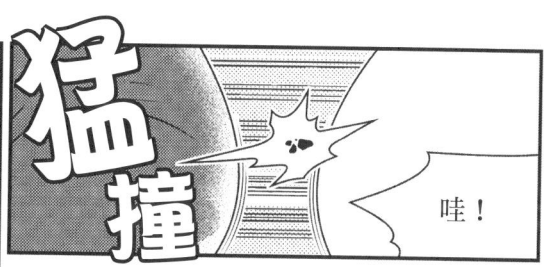

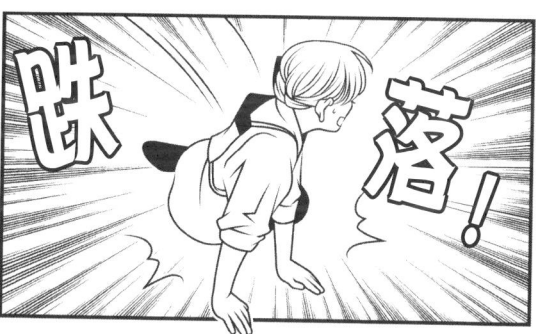

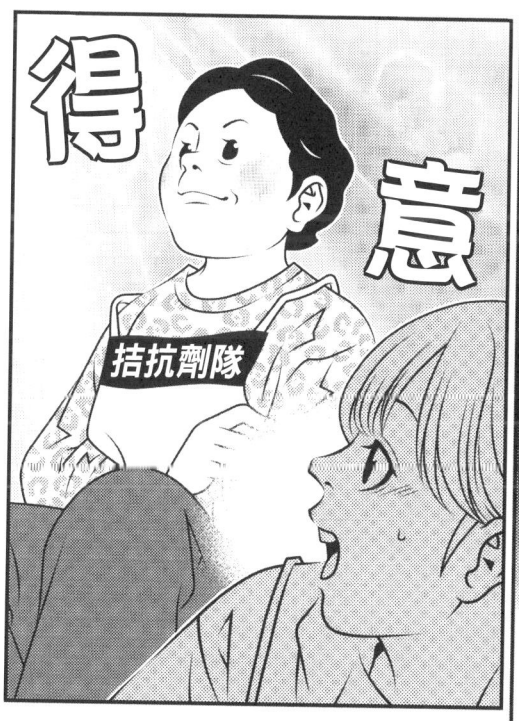

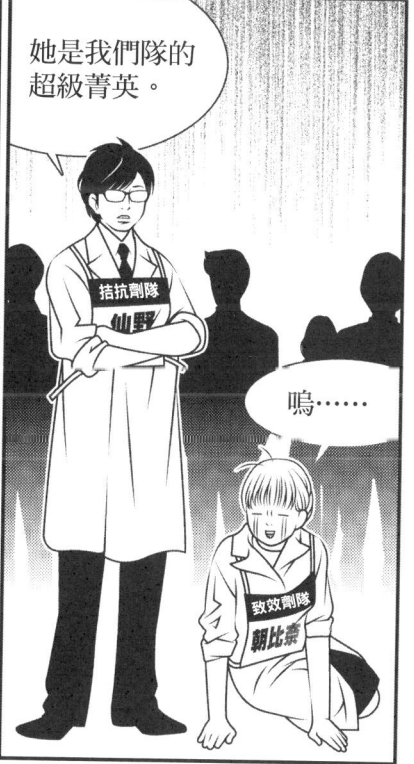

猛撞

哇！

跌落！

得意

拮抗劑隊

朝比奈

她是我們隊的超級菁英。

拮抗劑隊
仙野

嗚……

致效劑隊
朝比奈

第三輪

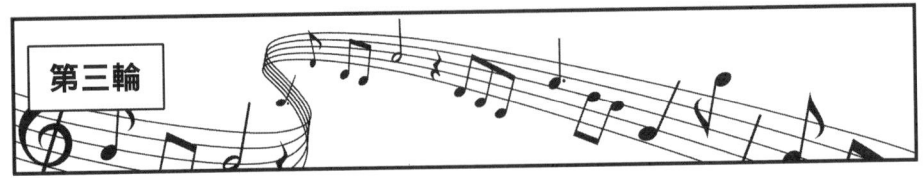

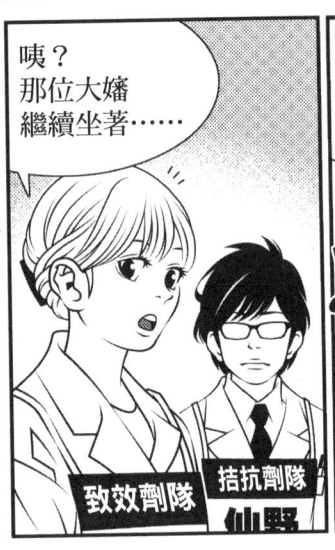

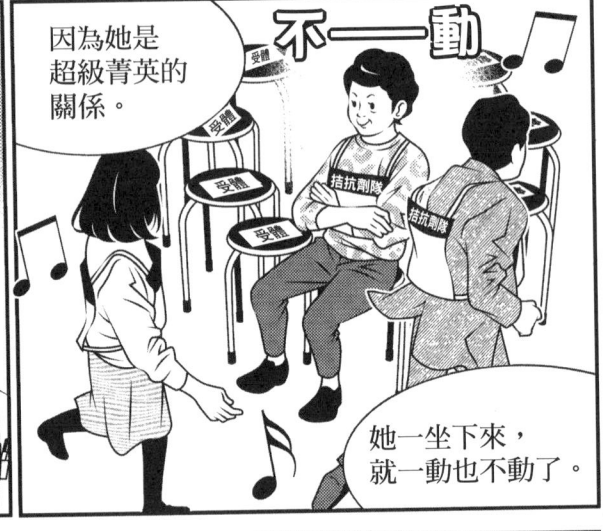

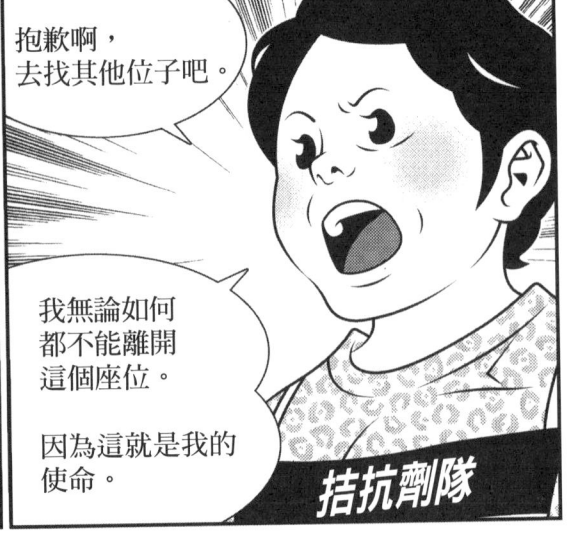

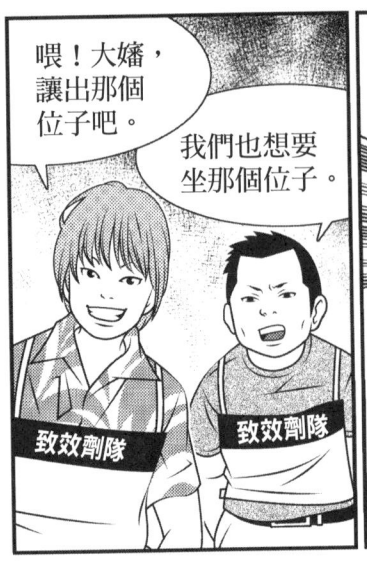

咦？那位大嬸繼續坐著……

因為她是超級菁英的關係。

不—動

她一坐下來，就一動也不動了。

致效劑隊　拮抗劑隊 小野

喂！大嬸，讓出那個位子吧。

我們也想要坐那個位子。

抱歉啊，去找其他位子吧。

我無論如何都不能離開這個座位。

因為這就是我的使命。

致效劑隊　致效劑隊

拮抗劑隊

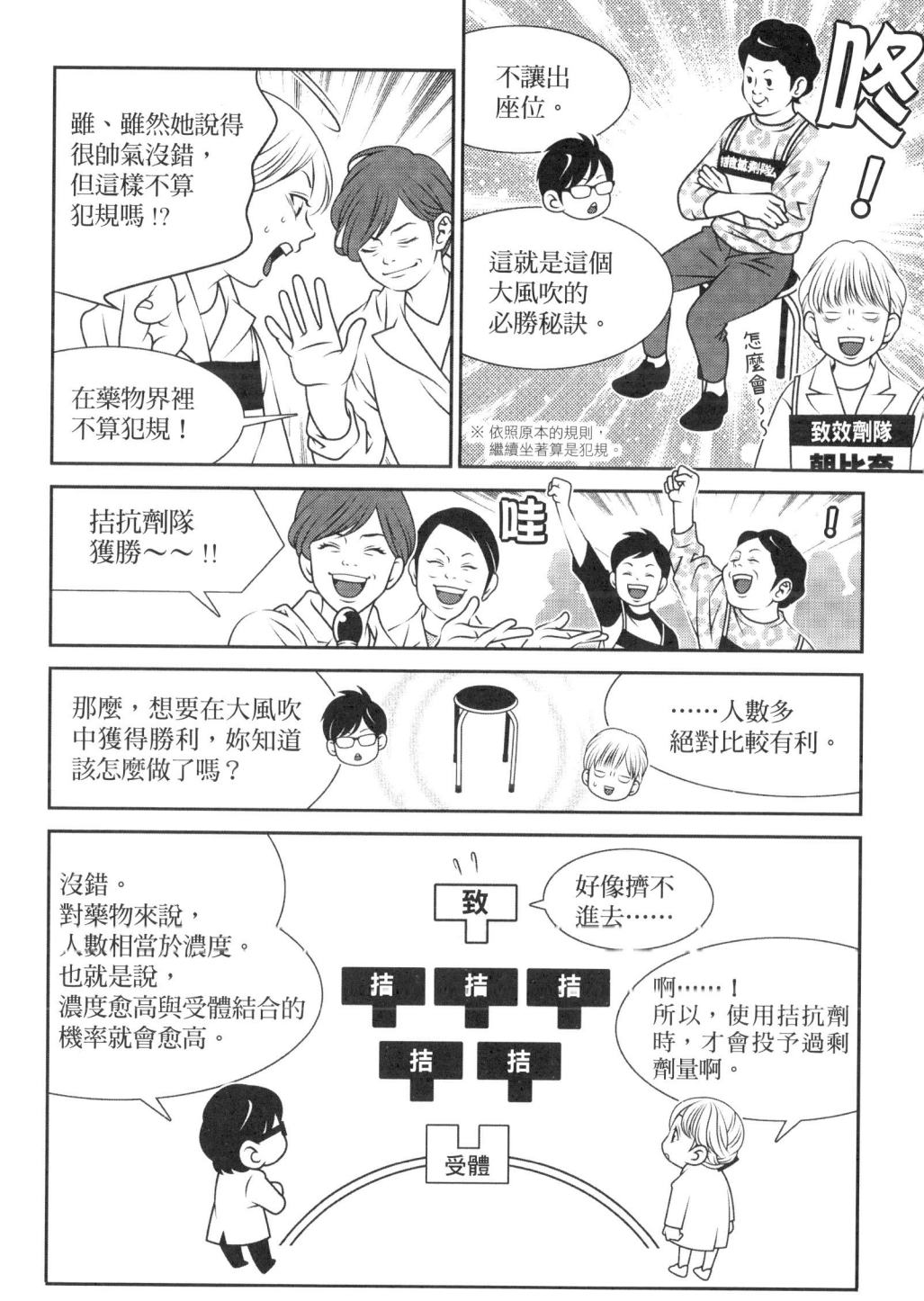

雖、雖然她說得很帥氣沒錯,但這樣不算犯規嗎!? 在藥物界裡不算犯規!	不讓出座位。 這就是這個大風吹的必勝秘訣。 咚! 怎麼會~~ 致效劑隊 ※依照原本的規則,繼續坐著算是犯規。

拮抗劑隊獲勝~~!!

哇!

那麼,想要在大風吹中獲得勝利,妳知道該怎麼做了嗎?

……人數多絕對比較有利。

沒錯。
對藥物來說,人數相當於濃度。
也就是說,濃度愈高與受體結合的機率就會愈高。

致
好像擠不進去……

拮 拮 拮
拮 拮
受體

啊……!
所以,使用拮抗劑時,才會投予過剩劑量啊。

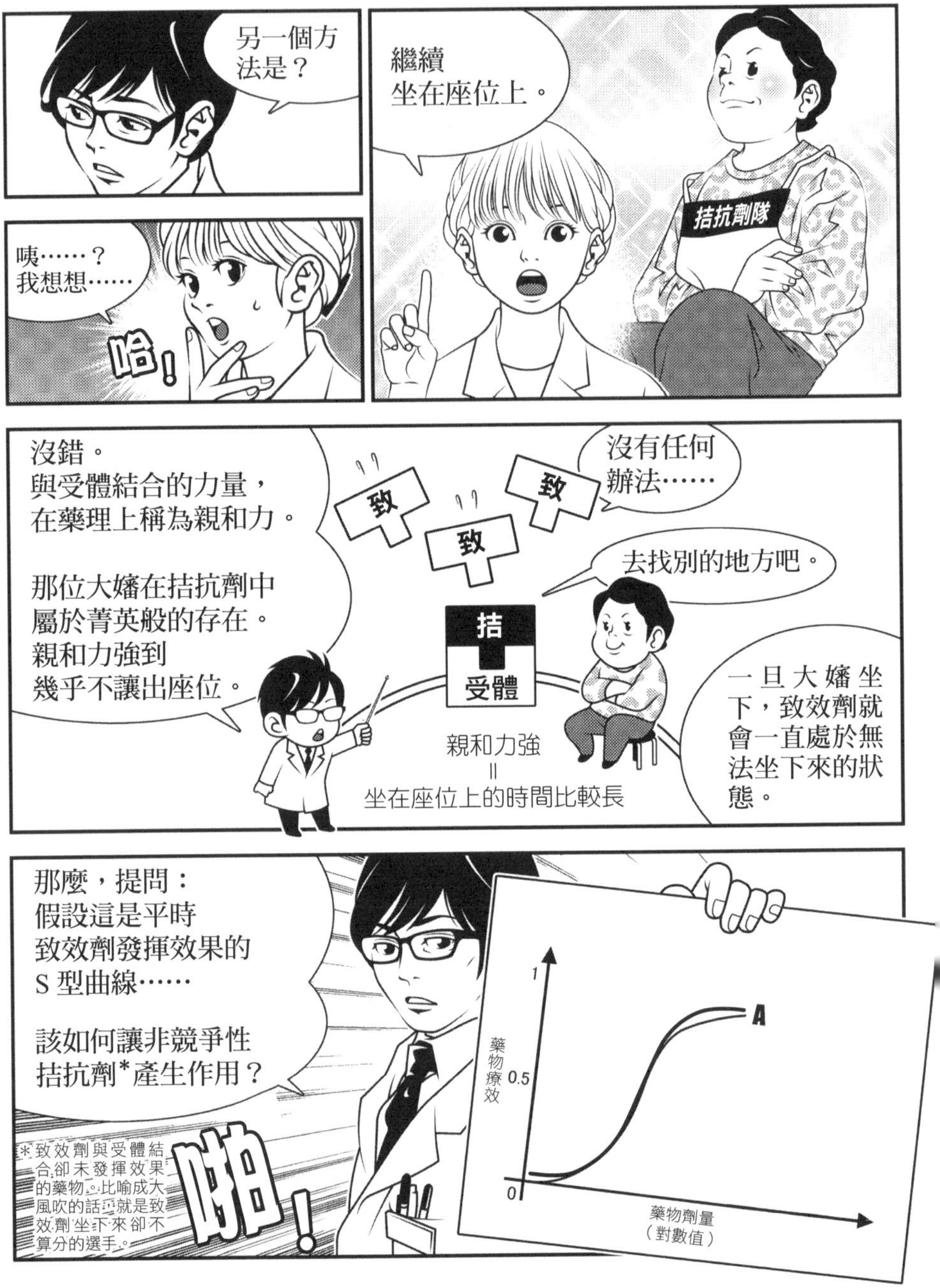

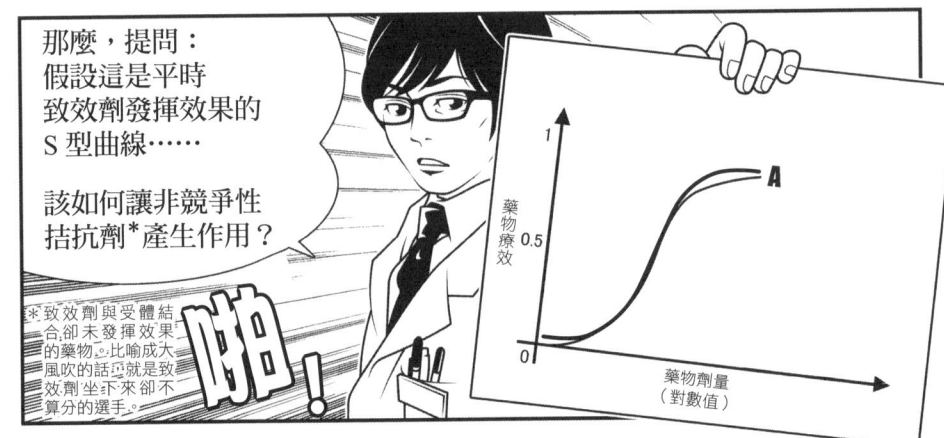

另一個方法是？
咦……？
我想想……
哈！
繼續
坐在座位上。
拮抗劑隊
沒錯。
與受體結合的力量，
在藥理上稱為親和力。
那位大嬸在拮抗劑中
屬於菁英般的存在。
親和力強到
幾乎不讓出座位。
致
致
致
沒有任何
辦法……
去找別的地方吧。
拮
受體
親和力強
Ⅱ
坐在座位上的時間比較長
一旦大嬸坐
下，致效劑就
會一直處於無
法坐下來的狀
態。
那麼，提問：
假設這是平時
致效劑發揮效果的
S 型曲線……
該如何讓非競爭性
拮抗劑*產生作用？
1
0.5
0
藥物療效
A
藥物劑量
（對數值）
啪！
＊致效劑與受體結合卻未發揮效果的藥物。比喻成大風吹的話，就是致效劑坐下來卻不算分的選手。

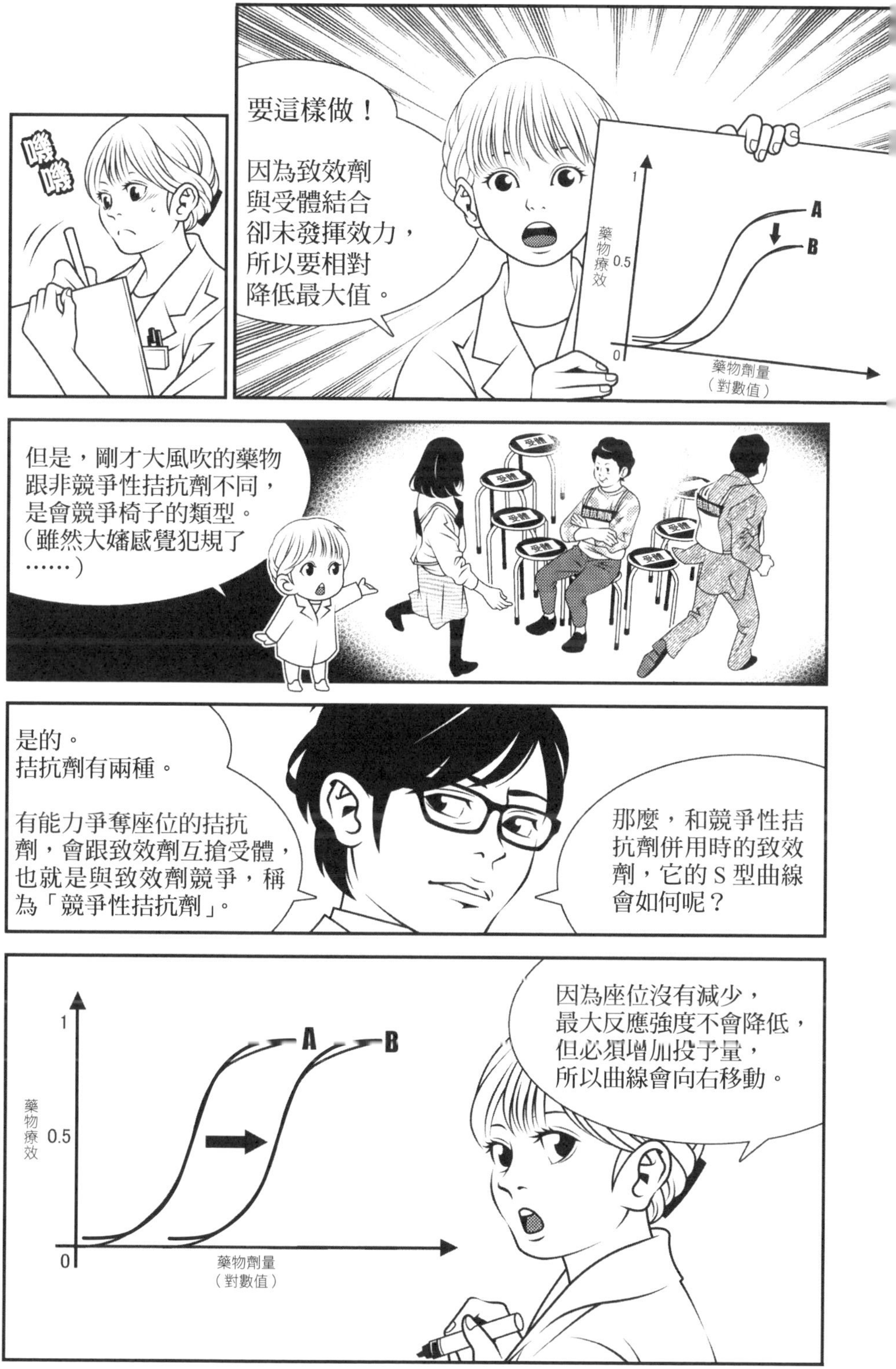

嘰嘰
要這樣做！
因為致效劑與受體結合卻未發揮效力，所以要相對降低最大值。
1
0.5
0
藥物療效
藥物劑量（對數值）
A
B
但是，剛才大風吹的藥物跟非競爭性拮抗劑不同，是會競爭椅子的類型。（雖然大嬸感覺犯規了……）
受體
拮抗劑隊
是的。拮抗劑有兩種。
有能力爭奪座位的拮抗劑，會跟致效劑互搶受體，也就是與致效劑競爭，稱為「競爭性拮抗劑」。
那麼，和競爭性拮抗劑併用時的致效劑，它的S型曲線會如何呢？
1
0.5
0
藥物療效
藥物劑量（對數值）
A
B
因為座位沒有減少，最大反應強度不會降低，但必須增加投予量，所以曲線會向右移動。

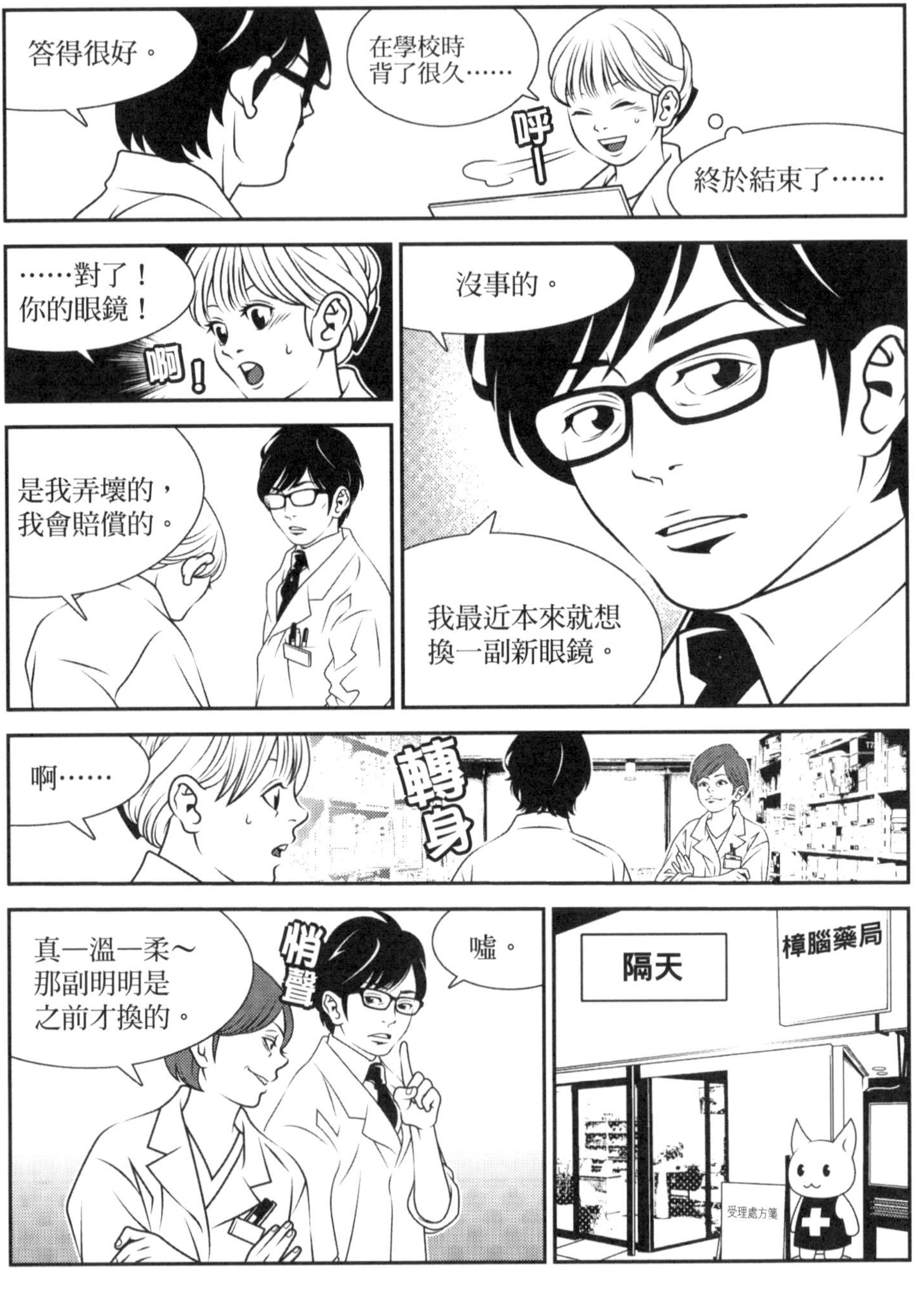
答得很好。
在學校時
背了很久……
呼ー
終於結束了……
……對了！
你的眼鏡！
啊！
沒事的。
是我弄壞的，
我會賠償的。
我最近本來就想
換一副新眼鏡。
啊……
轉身
真一溫一柔～
那副明明是
之前才換的。
悄聲
噓。
隔天
樟腦藥局
受理處方箋

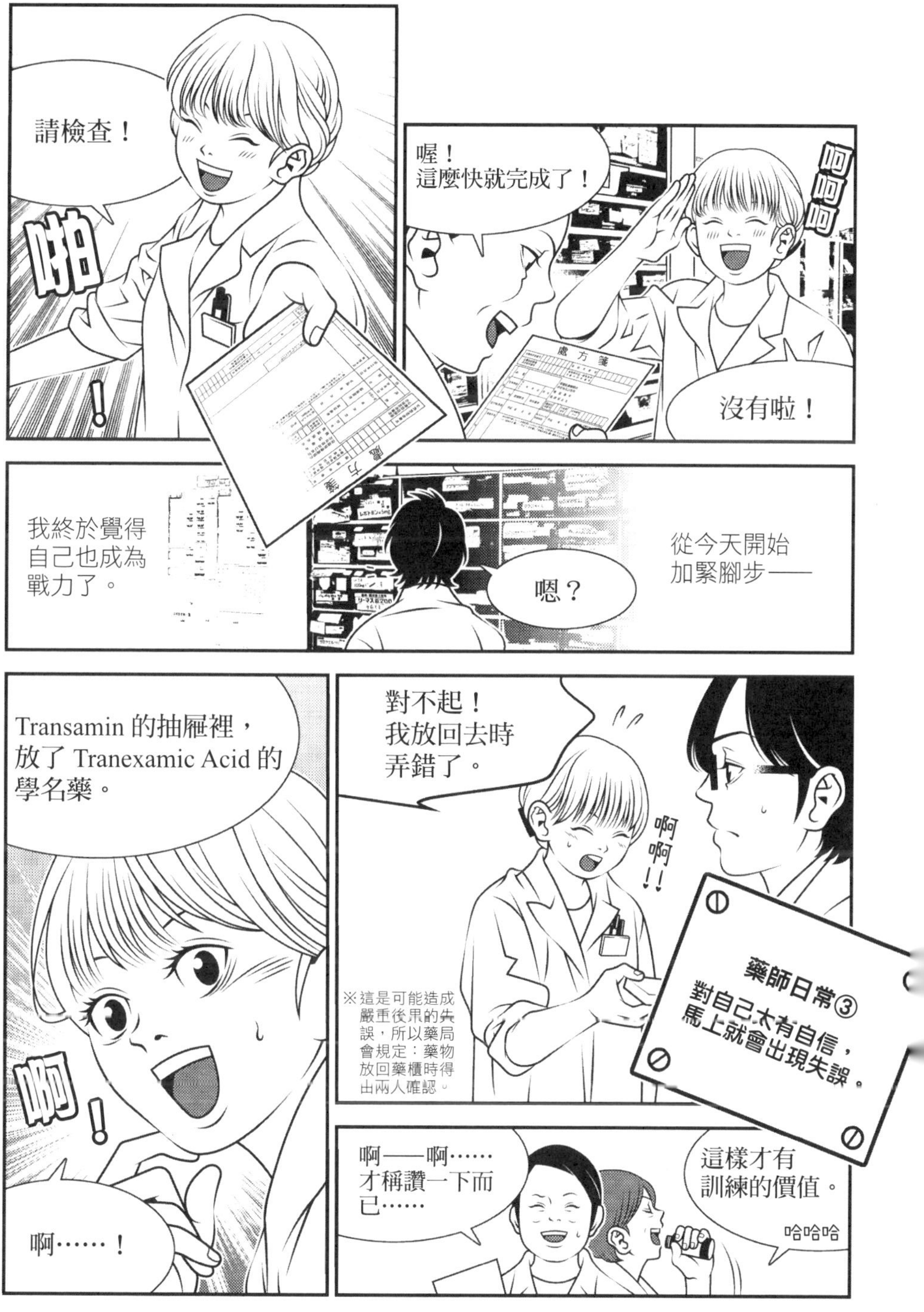
請檢查！
啪
！
喔！
這麼快就完成了！
呵呵呵
沒有啦！
處方箋
我終於覺得
自己也成為
戰力了。
嗯？
從今天開始
加緊腳步——
Transamin 的抽屜裡，
放了 Tranexamic Acid 的
學名藥。
啊
！
啊……！
對不起！
我放回去時
弄錯了。
啊啊！！
※這是可能造成嚴重後果的失誤，所以藥局會規定：藥物放回藥櫃時得由兩人確認。
藥師日常③
對自己太有自信，
馬上就會出現失誤。
啊——啊……
才稱讚一下而
已……
這樣才有
訓練的價值。
哈哈哈

第 2 章補充

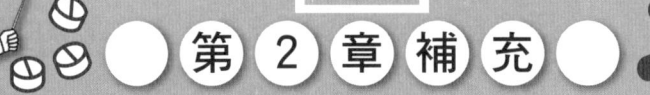

藥理學的學習方法很多,不過,將焦點放在藥物直接作用的標的分子,學起來會比較有效率。特別是在學習「藥物怎麼發揮療效?」的藥理機制上,標的分子的知識更是不可缺少。雖然這個方法看似不怎麼高明又像是在繞遠路,但其實是最快的學習捷徑。

2-4 想要學好藥理,先認識標的分子

雖然我們知道藥物能夠治療身體的不適,但實際是在如何發揮作用呢?答案是在身體的結構單位──細胞。換句話說,藥物主要是在改變細胞的機能。

為了改變細胞的機能,藥物會作用於細胞上的部件──「標的分子(Target)」。所有的藥物都是針對標的分子而開發出來的,常見的標的分子有受體、離子通道、載體蛋白、酵素等蛋白質,但也有藥物是以核酸為標的分子。

藉由藥物分子作用於標的分子,讓細胞的性質、機能發生變化,進而擴大影響組織或者全身,這一連串的反應稱為藥理作用。

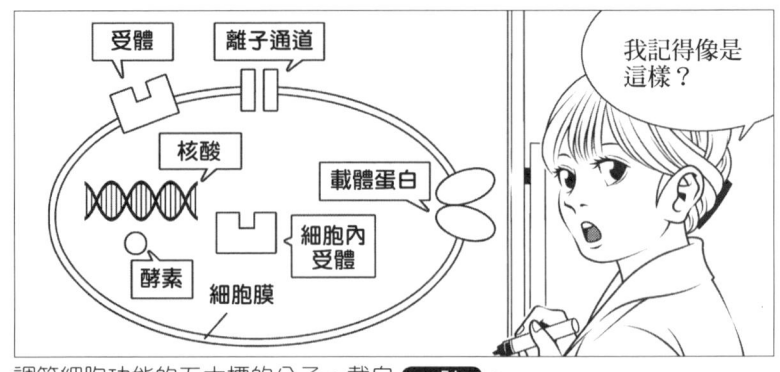

調節細胞功能的五大標的分子。截自 p.51 。

2-5 受體過去曾被認為是虛構的存在

雖然受體現在成為理所當然的存在,但在過去可是被當作假想的物質。儘管看不見它的身影,卻是在訊息傳遞上必要的物質,所以過去的人認為「在人體內絕對存在受體」。

其歷史肇始於 20 世紀初,由英國生理學家朗勒(John Newport Langley,1852～1925)首倡「receptive substance(受容性物質)」的假想存在。直到 1970 年代,人們才發現受體的蛋白質,受體存在與否的爭論持續將近 70 個年頭。當然,在這漫漫長路上,藥物分子作為醫藥品幫助許多人對抗病魔。然而,支持治療機制的受體有很長的一段時間,曾被認為是人體內訊息傳遞、藥物作用點的假想存在。

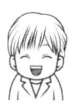

原來如此～

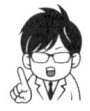

根據確實證據的想像力,交織出藥物的歷史。

明明不可能出現在這種地方……

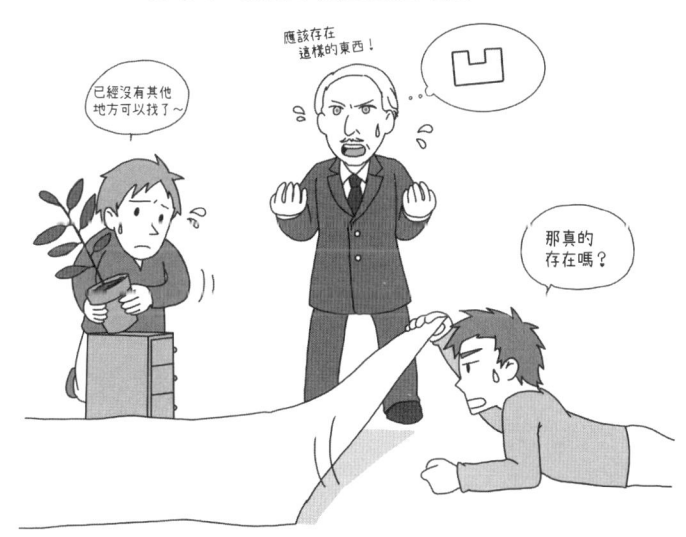

歷經約 70 年,朗勒的假說被證實是正確的。

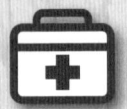

挑戰藥師國家考試 2

添加競爭性拮抗劑後，致效劑的劑量反應曲線圖，會如下列哪一個箭頭變化？

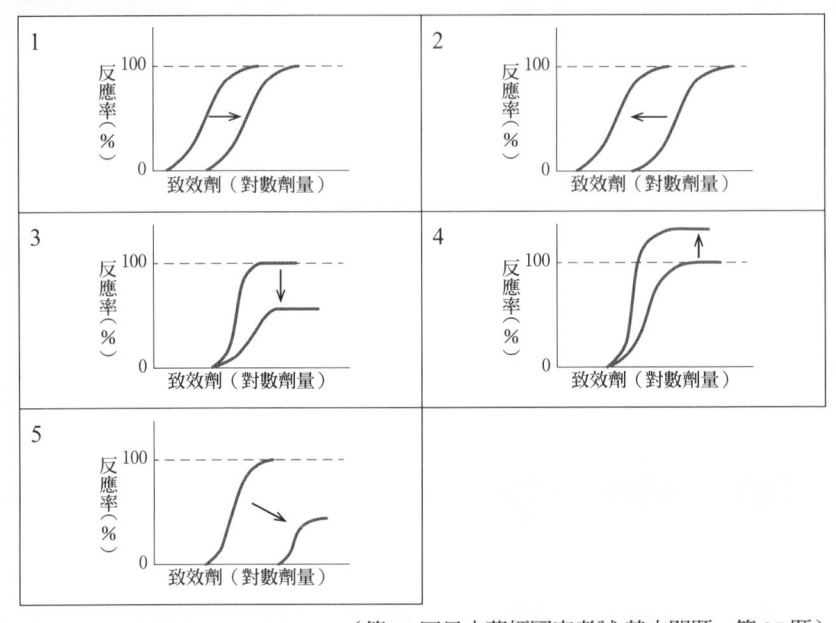

1. 反應率（％），致效劑（對數劑量）——曲線向右移動
2. 反應率（％），致效劑（對數劑量）——曲線向左移動
3. 反應率（％），致效劑（對數劑量）——最大反應向下降低
4. 反應率（％），致效劑（對數劑量）——最大反應向上升高
5. 反應率（％），致效劑（對數劑量）——曲線向右且最大反應降低

（第97回日本藥師國家考試 基本問題 第27題）

解説

　　拮抗劑會與致效劑爭奪受體，導致需要比較久的時間達到預期效果，雖然最大反應不會改變，但致效劑（Agonist）的劑量反應曲線會向右側（高濃度側）水平移動。

　　若添加非競爭性拮抗劑，會造成能結合的受體數量減少，降低致效劑的最大反應。另外，若添加具有協同效果的藥物，雖然最大反應不會改變，但因為有援軍幫忙，會更快達到預期效果，所以劑量反應曲線會向左側（低濃度側）水平移動。

答案：1

第3章

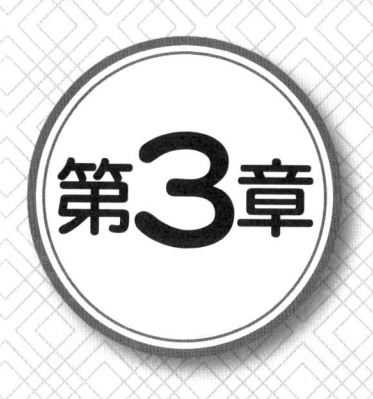

作用於受體的藥物效果

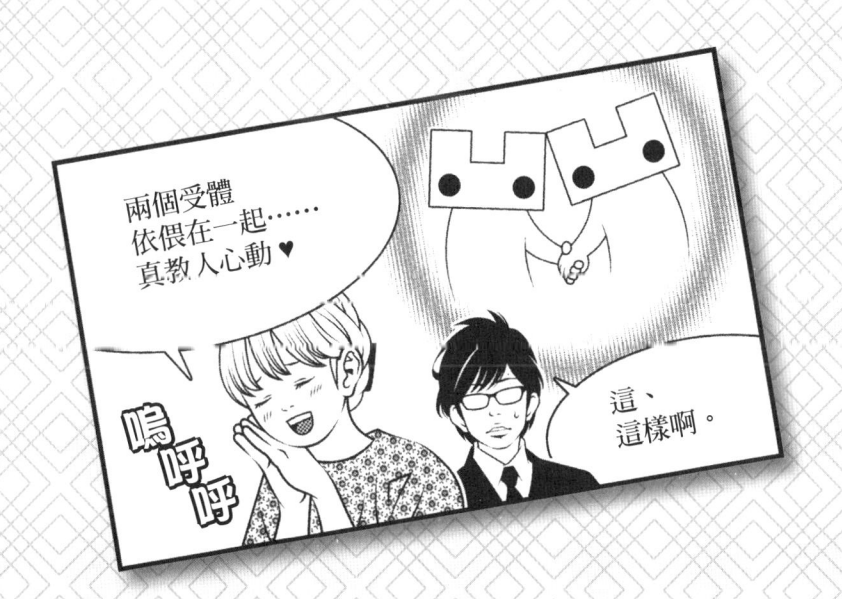

兩個受體
依偎在一起⋯⋯
真教人心動♥

嗚呼呼

這、
這樣啊。

3-1 受體的種類

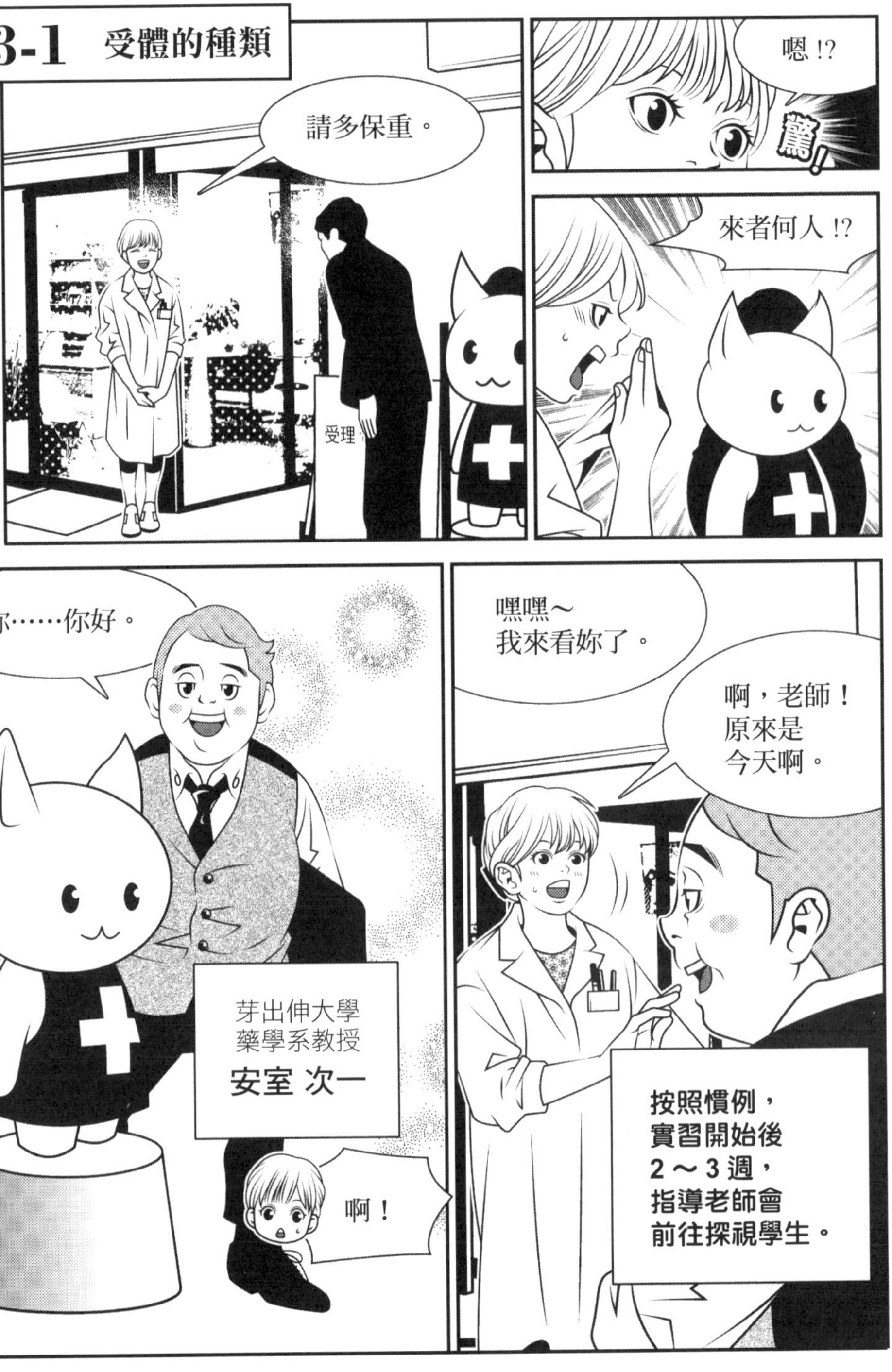

請多保重。
受理
嗯!?
驚!
來者何人!?
你……你好。
芽出伸大學
藥學系教授
安室 次一
啊！
嘿嘿～
我來看妳了。
啊，老師！
原來是
今天啊。
按照慣例，
實習開始後
2～3週，
指導老師會
前往探視學生。

雙方面談

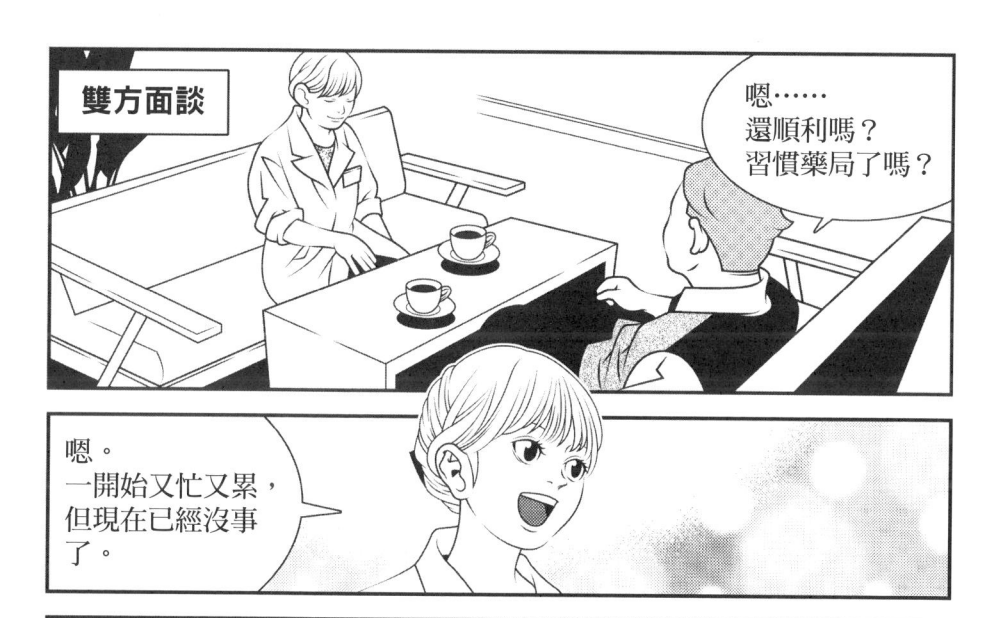

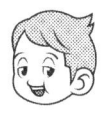

嗯……
還順利嗎？
習慣藥局了嗎？

嗯。
一開始又忙又累，
但現在已經沒事了。

在雙方面談，老師會向學生確認實習進度、精神狀態、有無困難、是否需要調整夜間研修的課表等等。

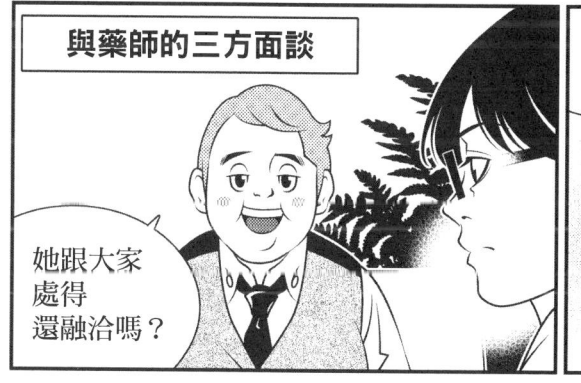

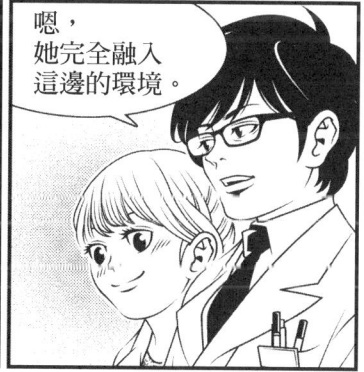

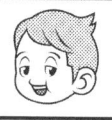

與藥師的三方面談

她跟大家
處得
還融洽嗎？

嗯，
她完全融入
這邊的環境。

在三方面談，老師會向指導藥師確認學生的狀況、對大學實習課程的建議等等。

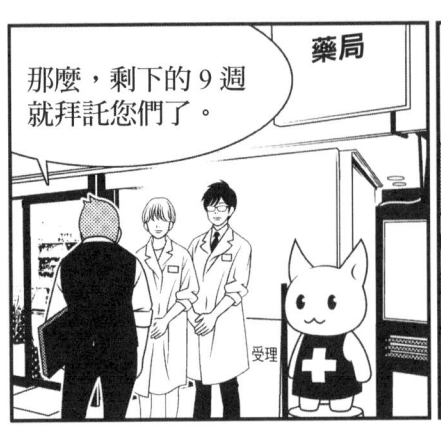

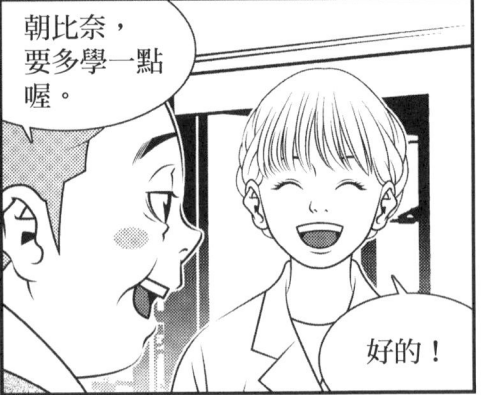

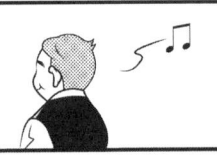

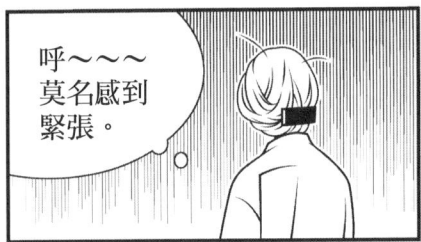

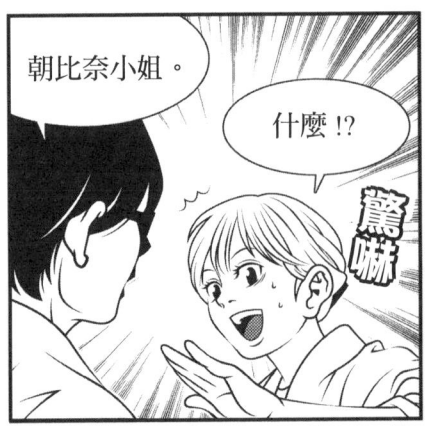

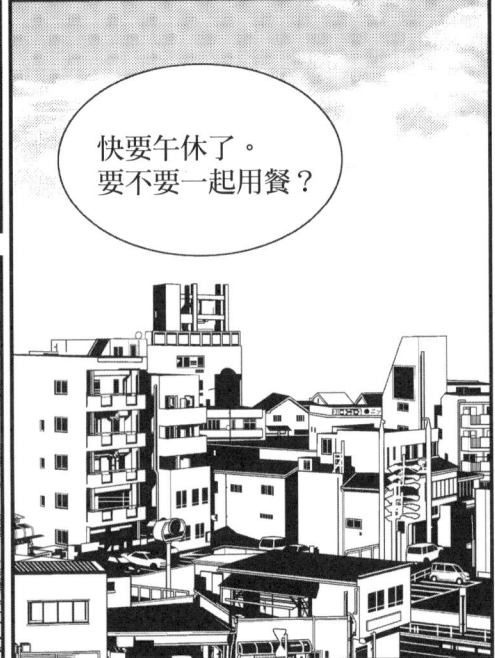

| 那麼，剩下的9週就拜託您們了。 | 藥局 | 朝比奈，要多學一點喔。 | 好的！ |

呼～～～莫名感到緊張。

快要午休了。要不要一起用餐？

朝比奈小姐。 什麼!? 驚嚇

……老師，你覺得我能夠成為藥師嗎？

老師剛當上藥師的時候，在配藥時都在想什麼？

好好學習的話，就沒有問題。

嗯……剛成為新人的時候，我會從處方箋推測患者的病症，思考藥物怎麼在體內發揮作用。

我光是記藥名就快不行了……

嗚嗚……

失落

記住藥名是基本功，妳還得理解同種同效藥的藥理。然後，妳必須能夠從患者的病症、治療的化學根據，判斷處方內容妥不妥當。

第3章 作用於受體的藥物效果 77

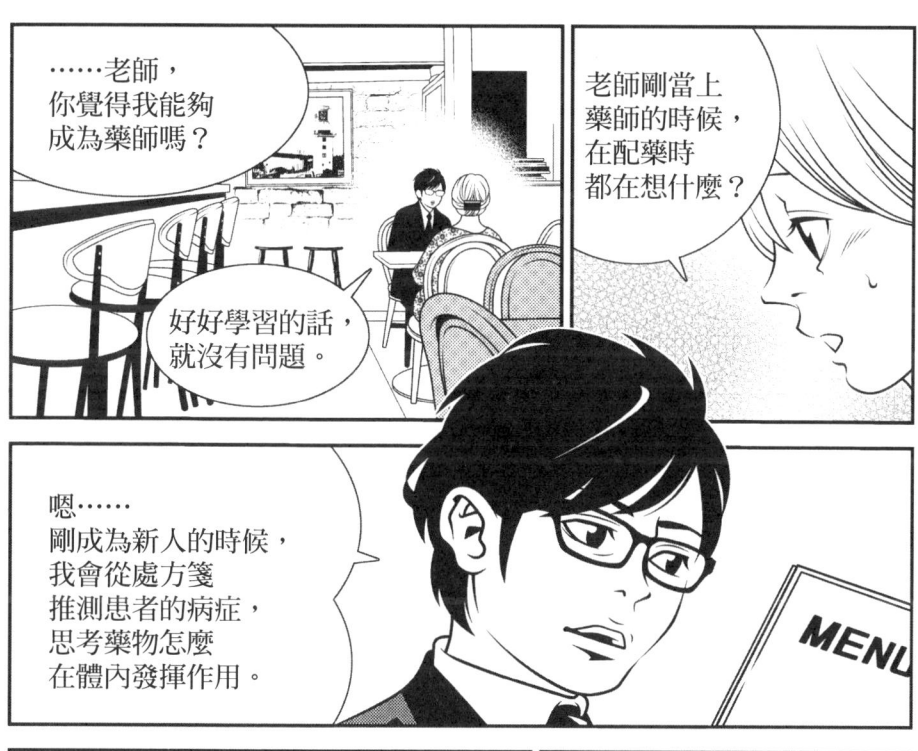

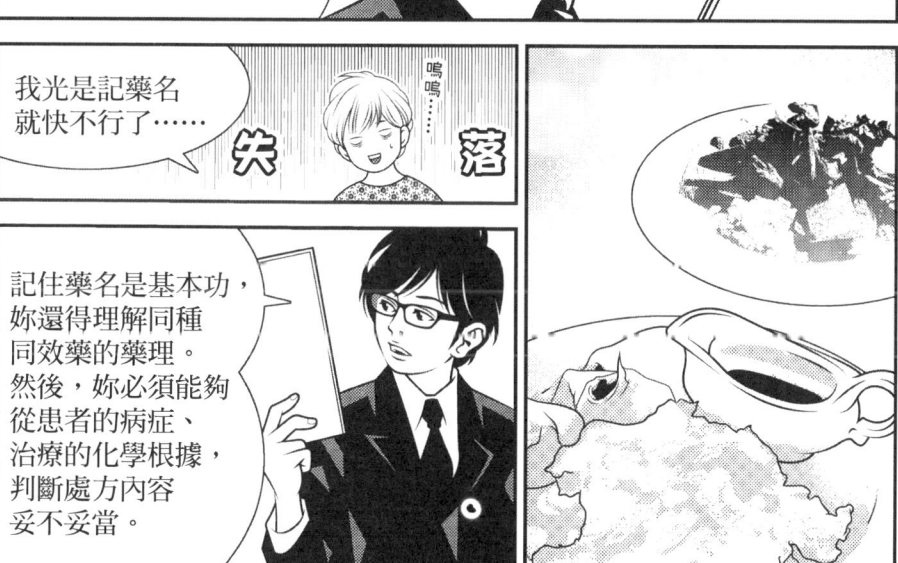

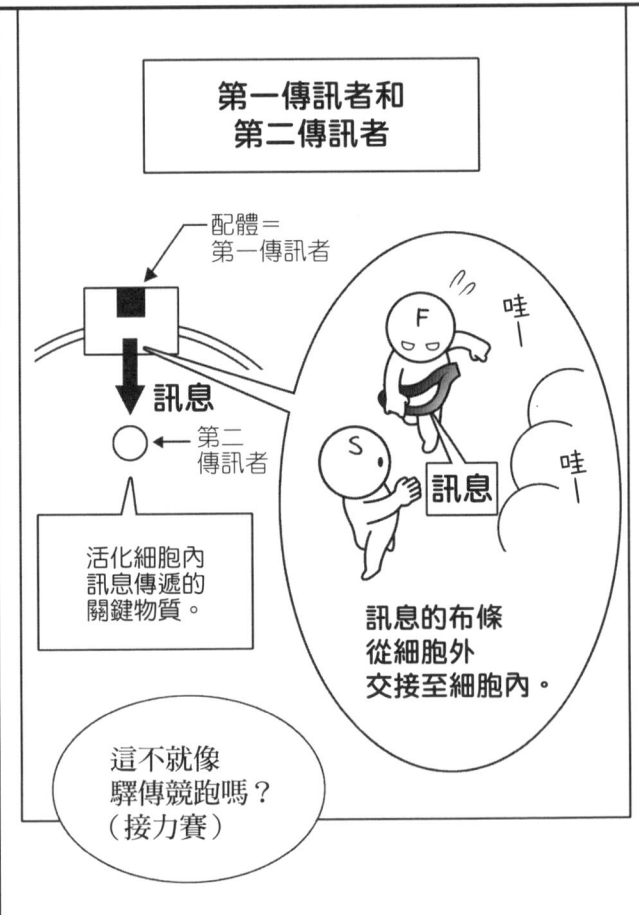

Hey！Go、Go！

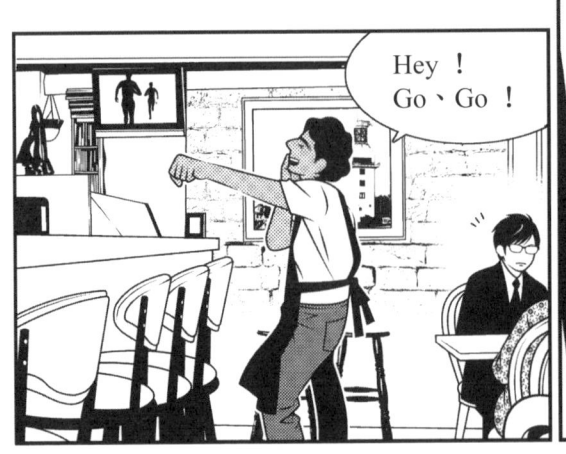

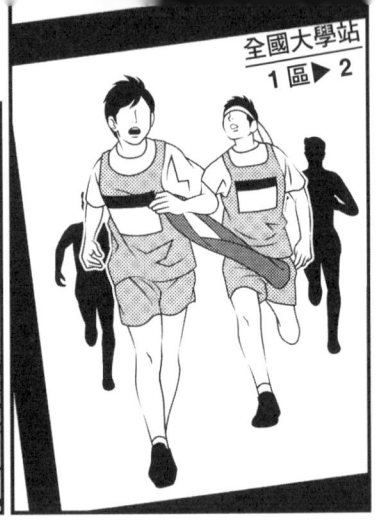

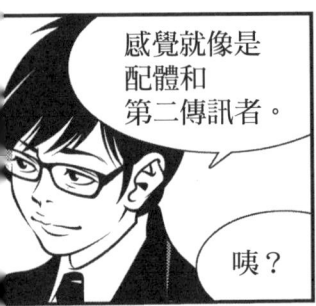

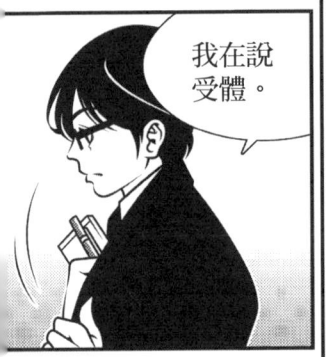

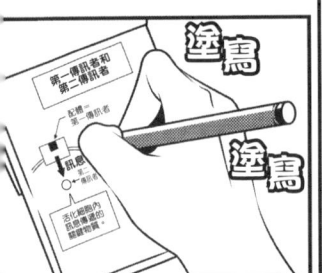

全國大學站
1區▶2

感覺就像是配體和第二傳訊者。

咦？

我在說受體。

第一傳訊者和第二傳訊者

配體＝第一傳訊者

訊息

第二傳訊者

活化細胞內訊息傳遞的關鍵物質。

訊息的布條從細胞外交接至細胞內。

這不就像驛傳競跑嗎？（接力賽）

塗寫 塗寫

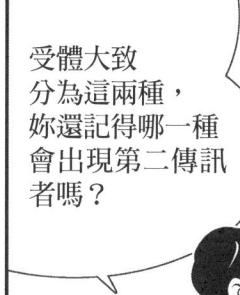

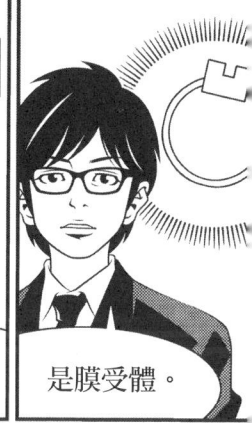

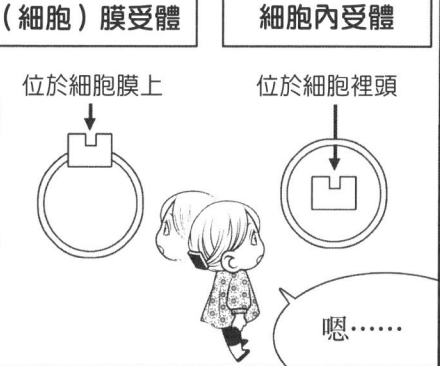

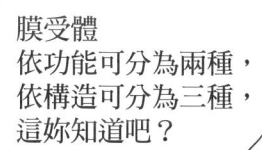

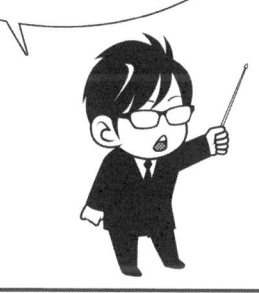

受體大致分為這兩種，妳還記得哪一種會出現第二傳訊者嗎？

（細胞）膜受體
位於細胞膜上

細胞內受體
位於細胞裡頭

嗯……

是膜受體。

膜受體依功能可分為兩種，依構造可分為三種，這妳知道吧？

膜受體的種類

依功能分類

① 扮演翻譯裝置的角色

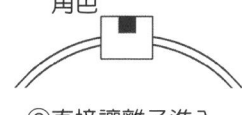

② 直接讓離子進入細胞內

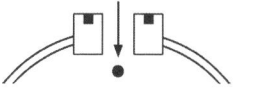

依構造分類

a. G蛋白偶聯型受體

b. 激酶型受體（Enzyme-linked Receptor）

c. 離子穿透型受體（離子通道型受體、配體閘控離子通道）

※ ②的說明參見第5章（p.127）。

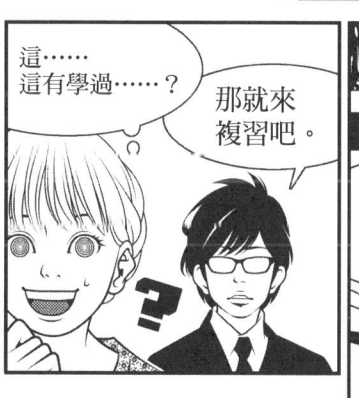

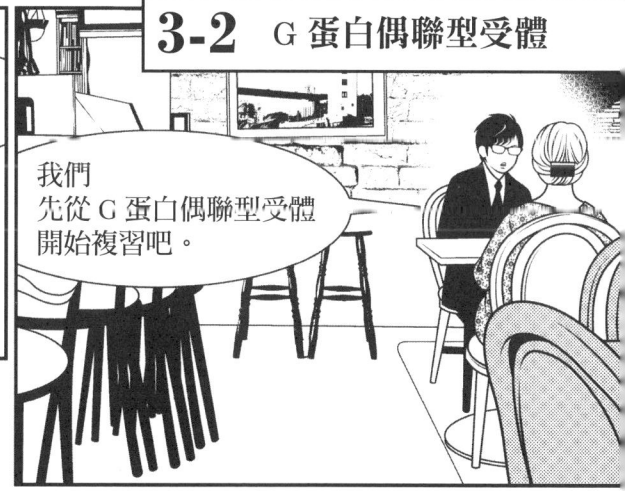

這……這有學過……？

那就來複習吧。

3-2　G蛋白偶聯型受體

我們先從G蛋白偶聯型受體開始複習吧。

第3章　作用於受體的藥物效果　79

構造像這樣。

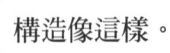

G 蛋白偶聯型受體

側視圖　　斜俯視圖

貫穿細胞膜7次　　配置成圓形

約有一半的醫療藥物,是直接或者間接以受體為標的分子。

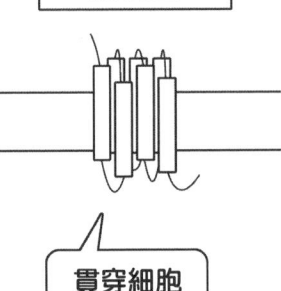

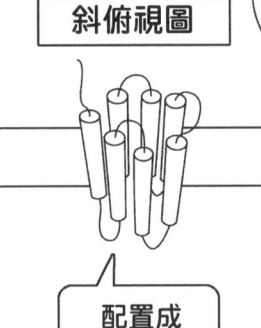

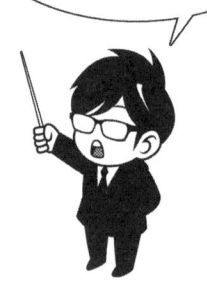

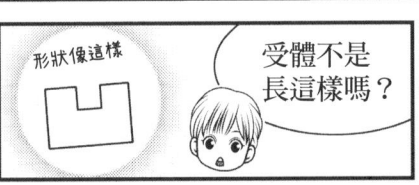

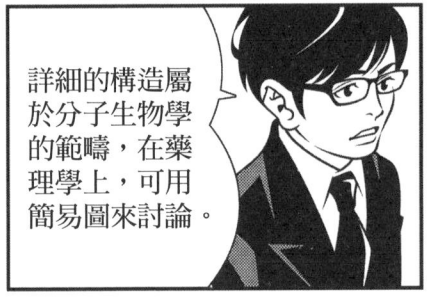

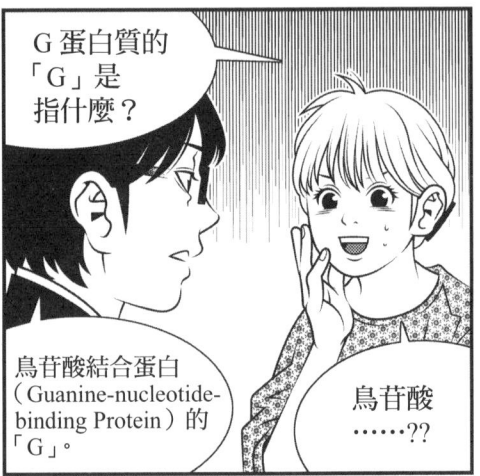

受體不是長這樣嗎?
形狀像這樣

詳細的構造屬於分子生物學的範疇,在藥理學上,可用簡易圖來討論。

G蛋白質的「G」是指什麼?

鳥苷酸結合蛋白 (Guanine-nucleotide-binding Protein) 的「G」。

鳥苷酸……??

比起記憶名稱,理解藥物的作用機制更重要。

對嘛!

我可沒有說不用記它的名稱。

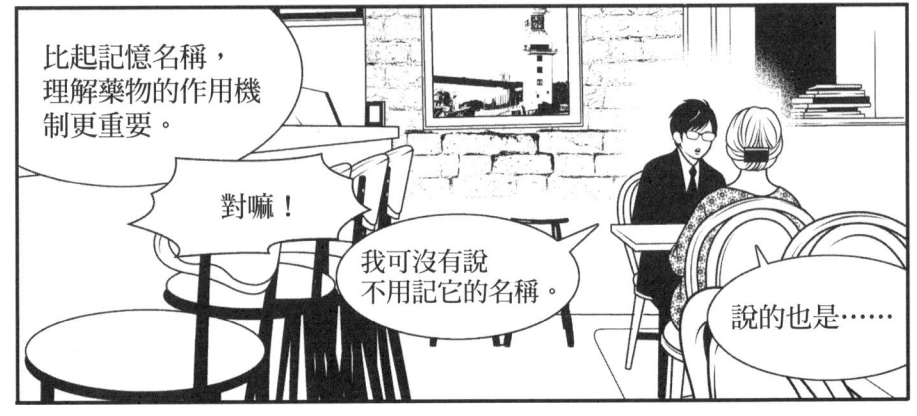

說的也是……

配體

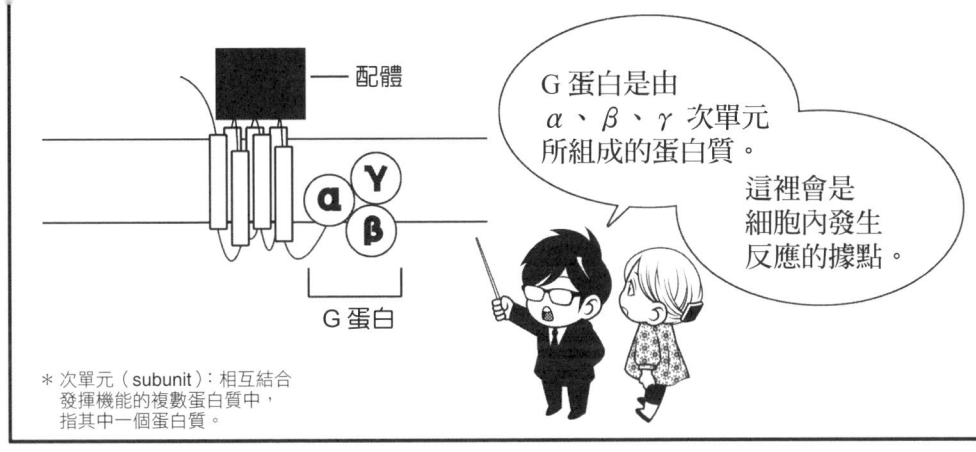

G蛋白是由α、β、γ次單元所組成的蛋白質。

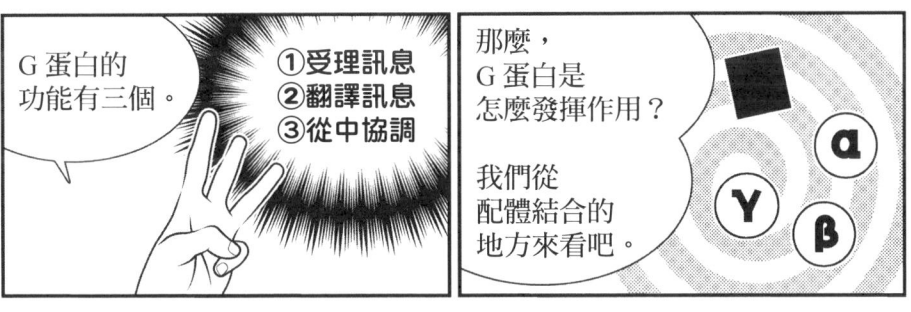

這裡會是細胞內發生反應的據點。

G蛋白

* 次單元（subunit）：相互結合發揮機能的複數蛋白質中，指其中一個蛋白質。

G蛋白的功能有三個。

①受理訊息
②翻譯訊息
③從中協調

那麼，G蛋白是怎麼發揮作用？

我們從配體結合的地方來看吧。

配體與受體結合後，遠處的α、β、γ會開始靠近受體。

又是你啊！

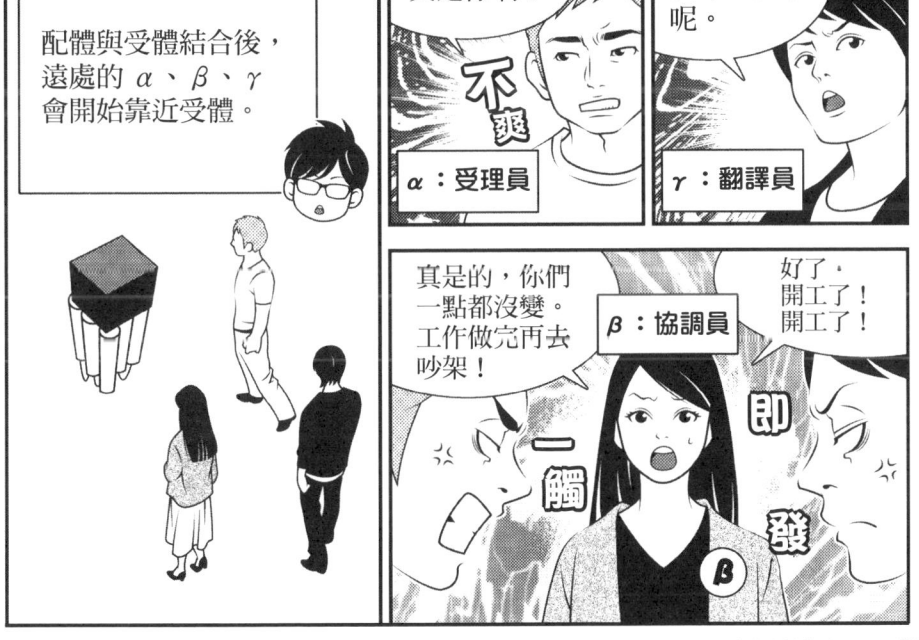

不爽

α：受理員

我才想要說呢。

γ：翻譯員

真是的，你們一點都沒變。工作做完再去吵架！

β：協調員

好了，開工了！開工了！

即觸發

β

第3章 作用於受體的藥物效果

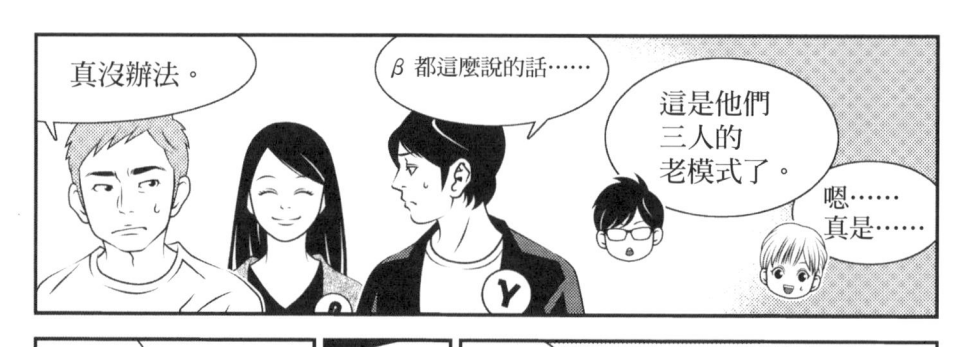

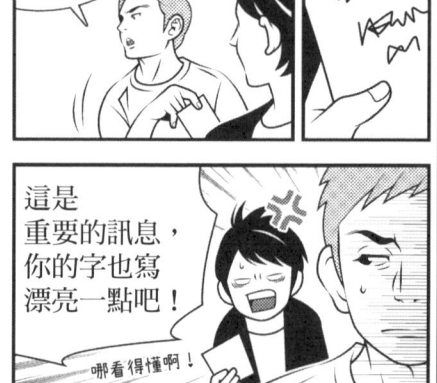

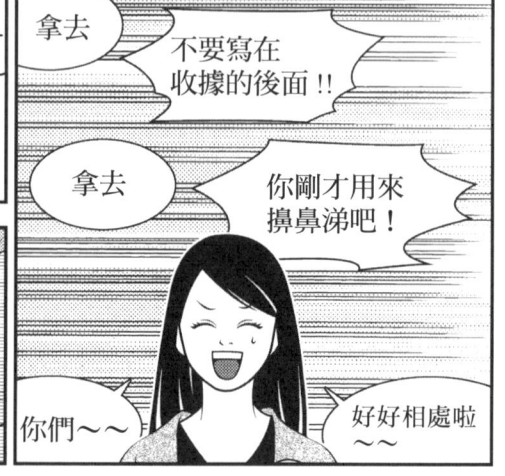

真沒辦法。 β都這麼說的話⋯⋯ 這是他們三人的老模式了。 嗯⋯⋯真是⋯⋯

拿去。 拿去 不要寫在收據的後面!! 拿去 你剛才用來擤鼻涕吧!

這是重要的訊息,你的字也寫漂亮一點吧! 哪看得懂啊! 你們～～ 好好相處啦～～

接著,翻譯完成後,輪到關鍵人物登場⋯⋯

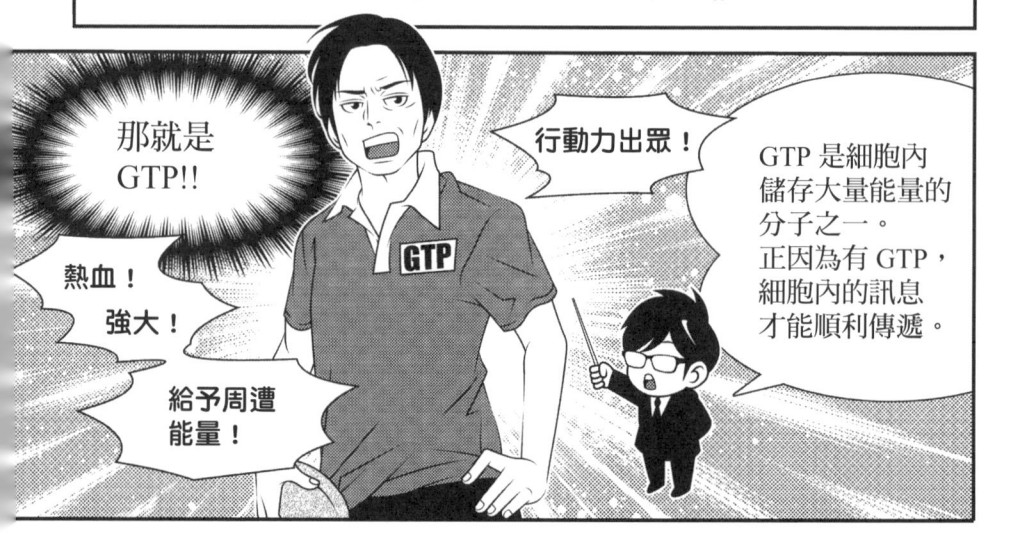

那就是GTP!! 行動力出眾! GTP是細胞內儲存大量能量的分子之一。正因為有GTP,細胞內的訊息才能順利傳遞。

熱血! 強大! 給予周遭能量!

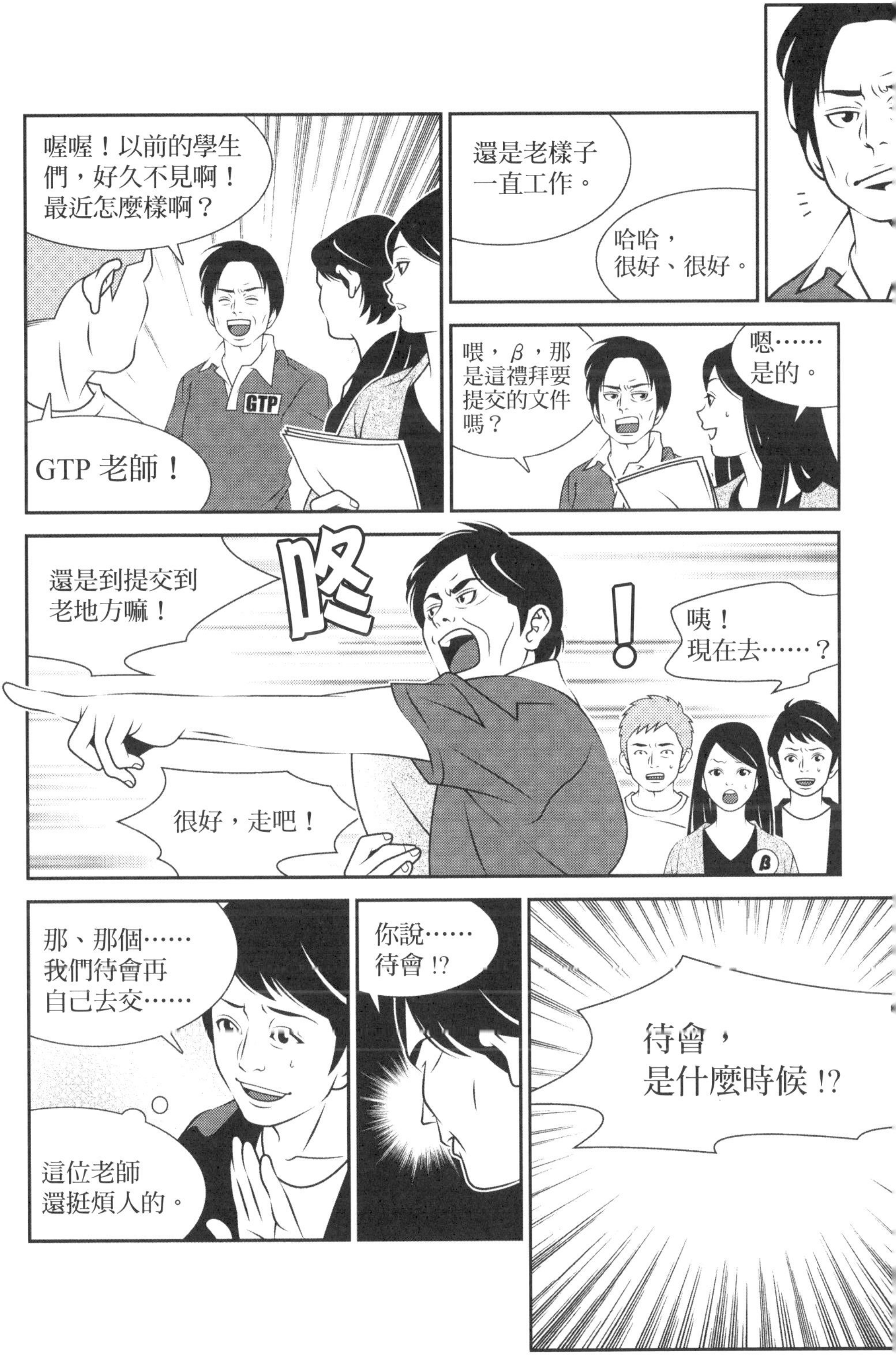
喔喔！以前的學生們，好久不見啊！最近怎麼樣啊？
GTP 老師！
GTP
還是老樣子一直工作。
哈哈，很好、很好。
喂，β，那是這禮拜要提交的文件嗎？
嗯……是的。
還是到提交到老地方嘛！
咚
很好，走吧！
!
咦！現在去……？
β
那、那個……我們待會再自己去交……
這位老師還挺煩人的。
你說……待會 !?
待會，是什麼時候 !?

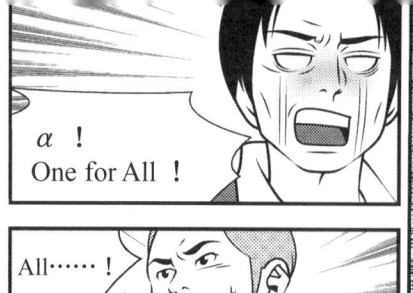

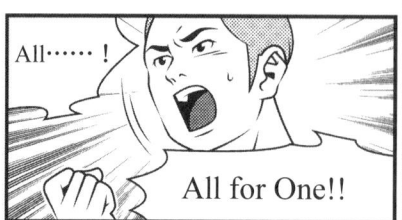

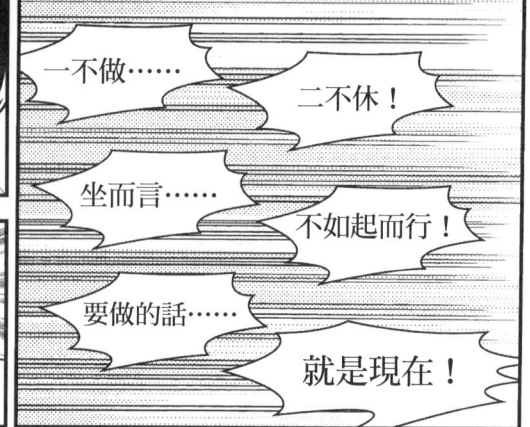

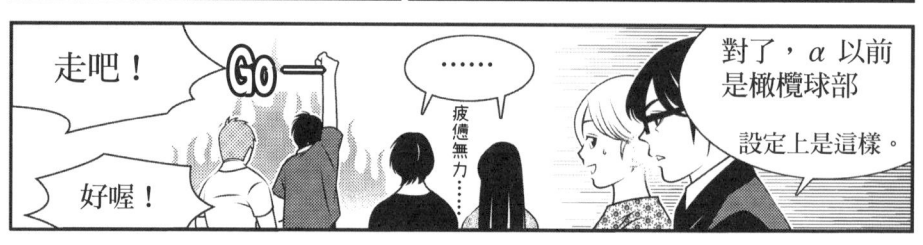

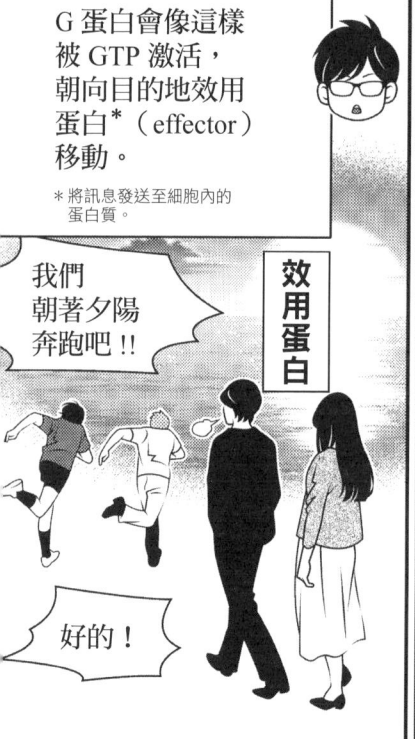

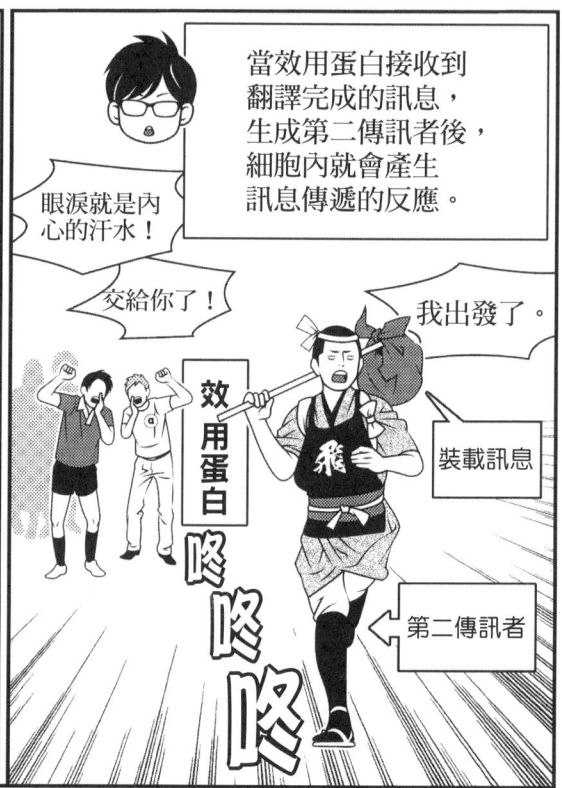

α！ One for All！	一不做……　二不休！ 坐而言……　不如起而行！ 要做的話……　就是現在！
All……！ All for One!!	
走吧！ 好喔！　GO─　…… 疲憊無力…	對了，α以前是橄欖球部 設定上是這樣。

當效用蛋白接收到翻譯完成的訊息，生成第二傳訊者後，細胞內就會產生訊息傳遞的反應。

眼淚就是內心的汗水！

交給你了！　我出發了。

效用蛋白

咚咚咚

←裝載訊息

←第二傳訊者

G蛋白會像這樣被GTP激活，朝向目的地效用蛋白＊（effector）移動。

＊將訊息發送至細胞內的蛋白質。

我們朝著夕陽奔跑吧!!

效用蛋白

好的！

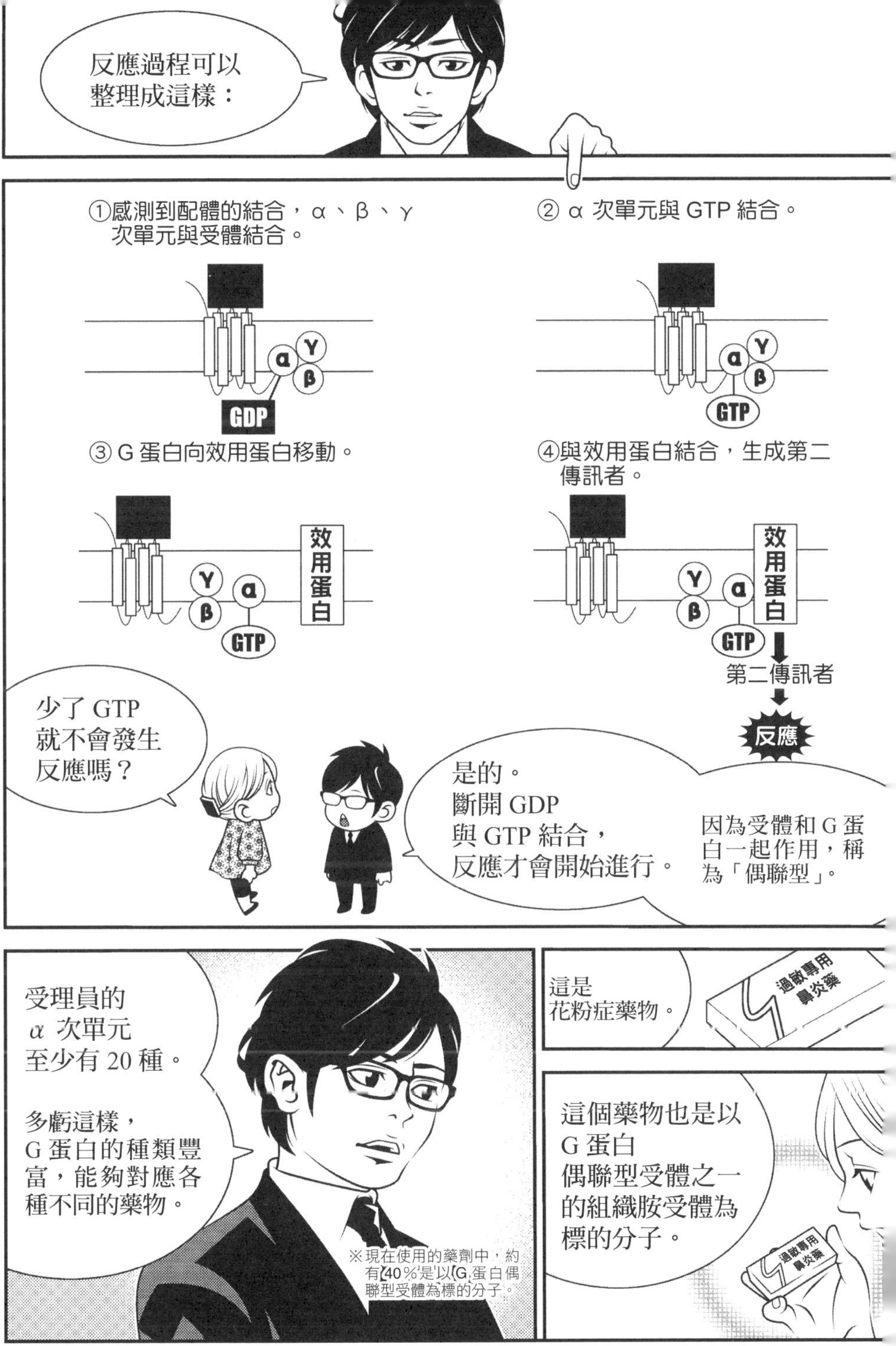

反應過程可以整理成這樣:

①感測到配體的結合,α、β、γ次單元與受體結合。

② α 次單元與 GTP 結合。

③ G 蛋白向效用蛋白移動。

④與效用蛋白結合,生成第二傳訊者。

少了 GTP 就不會發生反應嗎?

是的。
斷開 GDP 與 GTP 結合,反應才會開始進行。

因為受體和 G 蛋白一起作用,稱為「偶聯型」。

受理員的 α 次單元至少有 20 種。

多虧這樣,G 蛋白的種類豐富,能夠對應各種不同的藥物。

※現在使用的藥劑中,約有40%是以G蛋白偶聯型受體為標的分子。

這是花粉症藥物。

這個藥物也是以 G 蛋白偶聯型受體之一的組織胺受體為標的分子。

第3章 作用於受體的藥物效果

3-3 激酶型受體

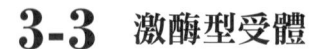

像現在這樣想像，真的很有趣。

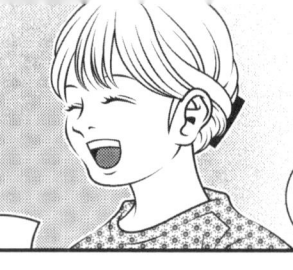

那太好了。

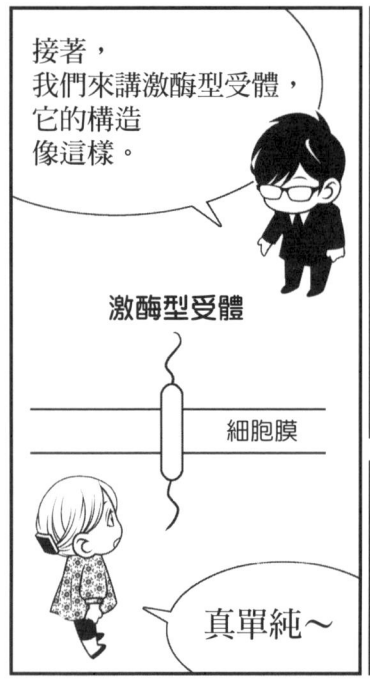

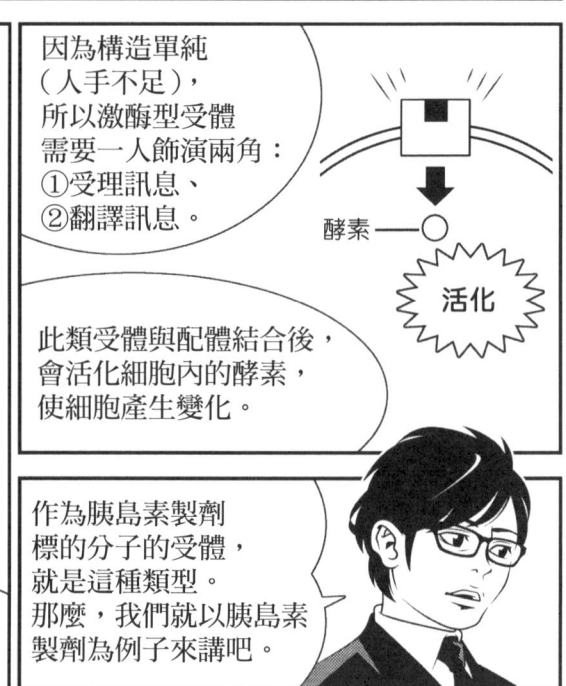

接著，我們來講激酶型受體，它的構造像這樣。

因為構造單純（人手不足），所以激酶型受體需要一人飾演兩角：
① 受理訊息、
② 翻譯訊息。

酵素 ── 活化

激酶型受體

細胞膜

此類受體與配體結合後，會活化細胞內的酵素，使細胞產生變化。

真單純～

作為胰島素製劑標的分子的受體，就是這種類型。那麼，我們就以胰島素製劑為例子來講吧。

胰島素製劑的目標

胰島素製劑的最終目標是降低血糖值。

為了達成目標……從這邊逆向思考的話，可以訂出這樣的目標。

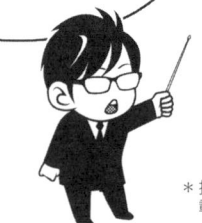

當前目標	中間目標
活化胰島素受體，使細胞內的酪胺酸（Tyrosine）磷酸化。	為了達成最終目標，啟動工作蛋白質*。

↓

降低血糖值

最終目標

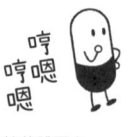

哼哼嗯嗯

＊指葡萄糖載體蛋白。載體蛋白參見第6章。

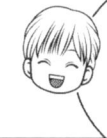

先讓細胞內的酪胺酸磷酸化就行了嘛。

86

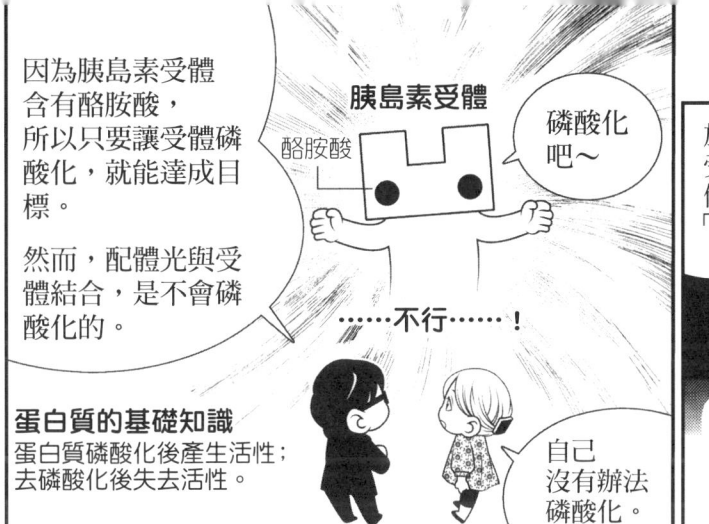

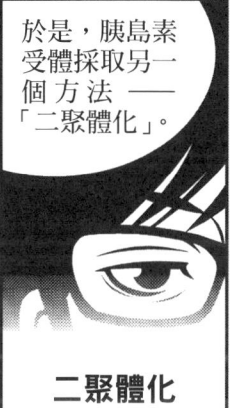

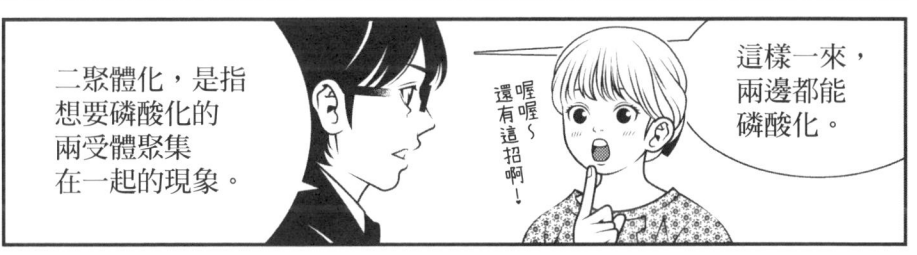

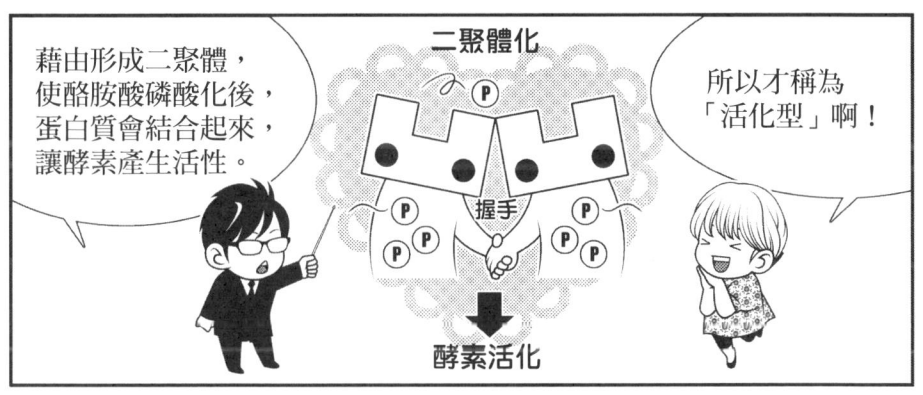

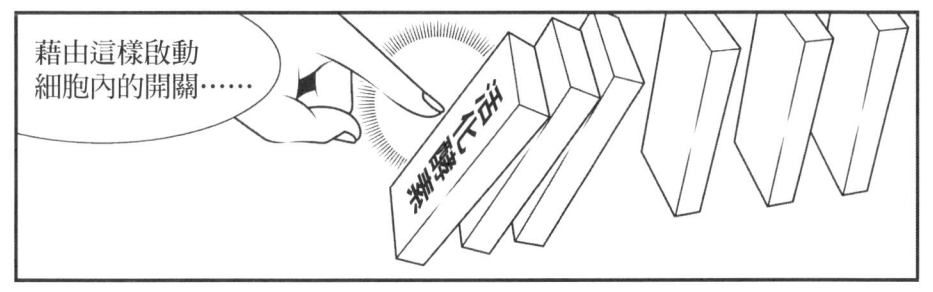

因為胰島素受體含有酪胺酸,所以只要讓受體磷酸化,就能達成目標。

然而,配體光與受體結合,是不會磷酸化的。

蛋白質的基礎知識
蛋白質磷酸化後產生活性;去磷酸化後失去活性。

胰島素受體
酪胺酸

磷酸化吧~

……不行……!

自己沒有辦法磷酸化。

於是,胰島素受體採取另一個方法──「二聚體化」。

二聚體化

二聚體化,是指想要磷酸化的兩受體聚集在一起的現象。

喔喔~還有這招啊!

這樣一來,兩邊都能磷酸化。

藉由形成二聚體,使酪胺酸磷酸化後,蛋白質會結合起來,讓酵素產生活性。

二聚體化
P
握手
P P P P

酵素活化

所以才稱為「活化型」啊!

藉由這樣啟動細胞內的開關……

第3章 作用於受體的藥物效果　87

啪嚓啪嚓啪嚓啪嚓

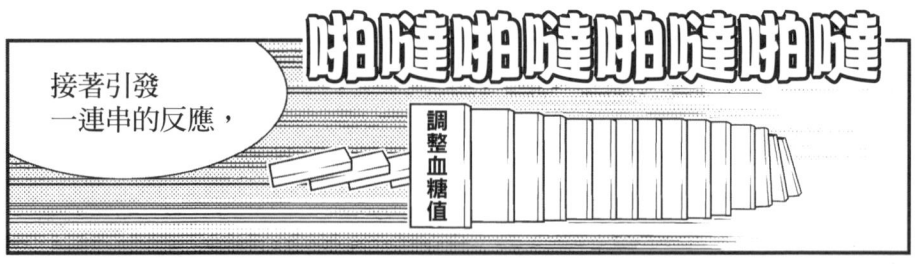

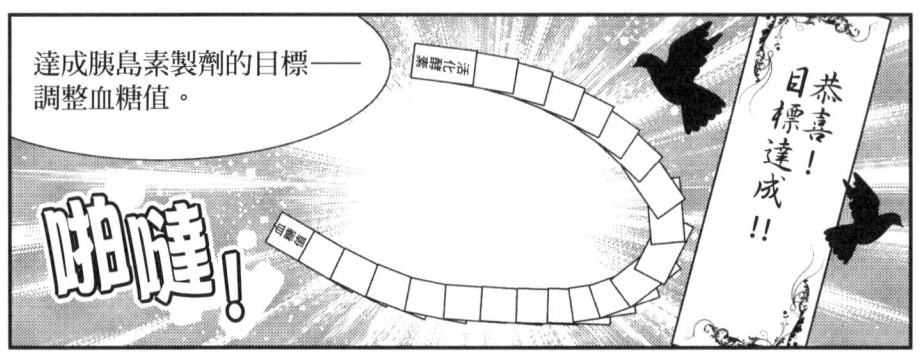

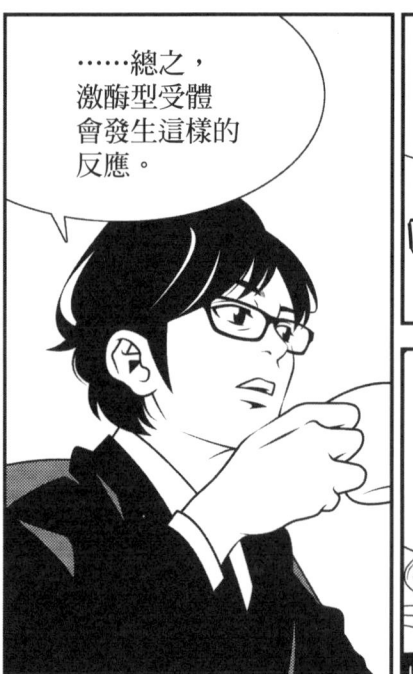

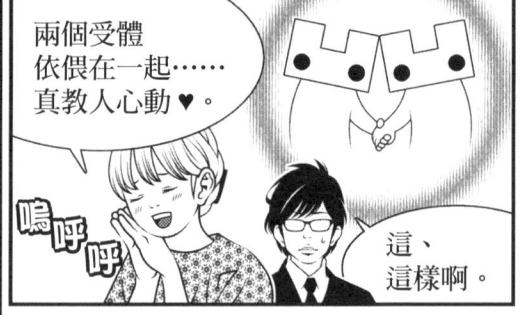

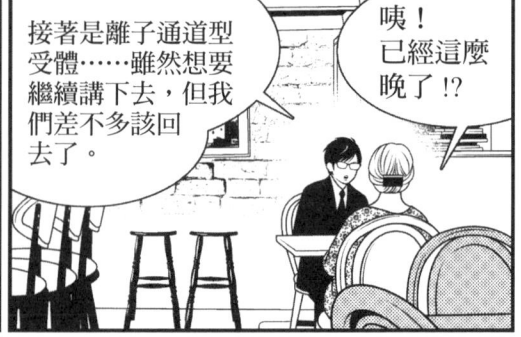

接著引發一連串的反應，

調整血糖值

達成胰島素製劑的目標——調整血糖值。

啪嚓！

恭喜！目標達成！！

兩個受體依偎在一起……真教人心動♥。

……總之，激酶型受體會發生這樣的反應。

這、這樣啊。

接著是離子通道型受體……雖然想要繼續講下去，但我們差不多該回去了。

咦！已經這麼晚了！？

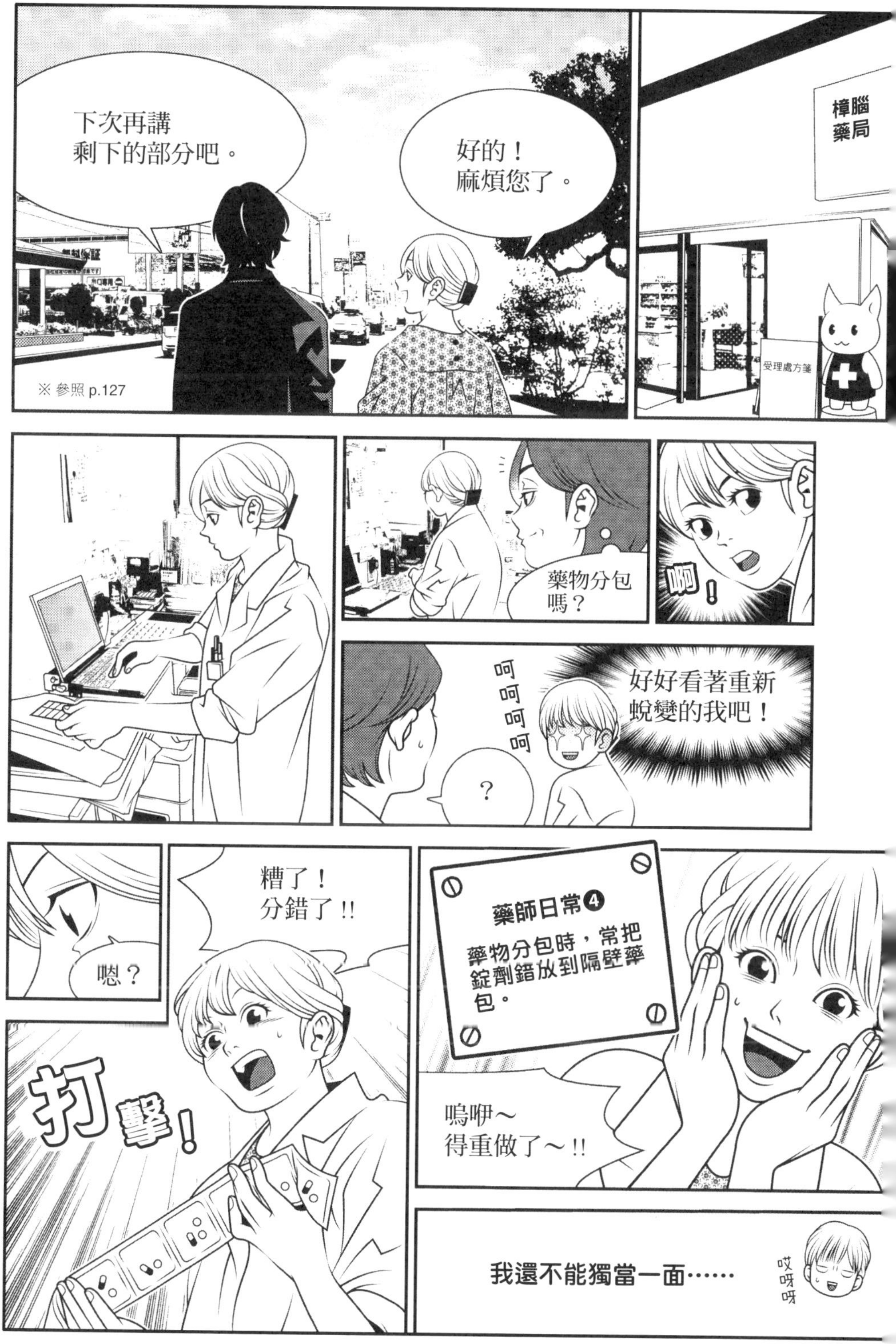
下次再講
剩下的部分吧。
好的！
麻煩您了。
※參照 p.127
樟腦
藥局
受理處方箋
藥物分包
嗎？
啊！
呵呵呵呵
好好看著重新
蛻變的我吧！
？
嗯？
糟了！
分錯了 !!
打擊！
藥師日常❹
藥物分包時，常把
錠劑錯放到隔壁藥
包。
嗚咿～
得重做了～ !!
我還不能獨當一面……
哎呀呀

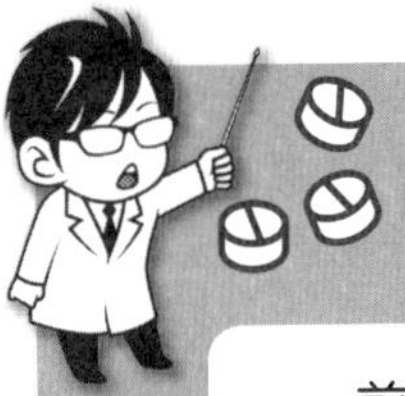

第 3 章補充

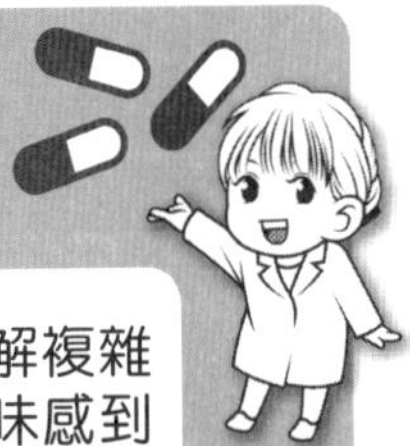

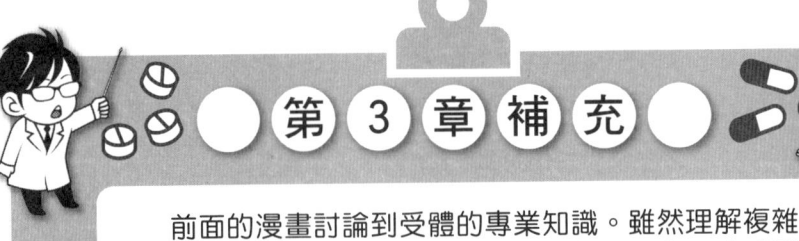

前面的漫畫討論到受體的專業知識。雖然理解複雜的學問會愈學愈開心，但若覺得跟不上，只會一味感到挫折。為了防止這樣的事情發生，這邊來複習一下基礎知識吧。

3-4 受體的基礎知識

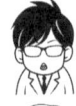

關於第 2 章和第 3 章提到的受體性質，這邊來整理一下吧。

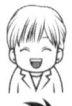

我剛好覺得有點混亂，那就麻煩老師了。

圖1 的三個受體基本性質，是應該要知道的必備知識。

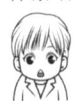

（閱讀右頁的 **圖1**）哼嗯哼嗯……嗯，這些很簡單。

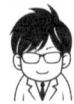

感覺沒問題嗎？

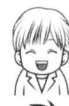

多虧老師的整理，現在清楚多了。

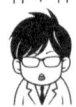

那麼，這邊也來整理常見的用語吧（參照下述）。

常見用語

- 配體………與受體吻合的物質
- 致效劑……指刺激劑、促進劑、促效劑。
- 拮抗劑……指對抗劑、阻斷劑。

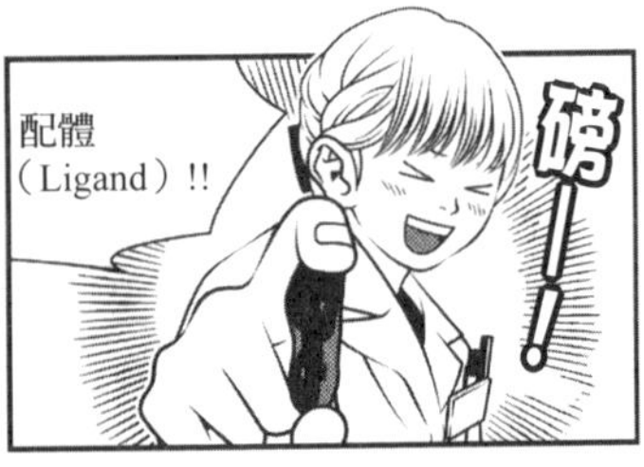

配體（Ligand）!!

截自 p.56 。

① 受體與生理活性物質結合後，向細胞內傳遞訊息。

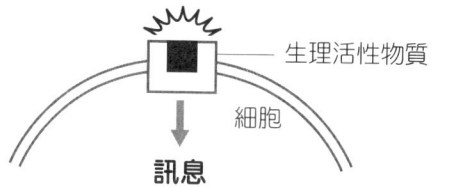

生理活性物質

細胞

訊息

這是將外部的訊息翻譯成細胞內通用的語言嘛（p.54）

② 僅有與受體吻合的生理活性物質、藥物才能夠結合。

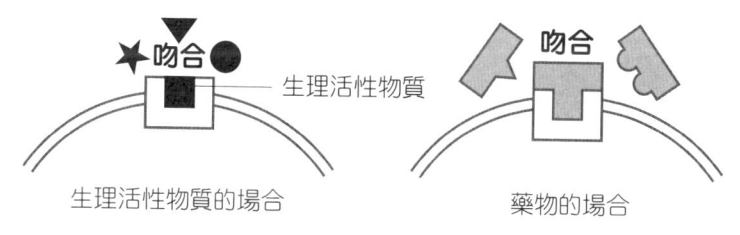

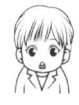

吻合

生理活性物質

生理活性物質的場合

吻合

藥物的場合

這是為了嚴選對細胞有用的訊息嘛（p.54）

③ 與受體結合的藥物，透過調節生理活性物質，發揮其效果。

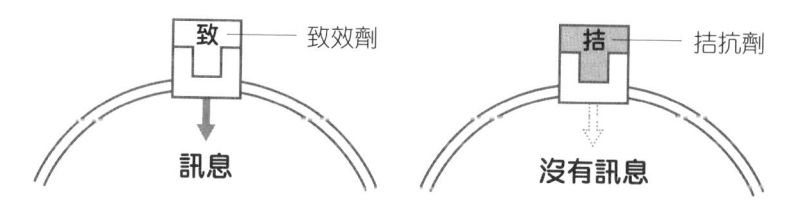

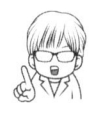

致 —— 致效劑

訊息

拮 —— 拮抗劑

沒有訊息

生理生活物質「結合量過少的時候」，使用致效劑；「結合量過多的時候」，使用拮抗劑嘛（p.57）

圖1 受體的基本規則

第3章　作用於受體的藥物效果

3-5 G蛋白偶聯型受體的基礎知識

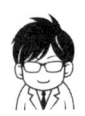

那麼，這邊來用簡圖說明前面漫畫提到的G蛋白偶聯型受體吧（圖2）。

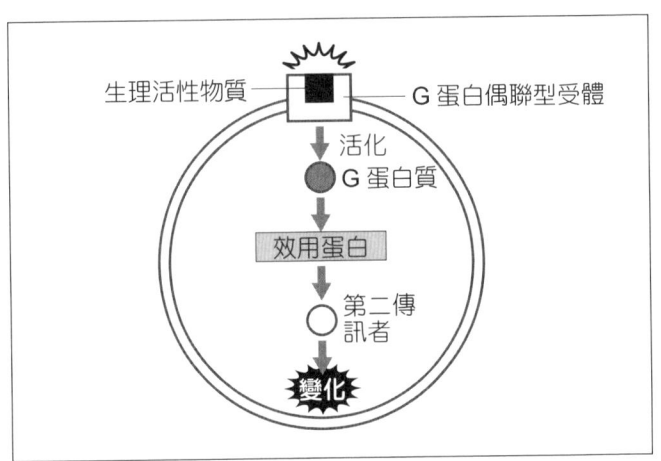

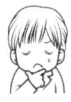

圖2 G蛋白偶聯型受體與生理活性物質結合後產生的反應。

嗯……（回想前面的漫畫），那三人組（α、β、γ）的G蛋白質，由熱血教師帶領移動……原來細胞內會變成這樣啊。

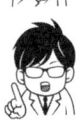

這邊來記一下三個主要的第二傳訊者吧（表1）。

表1 主要的第二傳訊者

cAMP（cyclic AMP）	藉由腺苷酸環化酶（Adenylate Cyclase）作用，將ATP（三磷酸腺苷；活動能量的來源）轉成cAMP。
cGMP（cyclic GMP）	藉由鳥苷酸環化酶（Guanylate Cyclase）作用，將GTP（三磷酸鳥苷；與ATP同為高能量的化學物質）轉成cGMP。
IP_3（三磷酸肌醇）	藉由磷脂酶C水解，將細胞膜成分之一的磷脂醯肌醇二磷酸（PIP_2）轉成IP_3。

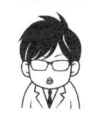

3-6 激酶型受體的基礎知識

激酶型受體的作用機制如 圖3 所示。

生理活性物質 —— 激酶型受體

↓ 活化

○ 酵素

↓

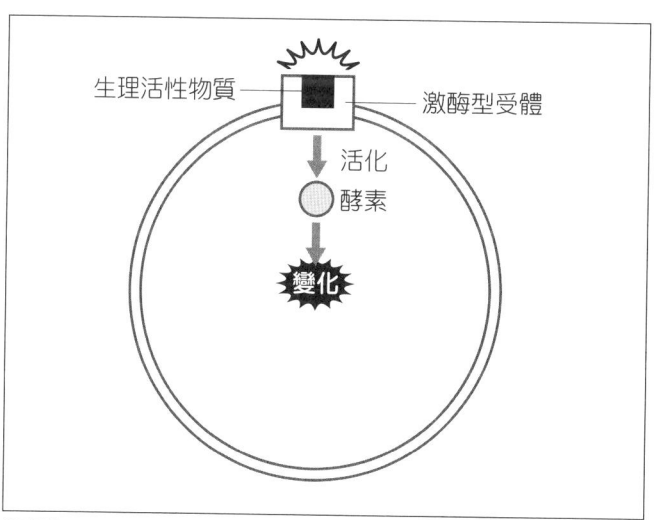

變化

圖3 激酶型受體與生理活性物質結合後產生的反應

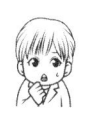

這不會過於簡化嗎？

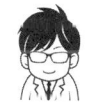

受體與配體結合後，活化酵素改變細胞機能，並不會太過簡化。嚴謹來講，各種藥物的作用其實都很複雜。大致掌握每種受體的類型，是最短的學習途徑。

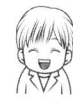

這真是幫了大忙。

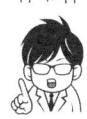

接著，後面要講的內容比前面漫畫更為艱深，只需大致理解就行了。

3-7 α 次單元的種類

　　G 蛋白偶聯型受體的種類繁多，分別有著不同的功能。這些形形色色的受體功能，亦即細胞內的訊息傳遞系統，取決於 G 蛋白質的性質。這邊來介紹三種決定 G 蛋白質性質的 α 次單元。

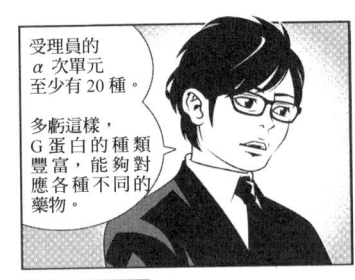

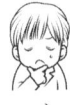

> 受理員的 α 次單元至少有 20 種。
>
> 多虧這樣，G 蛋白的種類豐富，能夠對應各種不同的藥物。

截自 p.85 。

> 因為 α 次單元有 20 多種的關係，所以 G 蛋白質的種類才會那麼豐富嘛。

> 這邊所介紹的三種，是其中具有代表性的 α 次單元。

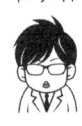

① Gs

　　此類受體與配體結合後，會發出「活化細胞內的訊息傳遞」的訊息。其中，Gs 會活化腺苷酸環化酶，再由腺苷酸環化酶將 ATP 轉成有名的第二傳訊者 cAMP。

　　Gs 活化腺苷酸環化酶後，細胞內的 cAMP 會增加。套用漫畫中的比喻，相當於背上訊息布條的跑者增加，身上的布條不斷傳遞下去，最後顯現出效果。

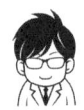

> 與胃酸分泌有關的組織胺 H_2 受體、多巴胺 D_1 受體、血清素 $5-HT_4$ 受體等等，皆為此類常見的受體。

② Gi

　　此類受體與配體結合後，會使細胞內的訊息傳遞系統失去活性。Gi 蛋白質的活化會抑制細胞內的腺苷酸環化酶，緩減反應的進行。

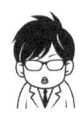

> 腎上腺素 $α_2$ 受體、蕈毒鹼型乙醯膽鹼 M_2 受體、多巴胺 D_2 受體、GABA 的 $GABA_B$ 受體、類鴉片受體（Opioid Receptor）等等，皆為此類型的受體。

③ Gq/11

　　Gq/11 的作用機制與 Gs 和 Gi 不同。Gq/11 活化細胞內的磷脂酶 C（分解細胞膜主要成分磷脂質的酵素），讓構成細胞膜的磷脂質——磷脂醯肌醇 4, 5- 二磷酸（PIP_2）被分解，轉成二醯甘油（DAG）和三磷酸肌醇（IP_3）。以此反應為契機，其他反應會像骨牌效應般進行，發揮訊息傳遞的效果。

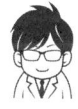

腎上腺素 $α_2$ 受體、蕈毒鹼型乙醯膽鹼 M_2 受體、$GABA_B$ 受體、類鴉片受體等等，皆為此類常見的受體。

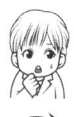

這些名詞好複雜。

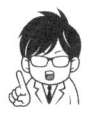

先大致理解作用機制，再分別記住物質名稱吧。

個性豐富的 α 次單元中具有代表性的三大類

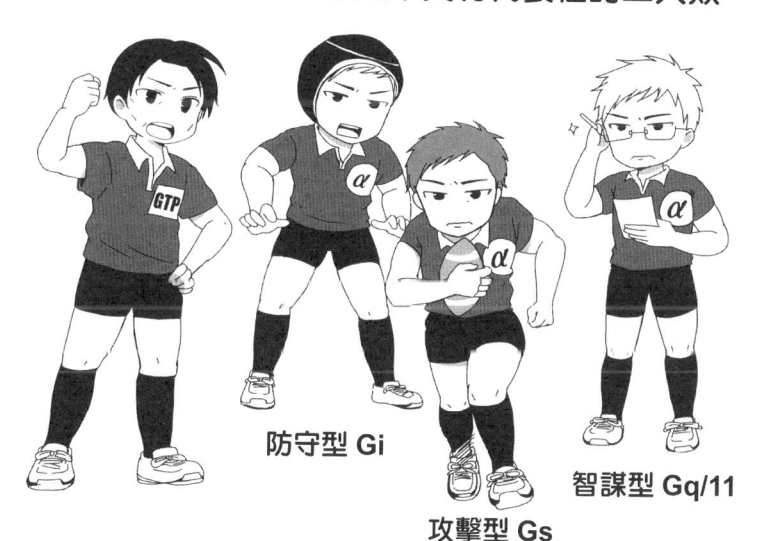

防守型 Gi

攻擊型 Gs

智謀型 Gq/11

學生時代接受 GTP 老師指導的 α 三兄弟。

第3章　作用於受體的藥物效果　95

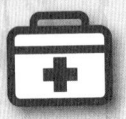

挑戰藥師國家考試 3

關於負責人體內訊息傳遞的受體，下列哪<u>兩句</u>敘述正確？

1. 細胞膜受體有 G 蛋白偶聯型、離子通道型及一次穿膜型。
2. 神經肌肉會合處的尼古丁乙醯膽鹼受體為 G 蛋白偶聯受體。
3. 血管內皮生長因子（VEGF）受體為一次穿膜型。
4. 心房利鈉肽（ANP）受體為離子通道型。
5. 細胞激素受體位於細胞核內。

（第 99 回日本藥師國家考試 一般問題（藥學理論問題）第 151 題）

解說

1. 「一次穿膜型」受體，指的是含有酪胺酸激酶的受體。
2. 尼古丁乙醯膽鹼受體又稱為 N 受體（N 是尼古丁的英文字頭），不是 G 蛋白偶聯受體，而是離子通道型（離子穿透型）受體。
4. 心房利鈉肽受體不是離子通道型受體，而是一次穿膜型受體。
5. 細胞激素受體是位於細胞膜表面的（細胞）膜受體。

答案：1 和 3

第4章

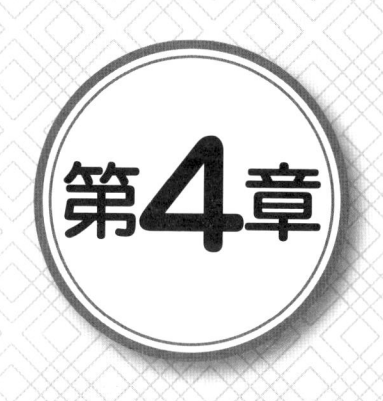

作用於酵素的藥物效果

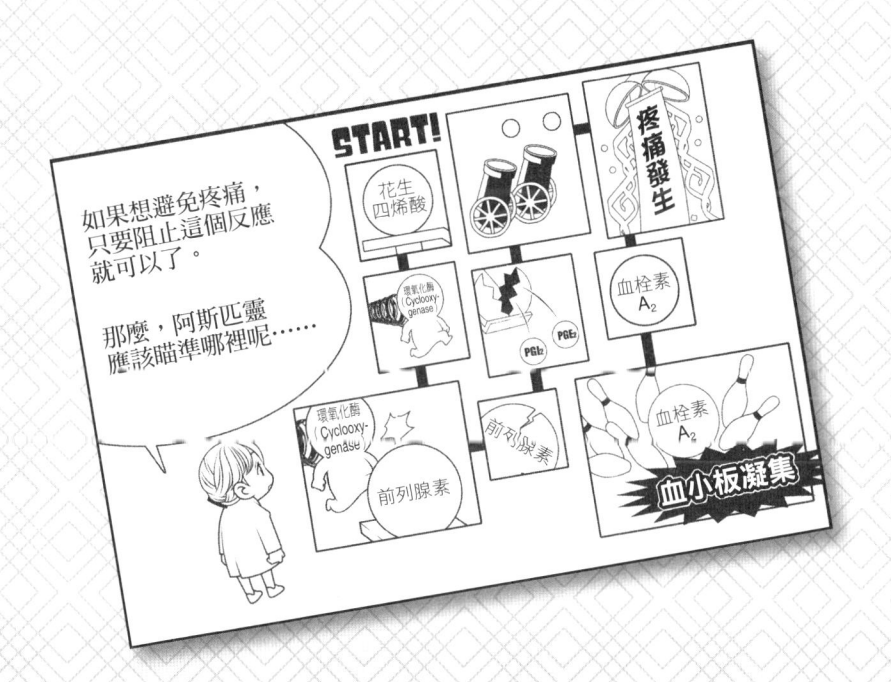

> 如果想避免疼痛，只要阻止這個反應就可以了。
>
> 那麼，阿斯匹靈應該瞄準哪裡呢……

4-1 酵素是什麼？

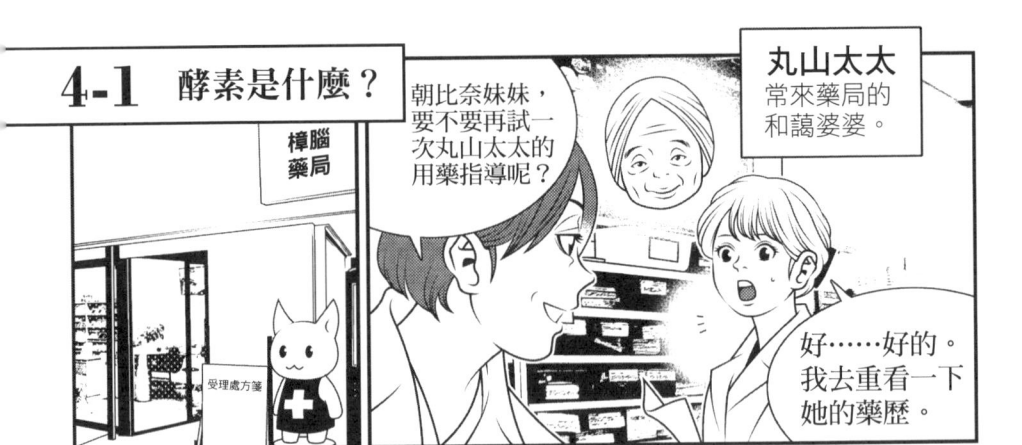

丸山太太
常來藥局的和藹婆婆。

朝比奈妹妹，要不要再試一次丸山太太的用藥指導呢？

好……好的。我去重看一下她的藥歷。

說明處方藥的正確用法，是藥師重要的工作。
在與患者交談的過程，還需具備確認「藥物適合身體嗎？」「確實有服用藥物嗎？」的觀察力。

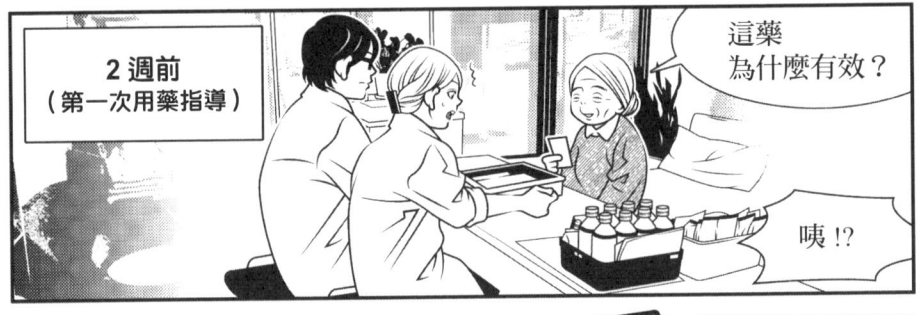

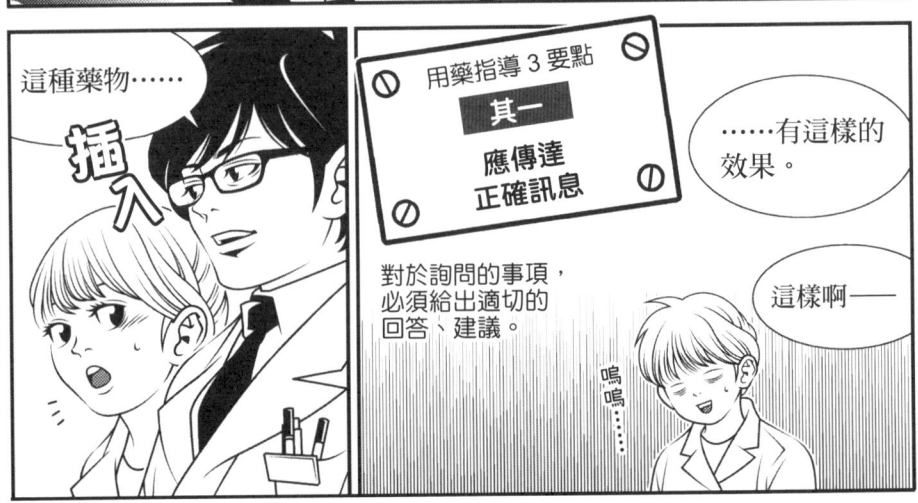

2週前
（第一次用藥指導）

這藥為什麼有效？

咦!?

這種藥物……

用藥指導3要點
其一
應傳達正確訊息

對於詢問的事項，必須給出適切的回答、建議。

……有這樣的效果。

這樣啊——

嗚嗚……

用……用藥後，身體覺得怎麼樣!?

咦？

有食慾嗎？

睡得好嗎？

用藥狀況呢？

啊……

那個……

朝比奈小姐，停下來！

妳這樣根本像是在審問。

哈！

用藥指導3要點
其二
應注意
雙向溝通
切忌單方面的說明

啊，對了、對了！尿液顏色和尿量怎麼樣？

竊笑 竊笑 竊笑

用藥指導3要點
其三
應站在
患者的立場
考慮患者身體上和時間上的隱私

今天的指導沒有問題嗎？

樟腦藥局

這……這個……

當然！

第4章 作用於酵素的藥物效果　99

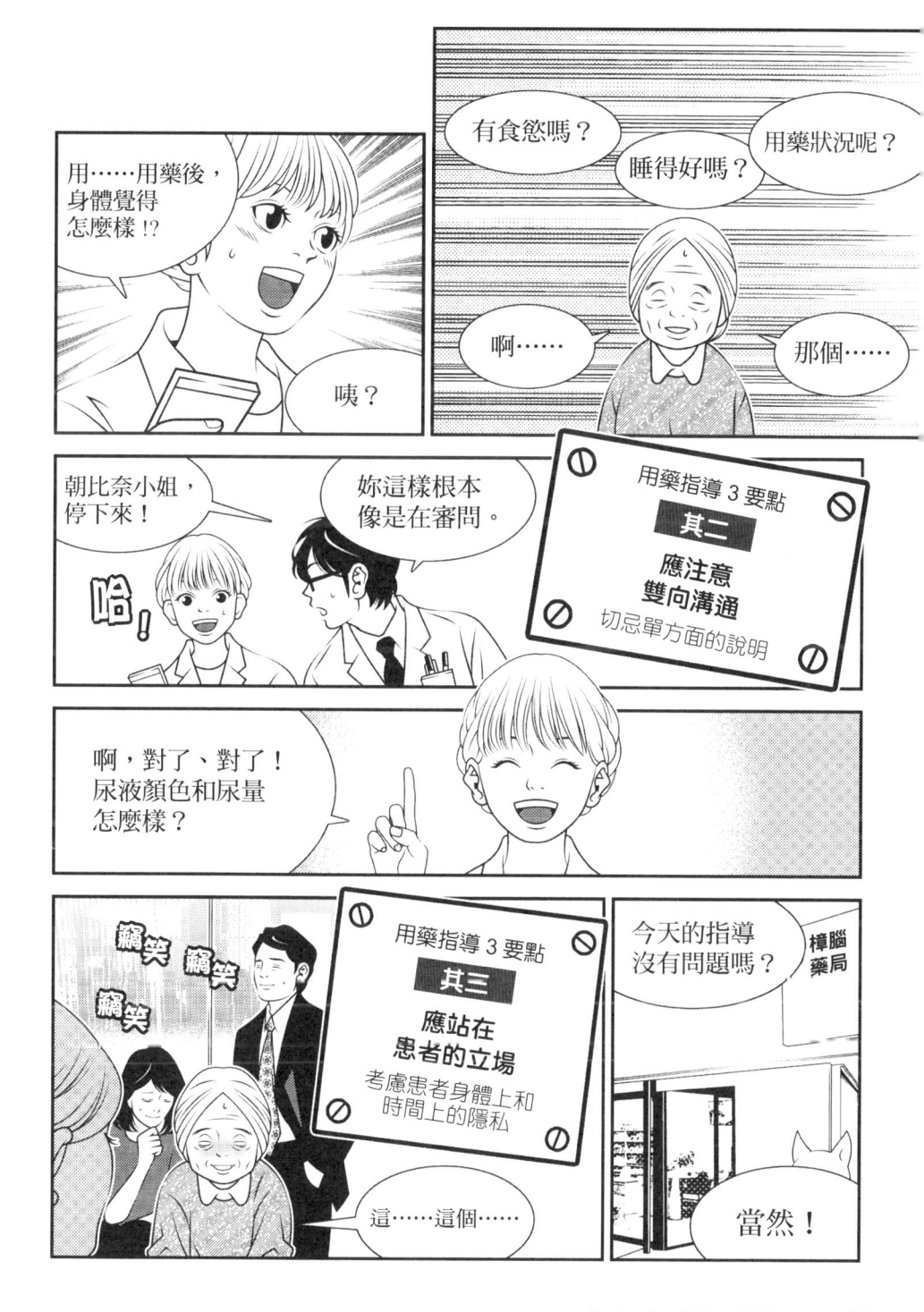

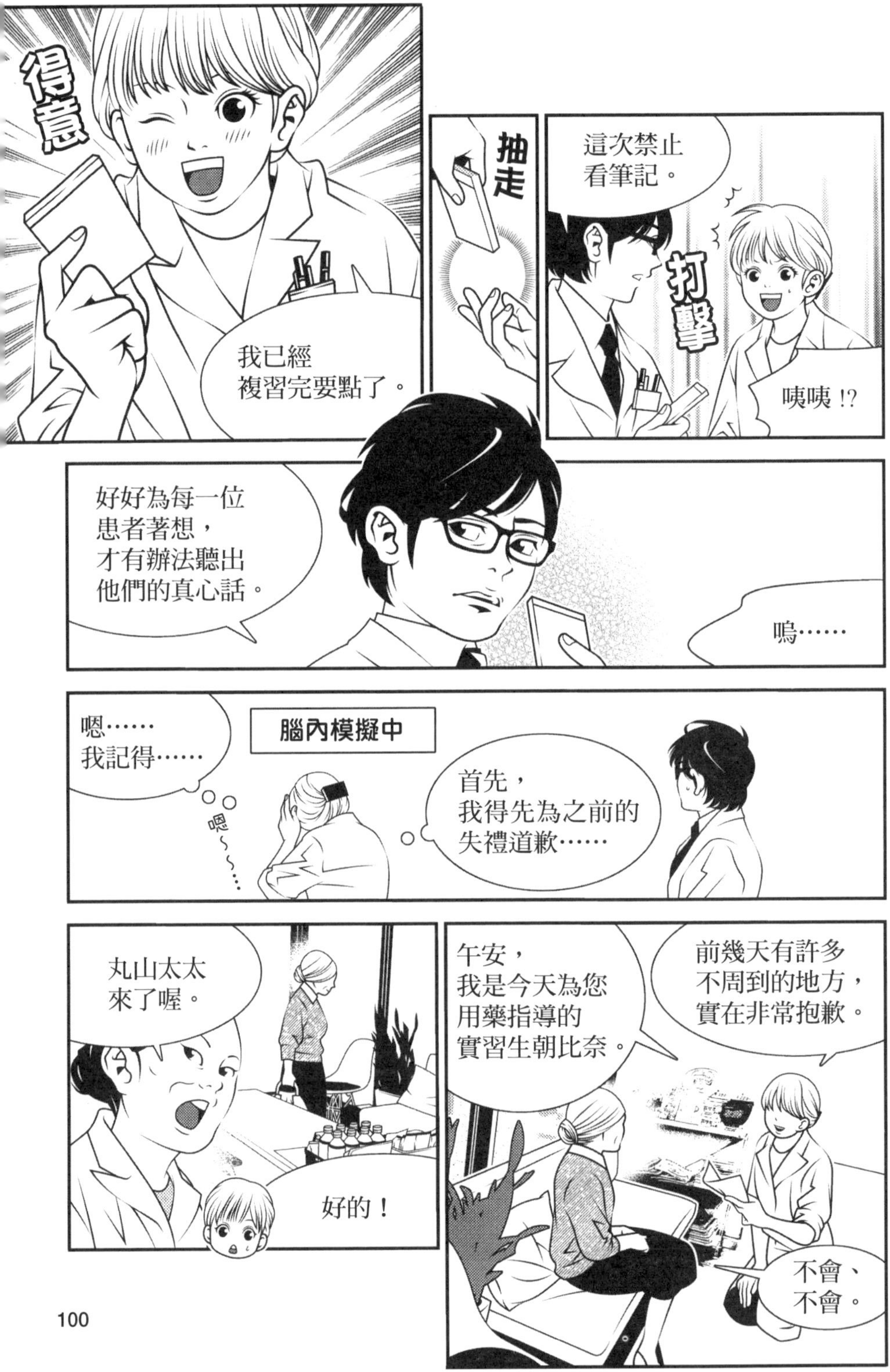
得意
我已經
複習完要點了。
抽走
這次禁止
看筆記。
打擊
咦咦!?
好好為每一位
患者著想，
才有辦法聽出
他們的真心話。
嗚……
嗯……
我記得……
腦內模擬中
嗯～～……
首先，
我得先為之前的
失禮道歉……
丸山太太
來了喔。
好的！
午安，
我是今天為您
用藥指導的
實習生朝比奈。
前幾天有許多
不周到的地方，
實在非常抱歉。
不會、
不會。

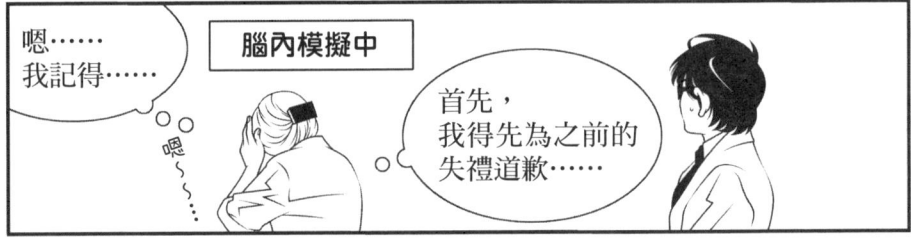

區分	
交付日期	平成 年
不可變更	關於各項處方藥，經判斷僅於改為後發醫藥品（學名藥）⋯⋯ 將於「不可變更」欄註記「✓」或者「×」並於「保險醫署名」欄簽名或者記名蓋章。 1）BAYASPIRIN錠（100） 1錠 每天1次 早餐後 14天份 2）CALONAL錠（300） 1錠 頭痛時 一次1錠 5次份 —以下空白—

前幾天頭疼⋯⋯吃了孫子的BUFFERIN就好了，今天去醫院檢查，

結果顯示大腦沒有異常，所以醫師說換吃這個藥觀看病情⋯⋯

沒有那回事。這次的處方有之前拿過讓血液流通順暢的Bayaspirin和解熱鎮痛藥CALONAL。身體有不舒服嗎？

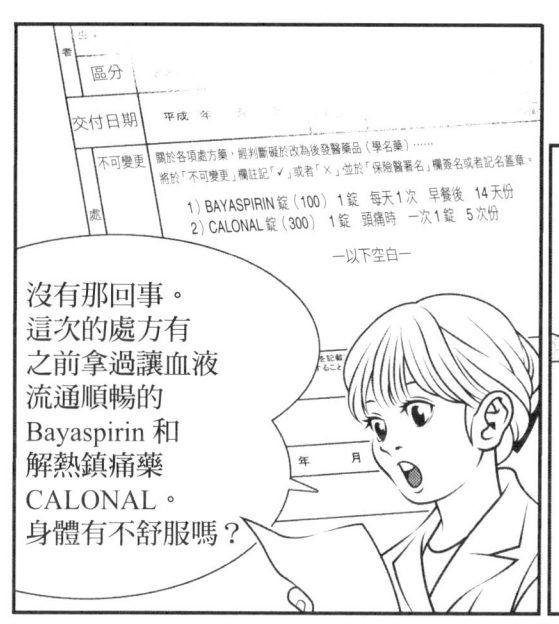

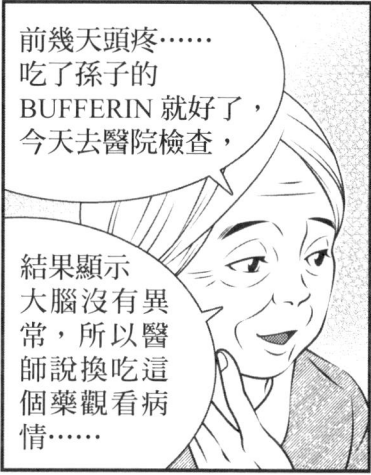

您剛才說「孫子的」，所以是兒童用的BUFFERIN嗎？

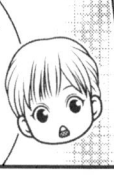

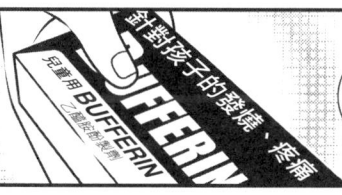

是的。我吃這個。

原來如此⋯⋯CALONAL跟市售兒童用BUFFERIN的主成分相同，乙醯胺酚能夠治療頭痛。

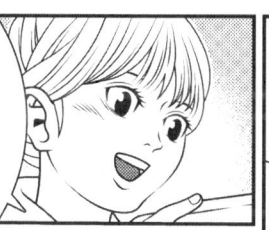

根據不同的投予量，藥物的效果會改變。

阿斯匹靈的效果

- 少量（低劑量）⋯⋯抗凝血作用（讓血液流通順暢）
- 一般量（中劑量）⋯⋯解熱鎮痛作用

順便一提，市售成人用BUFFERIN的主成分阿斯匹靈，也是丸山太太處方箋中BAYASPIRIN的成分⋯⋯

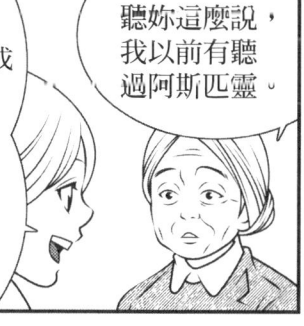

聽妳這麼說，我以前有聽過阿斯匹靈。

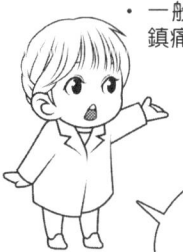

丸山太太的處方是少量，會發揮讓血液流通順暢的效果。

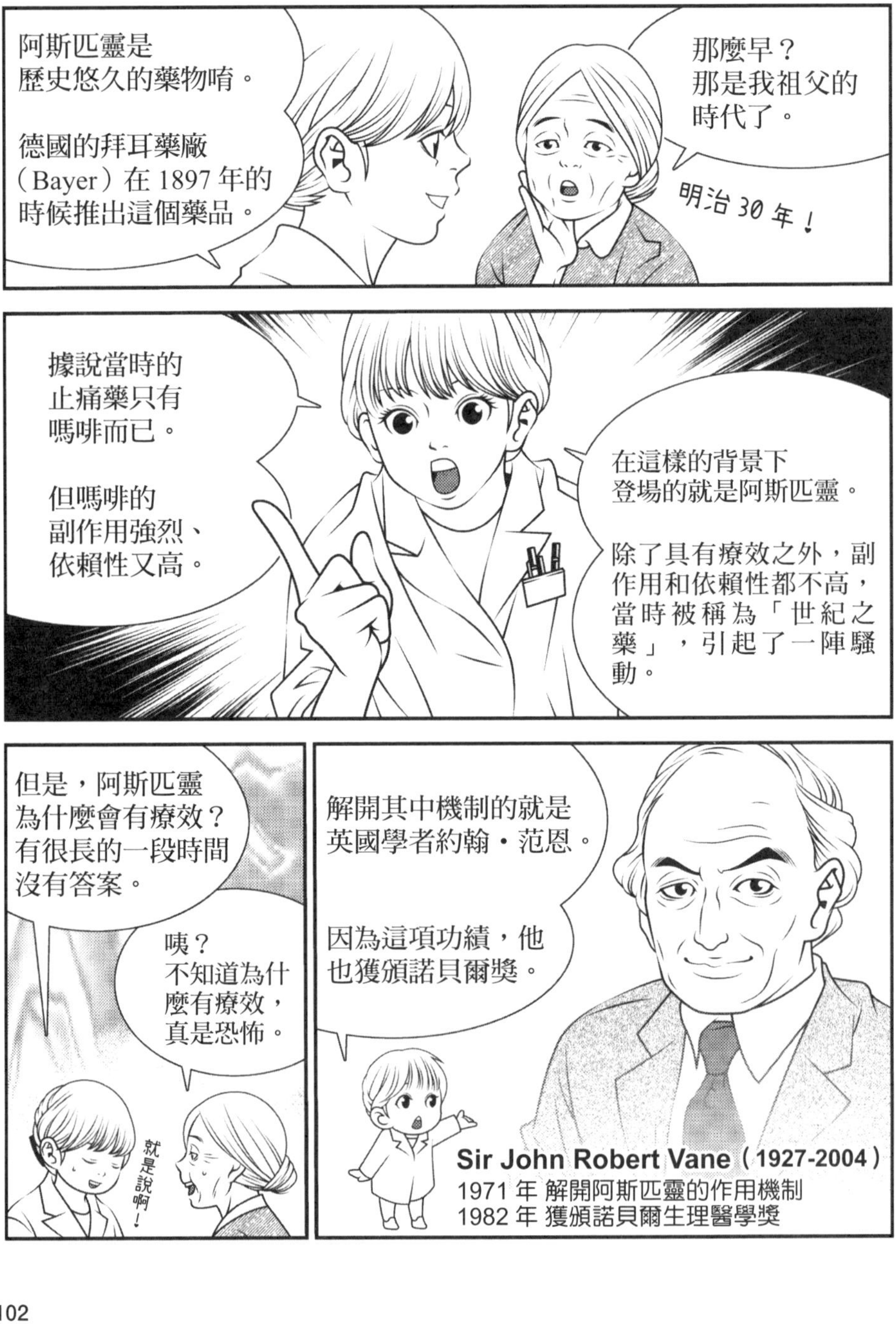
阿斯匹靈是
歷史悠久的藥物唷。
德國的拜耳藥廠（Bayer）在 1897 年的時候推出這個藥品。
那麼早？
那是我祖父的時代了。
明治 30 年！
據說當時的止痛藥只有嗎啡而已。
但嗎啡的副作用強烈、依賴性又高。
在這樣的背景下登場的就是阿斯匹靈。
除了具有療效之外，副作用和依賴性都不高，當時被稱為「世紀之藥」，引起了一陣騷動。
但是，阿斯匹靈為什麼會有療效？有很長的一段時間沒有答案。
咦？
不知道為什麼有療效，真是恐怖。
就是說啊！
解開其中機制的就是英國學者約翰・范恩。
因為這項功績，他也獲頒諾貝爾獎。
Sir John Robert Vane（1927-2004）
1971 年 解開阿斯匹靈的作用機制
1982 年 獲頒諾貝爾生理醫學獎

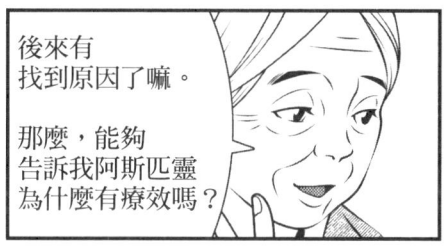

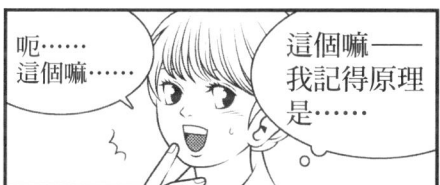

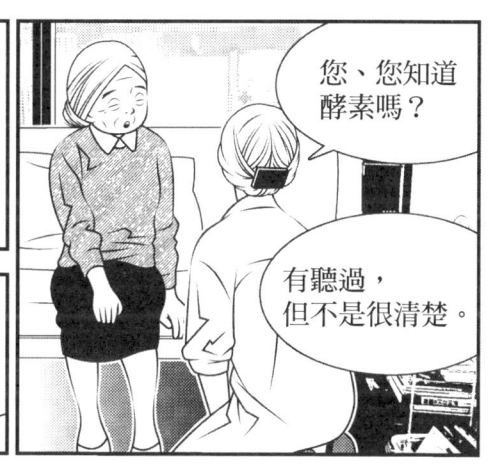

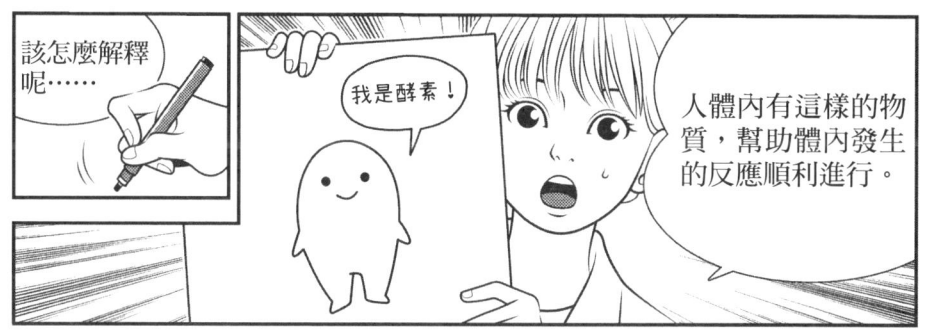

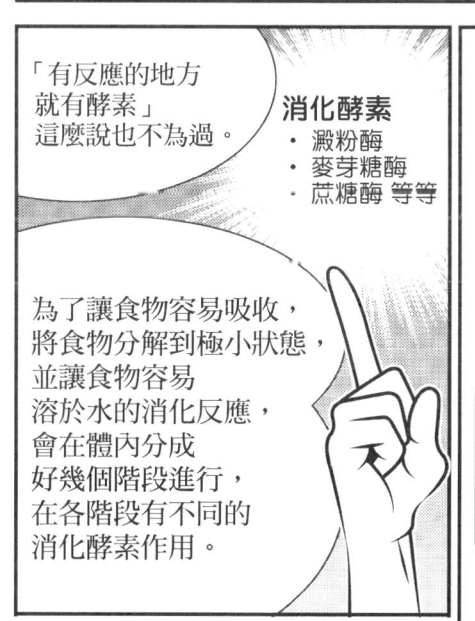

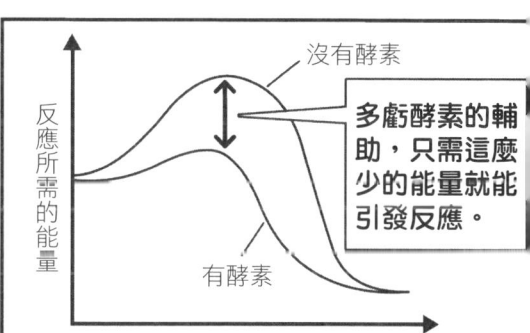

後來有找到原因了嘛。那麼,能夠告訴我阿斯匹靈為什麼有療效嗎?	您、您知道酵素嗎?
呃……這個嘛…… 這個嘛——我記得原理是……	有聽過,但不是很清楚。
該怎麼解釋呢…… 我是酵素!	人體內有這樣的物質,幫助體內發生的反應順利進行。

「有反應的地方就有酵素」這麼說也不為過。

消化酵素
・澱粉酶
・麥芽糖酶
・蔗糖酶 等等

為了讓食物容易吸收,將食物分解到極小狀態,並讓食物容易溶於水的消化反應,會在體內分成好幾個階段進行,在各階段有不同的消化酵素作用。

多虧酵素的輔助,只需這麼少的能量就能引發反應。

(圖:反應所需的能量,沒有酵素/有酵素)

酵素更棒的地方是,可以像這樣用小於原先的能量引發反應,發揮輔助的效果。

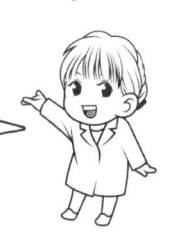

「酵素真厲害耶。」

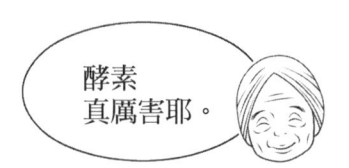

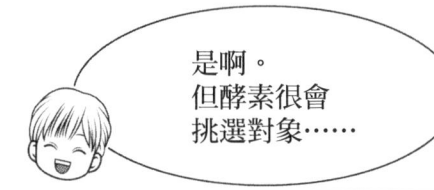

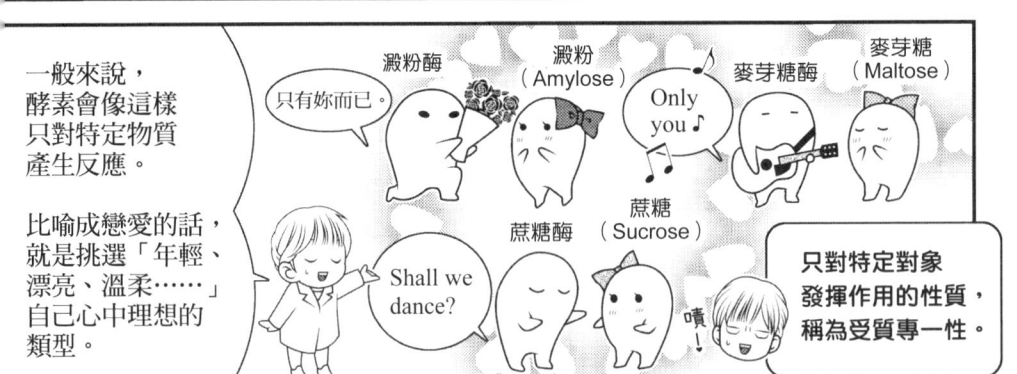

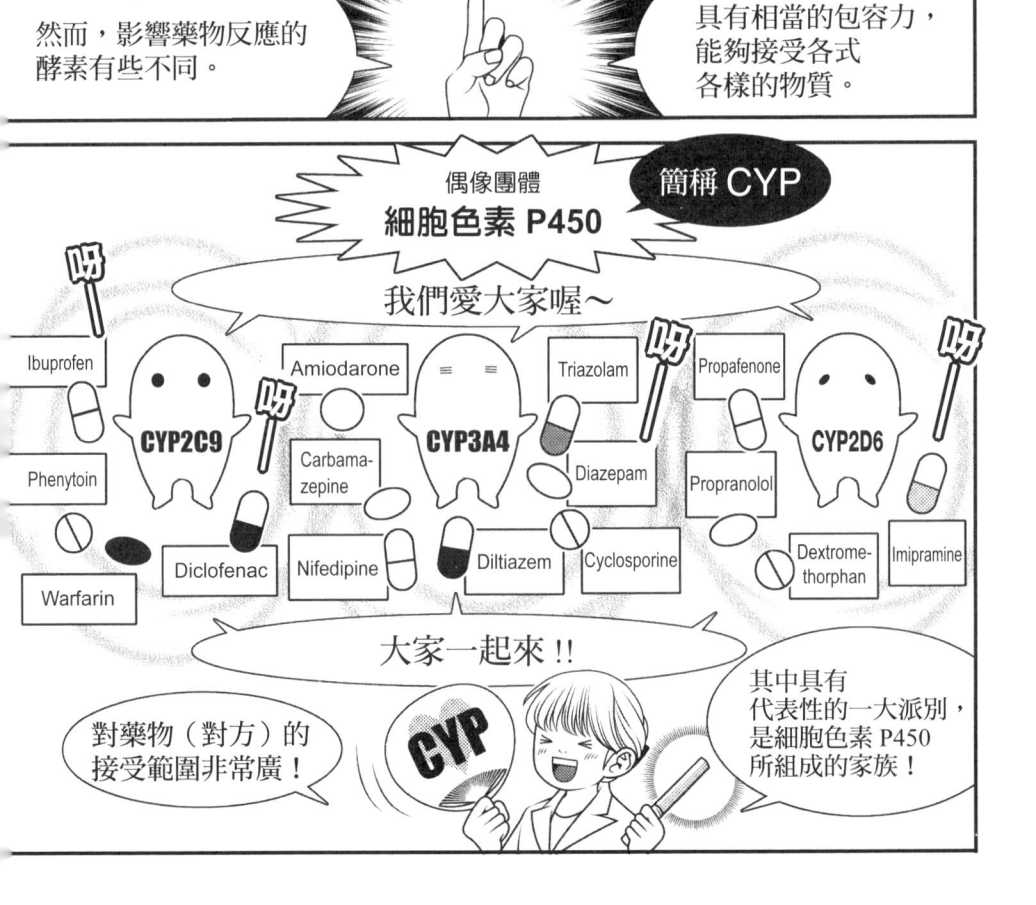

「是啊。但酵素很會挑選對象……」

一般來說,酵素會像這樣只對特定物質產生反應。

比喻成戀愛的話,就是挑選「年輕、漂亮、溫柔……」自己心中理想的類型。

澱粉酶 「只有妳而已。」
澱粉(Amylose)
麥芽糖酶 "Only you♪"
麥芽糖(Maltose)
蔗糖酶 "Shall we dance?"
蔗糖(Sucrose)
「嘖!」

只對特定對象發揮作用的性質,稱為受質專一性。

然而,影響藥物反應的酵素有些不同。

具有相當的包容力,能夠接受各式各樣的物質。

偶像團體 **細胞色素 P450** 簡稱 CYP

「我們愛大家喔~」

CYP2C9: Ibuprofen, Phenytoin, Diclofenac, Warfarin

CYP3A4: Amiodarone, Carbamazepine, Nifedipine, Diazepam, Diltiazem, Cyclosporine

CYP2D6: Triazolam, Propafenone, Propranolol, Dextromethorphan, Imipramine

「大家一起來!!」

對藥物(對方)的接受範圍非常廣!

其中具有代表性的一大派別,是細胞色素 P450 所組成的家族!

……朝比奈小姐有男朋友嗎？

刺進去

咦！

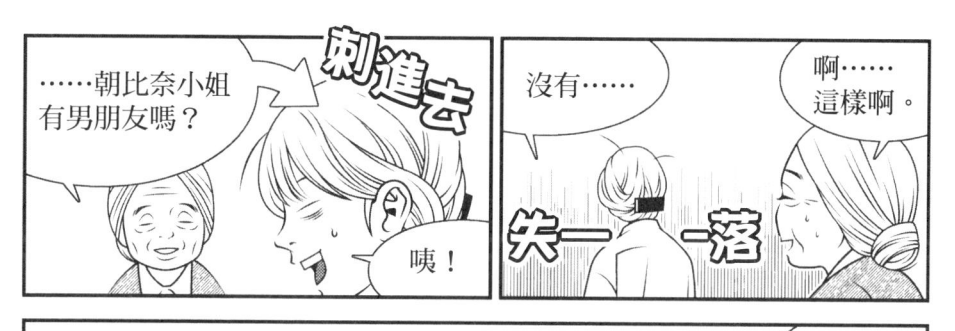

沒有……

啊……這樣啊。

失——落

4-2 作用於酵素的效機制

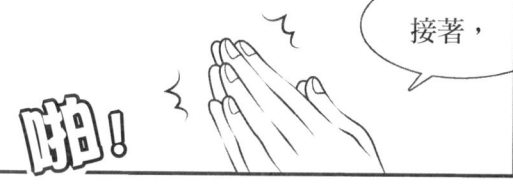

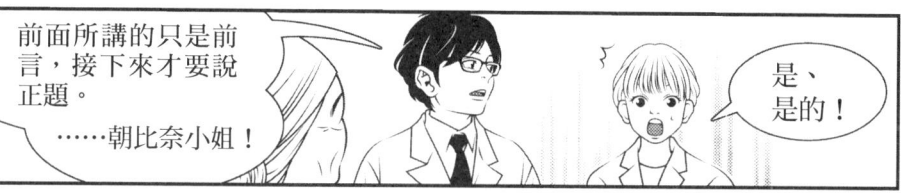

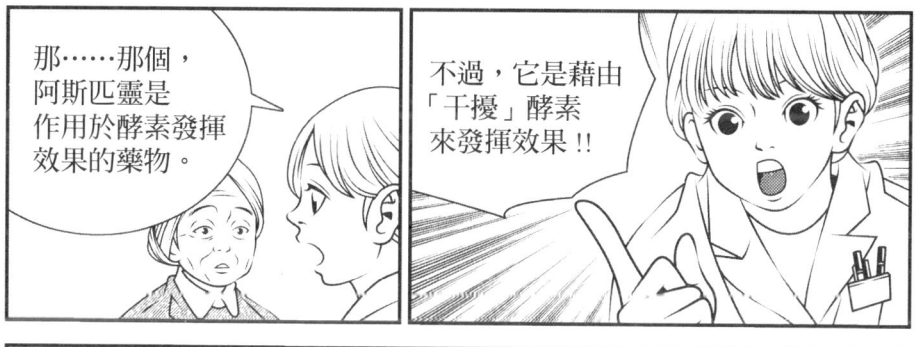

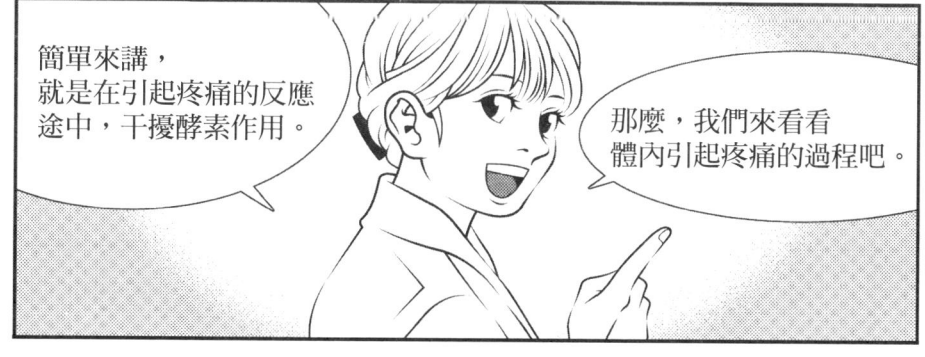

接著，

啪！

前面所講的只是前言，接下來才要說正題。
……朝比奈小姐！

是、是的！

那……那個，阿斯匹靈是作用於酵素發揮效果的藥物。

不過，它是藉由「干擾」酵素來發揮效果！！

簡單來講，就是在引起疼痛的反應途中，干擾酵素作用。

那麼，我們來看看體內引起疼痛的過程吧。

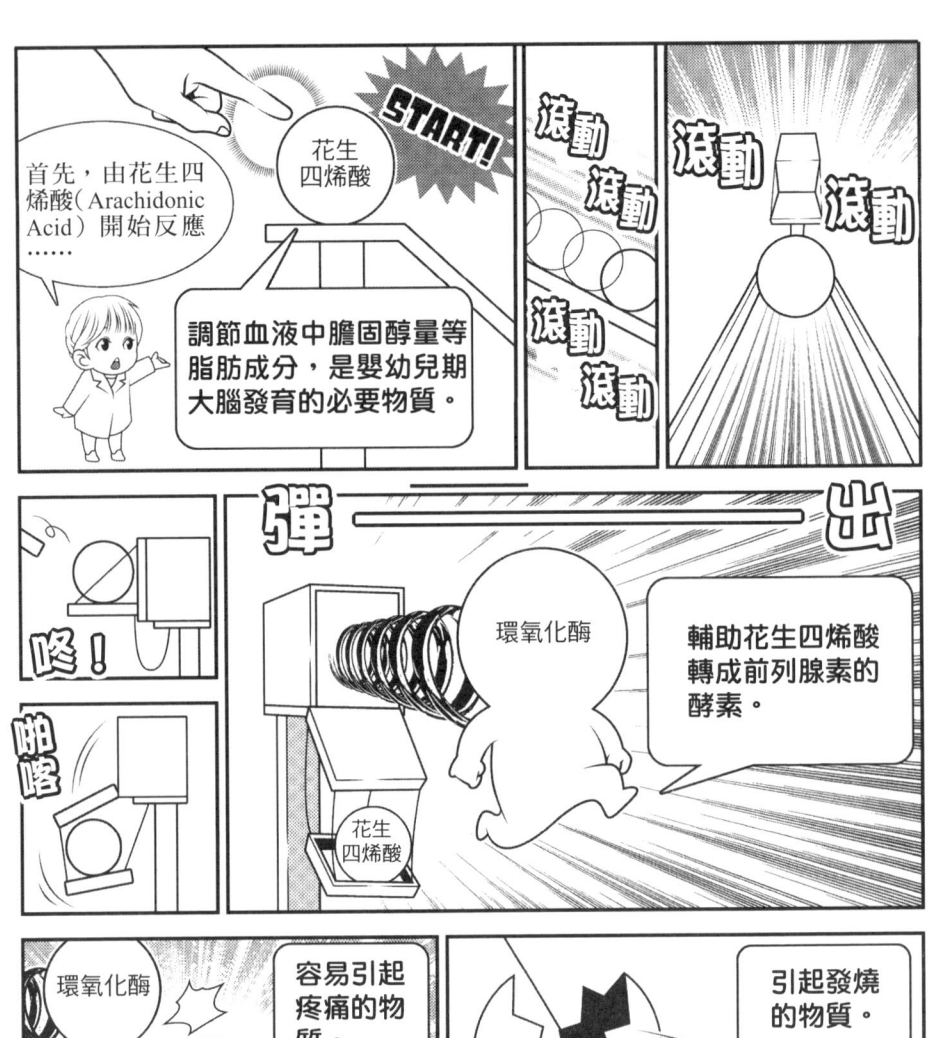

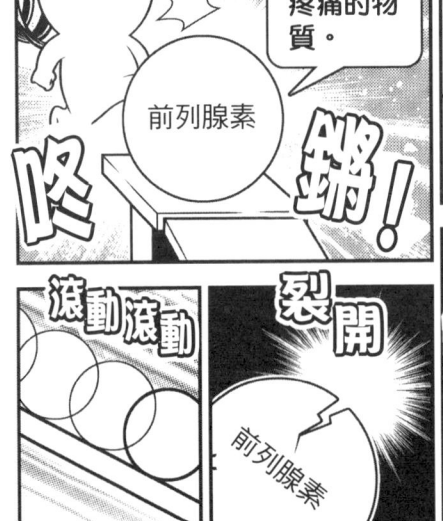

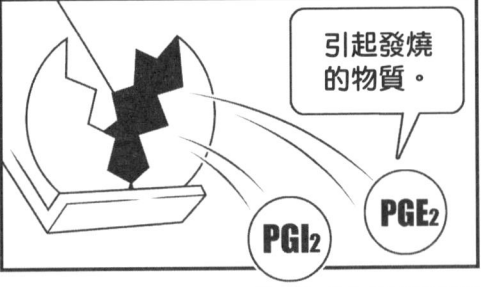

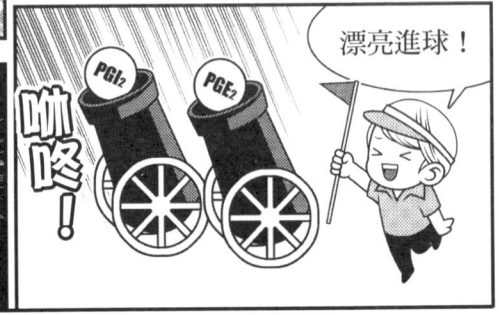

首先，由花生四烯酸（Arachidonic Acid）開始反應……

花生四烯酸

START!

滾動 滾動 滾動 滾動 滾動 滾動

調節血液中膽固醇量等脂肪成分，是嬰幼兒期大腦發育的必要物質。

彈 出

咚！
啪喀

環氧化酶

輔助花生四烯酸轉成前列腺素的酵素。

花生四烯酸

環氧化酶
前列腺素
容易引起疼痛的物質。

咚 鏘！

引起發燒的物質。

PGI₂ PGE₂

滾動 滾動
裂開
前列腺素

咻咚！

PGI₂ PGE₂

漂亮進球！

鏘鏘鏘鏘

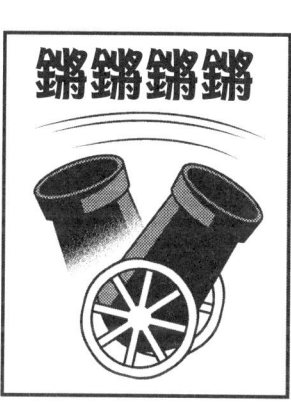

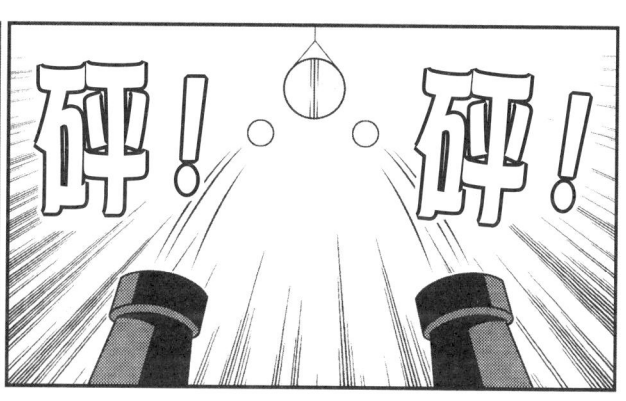

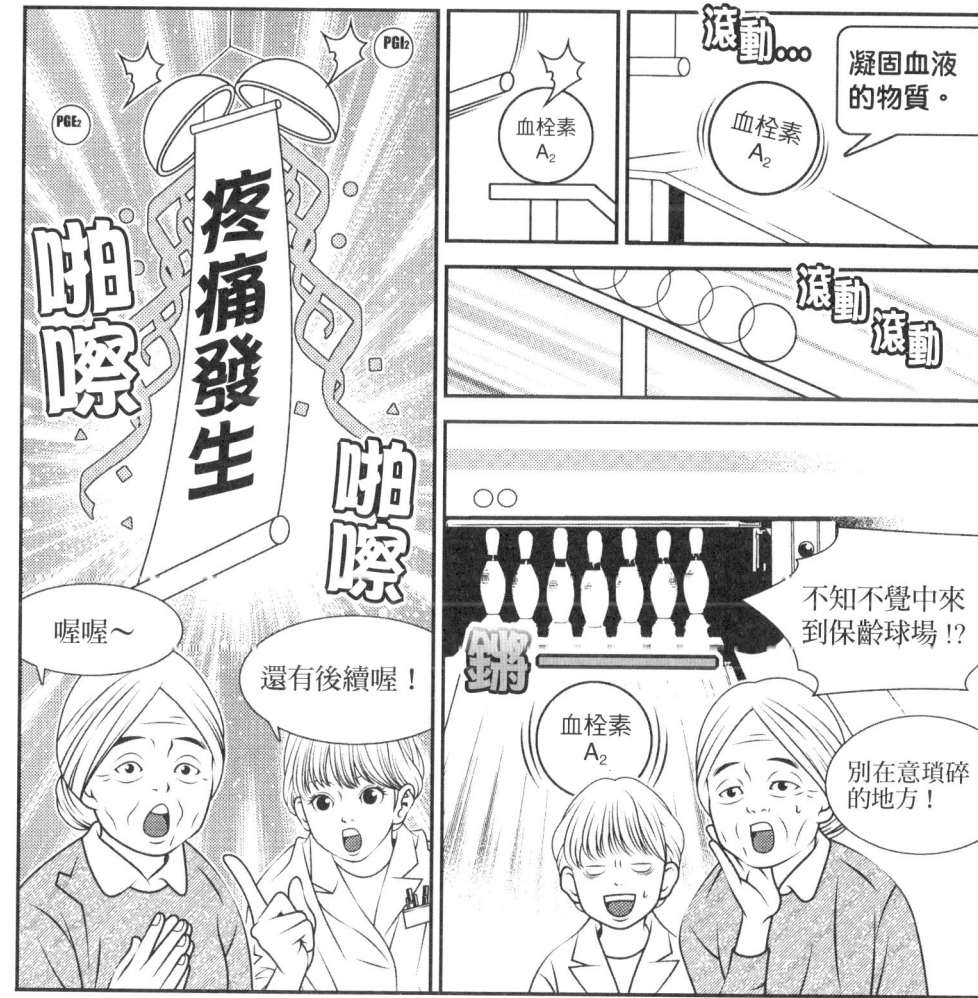

砰！ 砰！

PGE₂ PGI₂
疼痛發生
啪嚓 啪嚓

喔喔～

還有後續喔！

凝固血液的物質。

滾動...
血栓素A₂ 血栓素A₂

滾動 滾動

不知不覺中來到保齡球場!?

鏘

血栓素A₂

別在意瑣碎的地方！

STRIKE!

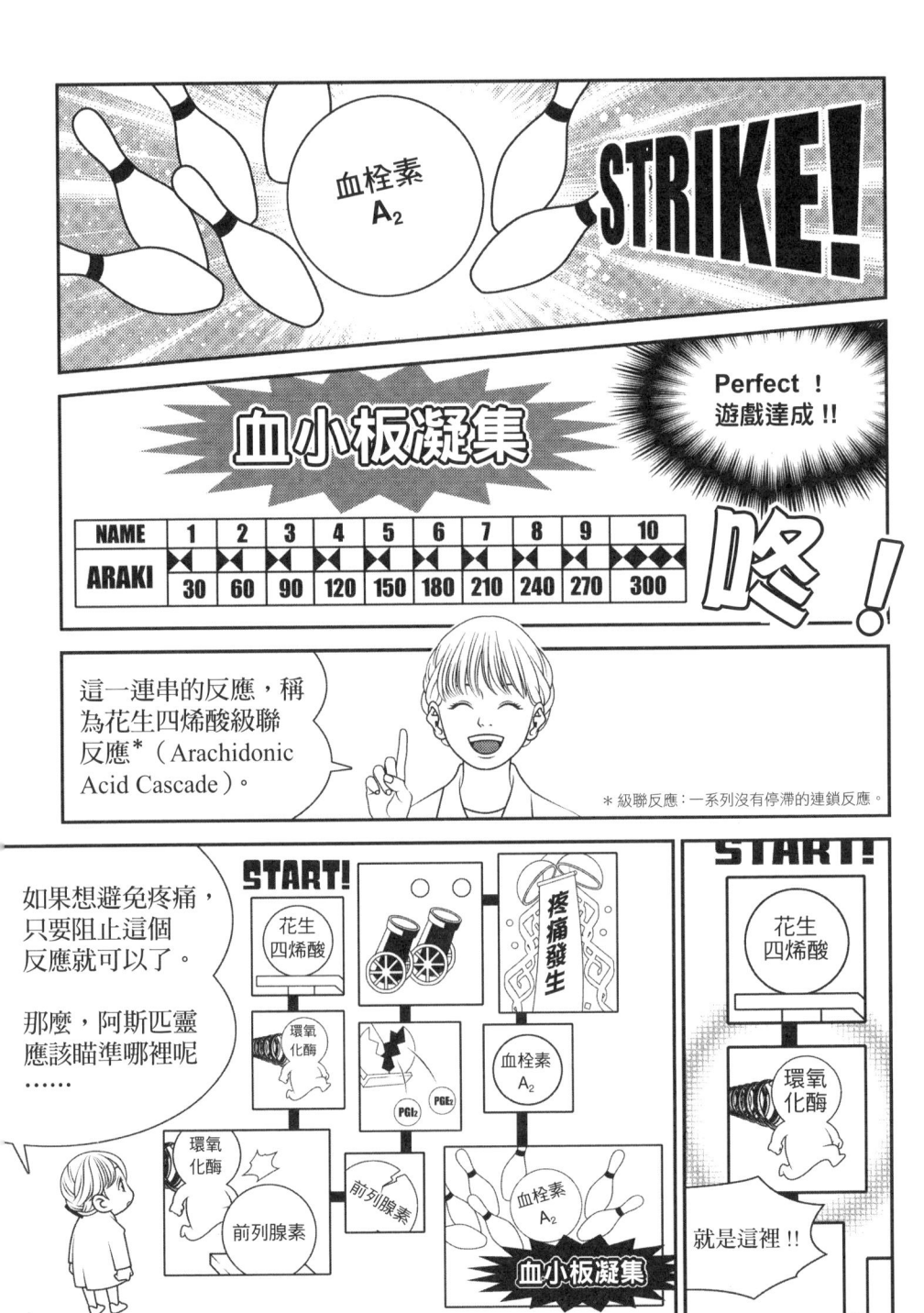

血栓素 A_2

血小板凝集

Perfect！
遊戲達成!!

NAME	1	2	3	4	5	6	7	8	9	10
ARAKI	◣◣	◣◣	◣◣	◣◣	◣◣	◣◣	◣◣	◣◣	◣◣	◆◆◆
	30	60	90	120	150	180	210	240	270	300

咚！

這一連串的反應，稱為花生四烯酸級聯反應＊（Arachidonic Acid Cascade）。

＊級聯反應：一系列沒有停滯的連鎖反應。

如果想避免疼痛，只要阻止這個反應就可以了。

那麼，阿斯匹靈應該瞄準哪裡呢……

START!
花生四烯酸
環氧化酶
PGI_2 PGE_2
環氧化酶
前列腺素
前列腺素
疼痛發生
血栓素 A_2
血栓素 A_2
血小板凝集

START!
花生四烯酸
環氧化酶

就是這裡!!

那麼，我們來看看投予阿斯匹靈時的反應吧。

花生四烯酸

START!

滾動 滾動 滾動 滾動 滾動 滾動

跟剛才的反應一樣，由花生四烯酸開始滾動……

咚！

阿斯匹靈

安——靜

環氧化酶

花生四烯酸

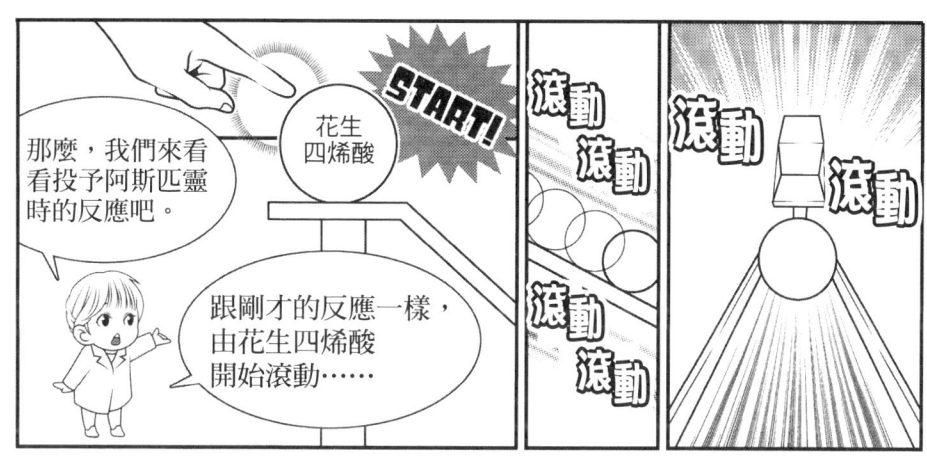

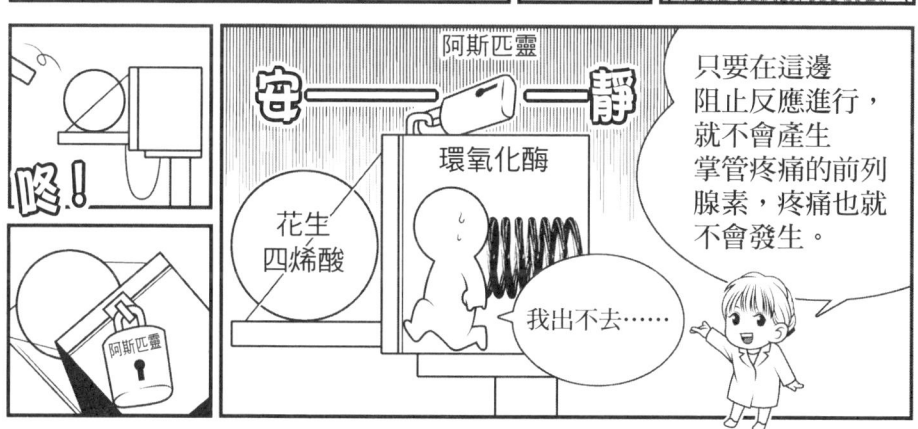

我出不去……

只要在這邊阻止反應進行，就不會產生掌管疼痛的前列腺素，疼痛也就不會發生。

同樣地，讓血液凝固的血栓素 A_2 也不會產生。

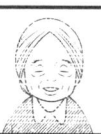

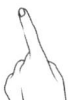

所以，阿斯匹靈（低劑量）也有預防血栓的效果。

順便一提，還有其他藥物跟阿斯匹靈一樣，是以酵素作為標的分子。

其中有藥物跟阿斯匹靈相反，藉由活化酵素作用，加速緩慢的反應

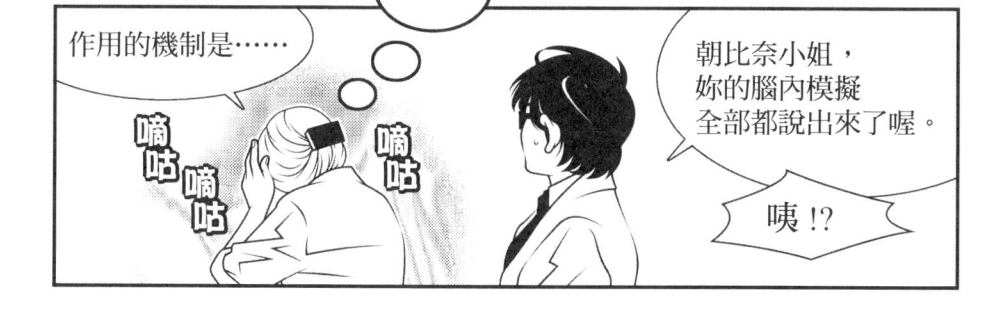

作用的機制是……

嘀咕 嘀咕 嘀咕

朝比奈小姐，妳的腦內模擬全部都說出來了喔。

咦!?

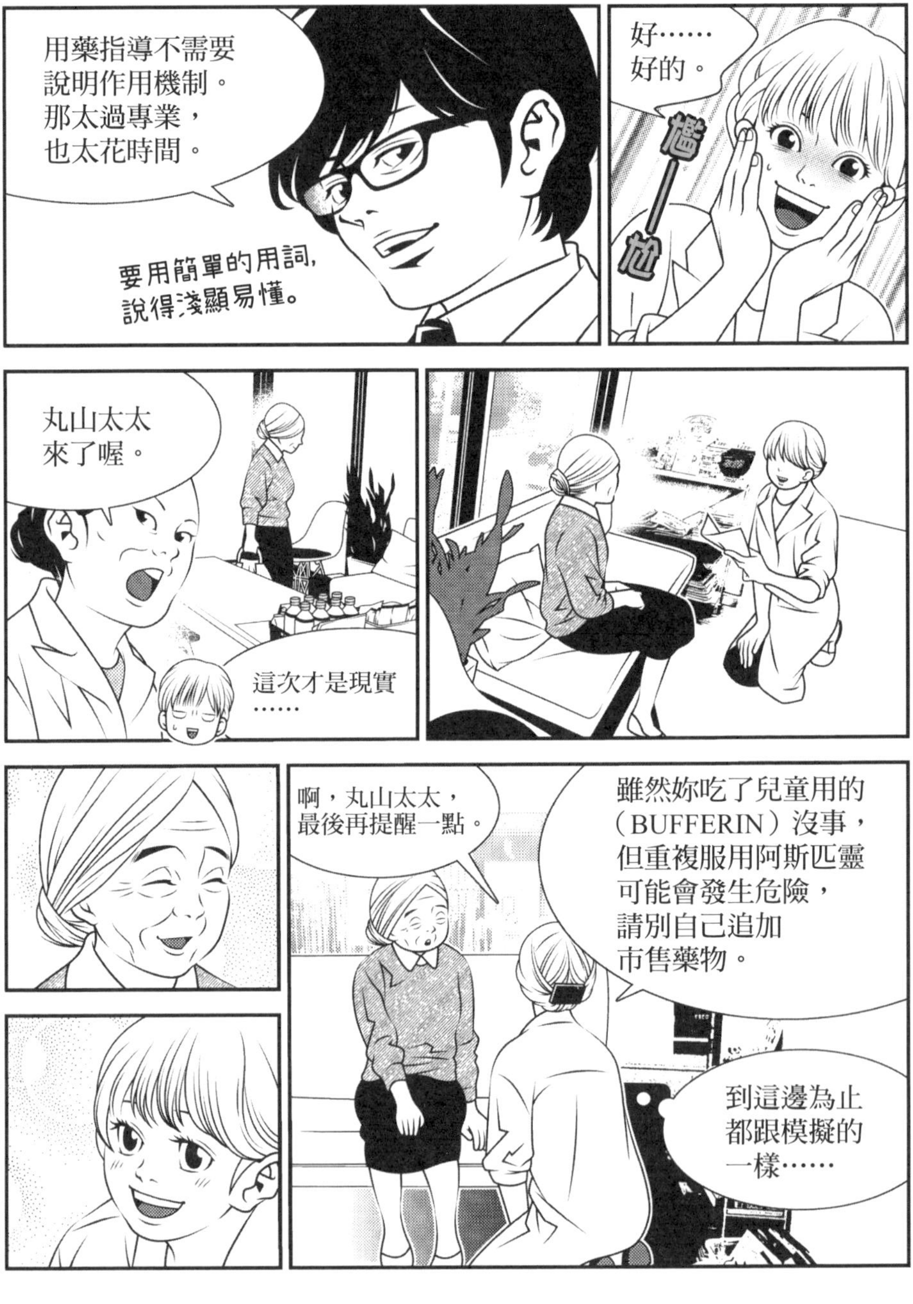
用藥指導不需要說明作用機制。那太過專業，也太花時間。
要用簡單的用詞，說得淺顯易懂。
好……好的。
尷──尬
丸山太太來了喔。
這次才是現實……
啊，丸山太太，最後再提醒一點。
雖然妳吃了兒童用的（BUFFERIN）沒事，但重複服用阿斯匹靈可能會發生危險，請別自己追加市售藥物。
到這邊為止都跟模擬的一樣……

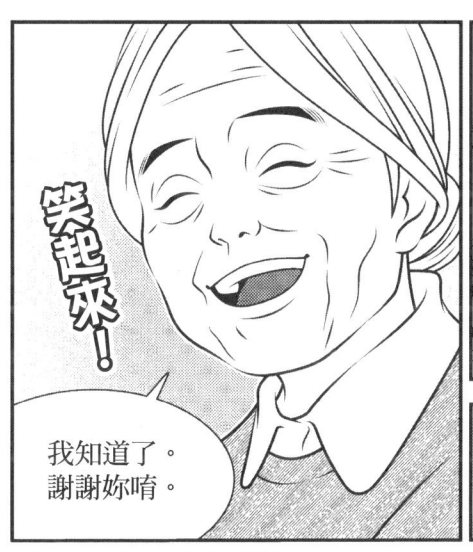

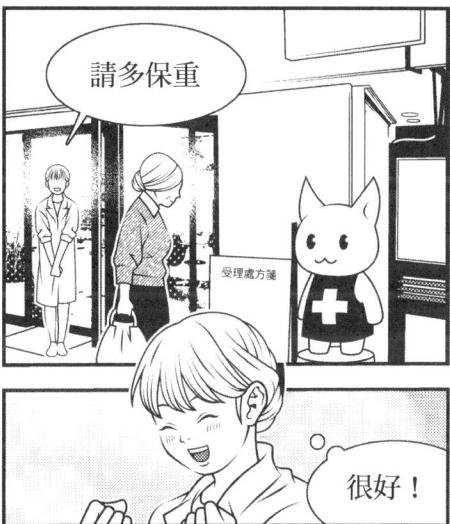

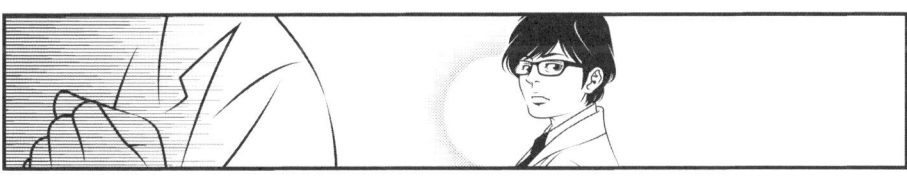

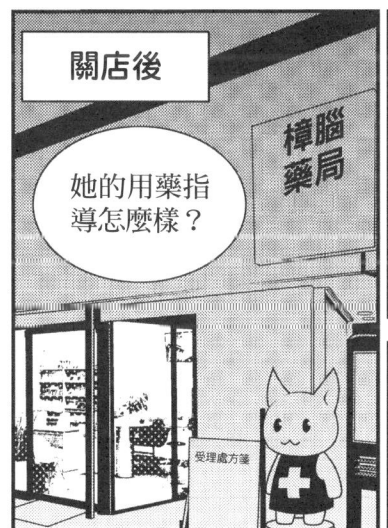

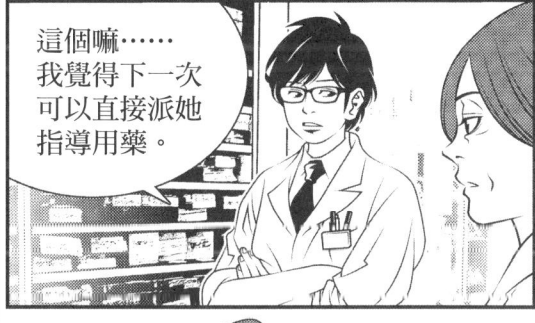

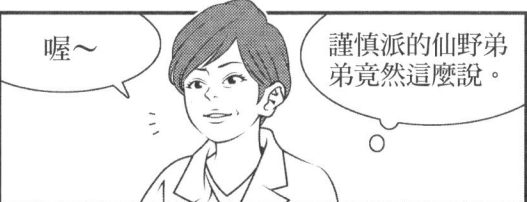

第4章 作用於酵素的藥物效果

第4章補充

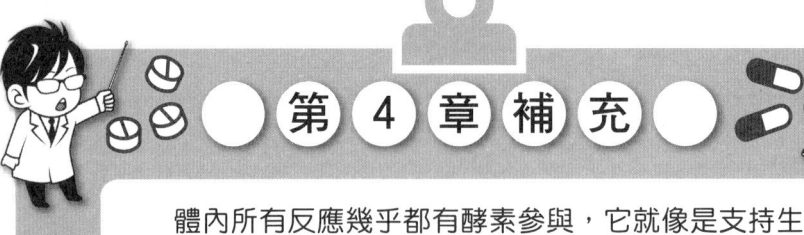

體內所有反應幾乎都有酵素參與,它就像是支持生理作用的知名配角,而藥物則是在其背後默默支援、阻撓,發揮出藥效的存在。瞄準的地方獨特,也是作用於酵素的藥物特徵。

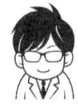

用藥指導辛苦了。

總算順利完成,太好了。

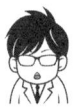

雖然我前面在模擬的途中阻止了妳,妳可以在這邊繼續說下去嗎?

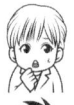

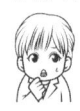

咦……。

……。

…………(汗)。

> 其中有藥物跟阿斯匹靈相反,藉由活化酵素作用,加速遲緩的反應……
>
> 順便一提,還有其他物跟阿斯匹靈一樣,是以酵素作為標的分子。
>
> 作用的機制是……
> 嘀咕 嘀咕 嘀咕
>
> 朝比奈小姐,妳的腦內模擬全部都說出來了喔。
>
> 咦!?

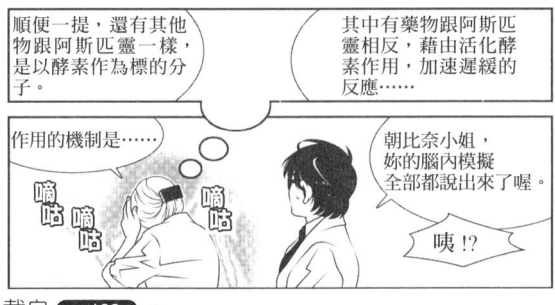

截自 p.109 。

4-3 阿斯匹靈的藥效機制

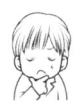

那麼，我先來說明阿斯匹靈的作用機制。簡易的模式圖會像這樣（圖1）。

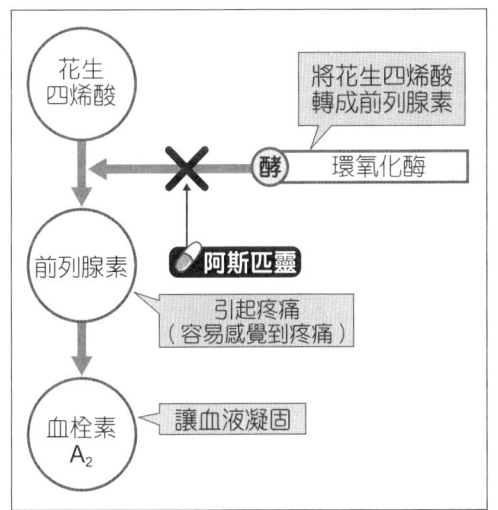

```
花生          將花生四烯酸
四烯酸         轉成前列腺素
  │    ×     ┌─────┐
  ▼  ←───   │ 酵 │ 環氧化酶
前列腺素       └─────┘
         ↑
       阿斯匹靈
       引起疼痛
      （容易感覺到疼痛）
  │
  ▼
血栓素      讓血液凝固
 $A_2$
```

阿斯匹靈作用的標的分子是環氧化酶。藉由干擾環氧化酶作用，阻止花生四烯酸轉成前列腺素，抑制疼痛的發生。

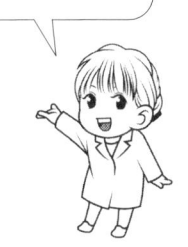

圖1 阿斯匹靈阻止疼痛發生的作用機制

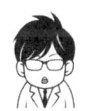

抑制疼痛的同時，也會阻止前列腺素轉成血栓素 A_2，所以也可用於預防血栓形成。藥效會因劑量不同而改變，少量（低劑量）發揮抗凝血作用；一般量（中劑量）發揮解熱鎮痛作用。

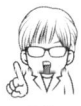

是的。阿斯匹靈藉由干擾酵素作用來發揮效果，但也有藥物是相反的情況，藉由促進酵素作用來發揮效果。治療心絞痛的硝化甘油（Nitroglycerin），就是藉由活化鳥甘酸環化酶來改善症狀。

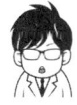

不錯。上面提到的都是作用於細胞內酵素的藥物，但也有作用於細胞外酵素的藥物。妳知道有哪些藥物嗎？

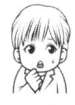

呃，嗯……。

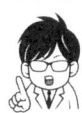

在下一節繼續吧。

4-4 作用於細胞外酵素的藥物

治療阿茲海默症的 Donepezil 等膽鹼酯酶抑制劑（Cholinesterase Inhibitor），是藉作用於細胞外酵素來發揮效果。正常情況下，腦內的生理活性物質乙醯膽鹼會與受體結合，維持正常的認知機能。然而，阿茲海默症患者體內合成分泌乙醯膽鹼的細胞機能低下或者死亡，導致傳遞訊息的乙醯膽鹼分泌量減少，無法順利執行訊息的傳遞。Donepezil 是干擾分解乙醯膽鹼的乙醯膽鹼酯酶（分解酵素）作用的藥物。這項藥物可以抑制乙醯膽鹼的減少，讓更多的乙醯膽鹼順利與受體結合，促使認知機能趨於正常。

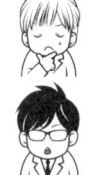

想出「干擾分解酵素」的人好厲害。

真的是奇思妙想。藥物是開發者的智慧結晶。

分解酵素抑制劑的作用

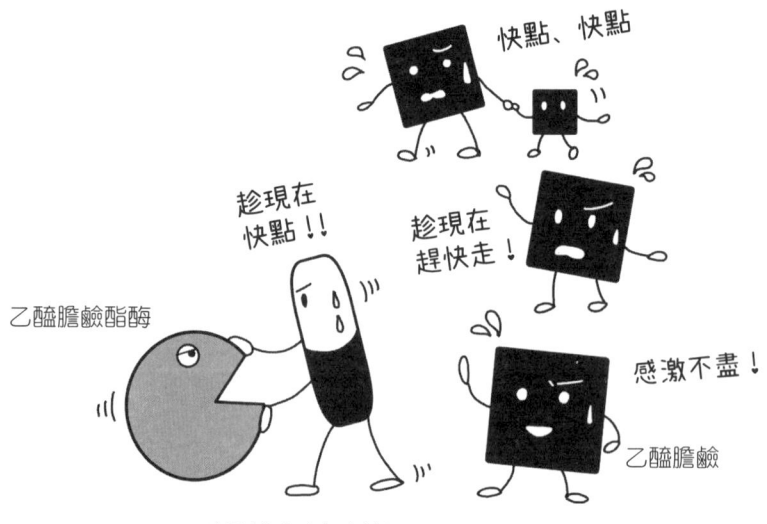

4-5 藥物與「CYP」

談到與藥物有關的酵素,會想到前面漫畫(p.104)提到的細胞色素 P450（CYP）吧。據悉在醫療前線、街坊藥局流通的西藥,有八成都是經由此酵素進行代謝。CYP 不是單一酵素的名稱,而是由同種酵素集合而成的「家族」。隸屬 CYP 家族的酵素多達 100 種,全部命名的話過於麻煩,所以會在「CYP」的後面加上「數字－英文－數字」,例如「CYP3A4」等「通用簡稱」來指示。

酵素作用的物質（對象）有限,是常見的特徵之一,但 CYP 不適用這項基本原則,表現出「接受範圍廣泛」(表1)的特徵。其背後的理由是,因為藥物的種類繁多,人體在合成代謝酵素時,不易預想作用的對象（＝受質）,所以「接受範圍廣泛」會比較方便。

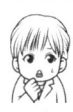

（看著 表1 ）這些全部都要記住……嗎？（吞口水）

不是,妳不用記住所有藥物。這也只是其中一部分而已,想要記也記不完的。這邊只要了解 CYP 有好幾種,每種可代謝的藥物非常多就行了。

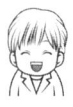

（放心）

表1 細胞色素 P450（CYP）代謝的主要藥物

酵素	代謝的主要藥物
CYP1A2	Theophylline、Caffeine、Tizanidine、Lidocaine、Propranolol、Ramelteon
CYP2A6	Acetaminophen
CYP2C9	Warfarin、Tolbutamide、Diclofenac、Ibuprofen、Phenytoin
CYP2C19	Omeprazole、Lansoprazole、Diazepam
CYP2D6	Dextromethorphan、Codeine Phosphate、Imipramine、Propranolol、Propafenone
CYP3A4	Triazolam、Nifedipine、Rosuvastatin、Cyclosporine、Amiodarone、Carbamazepine、Diazepam、Diltiazem

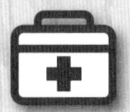

挑戰藥師國家考試 4

關於非類固醇消炎藥及解熱鎮痛藥，下列哪<u>兩句</u>敘述正確？

1. Celecoxib 會選擇性干擾環氧化酶（COX）-2，不易引起血栓栓塞。
2. Mefenamic Acid 不會誘發成人氣喘患者的氣喘發作。
3. Aspirin 會導致罹患水痘、流感的幼兒發生雷氏症候群（Reye's Syndrome）。
4. Loxoprofen 是減緩消化道疾病的前驅藥物。
5. Acetaminophen 會干擾 COX-1 及 COX-2，容易引起消化道疾病。

（第 99 回日本藥師國家考試 一般問題（藥學理論問題）第 163 題）

解說

1. Celecoxib 為 COX-2 選擇性抑制劑，長期使用可能提升血栓栓塞等心血管疾病的風險。
2. Mefenamic Acid 為芬那酸（Fenamic Acid）類的非類固醇消炎藥（NSAIDs），可能誘發成人氣喘患者的氣喘發作。
3. Aspirin 會導致罹患水痘、流感的幼兒發生雷氏症候群，被禁止用於幼兒（幼兒禁忌）。
5. Acetaminophen 是具有 COX 抑制作用的解熱鎮痛藥。與 NSAIDs 不同的地方是，不具消炎作用和不易引起消化道疾病。

答案：3 和 4

第5章

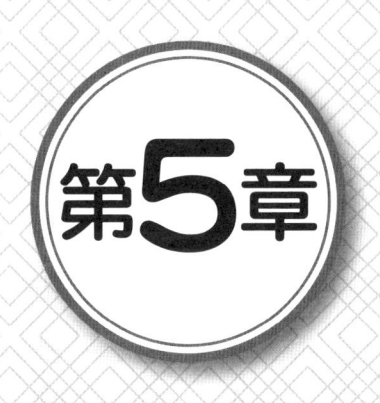

作用於離子通道的藥物效果

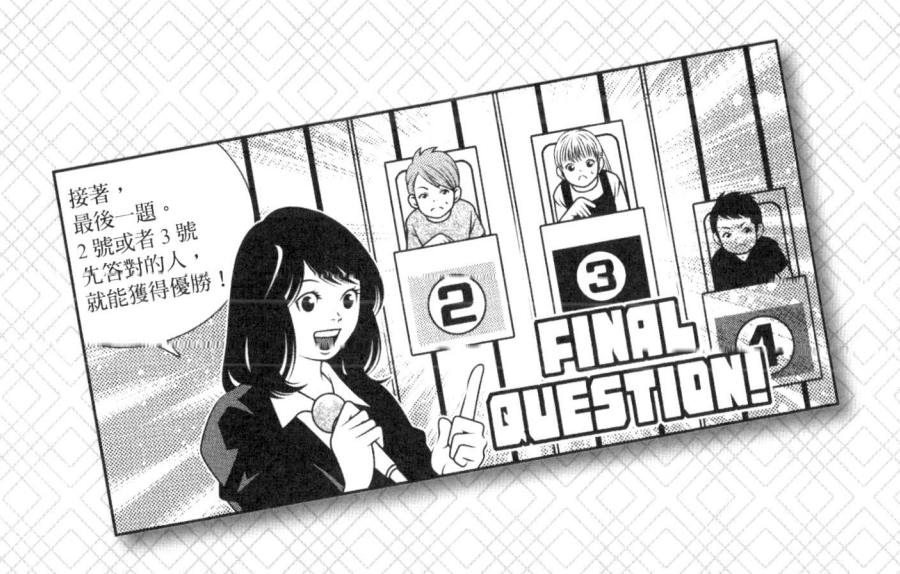

接著，
最後一題。
2號或者3號
先答對的人，
就能獲得優勝！

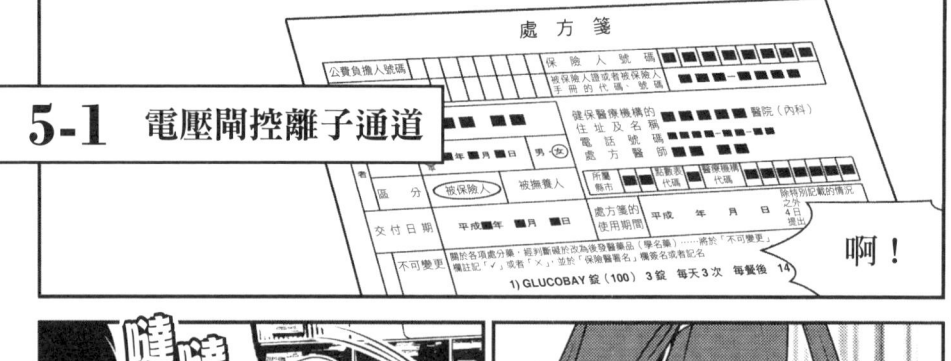

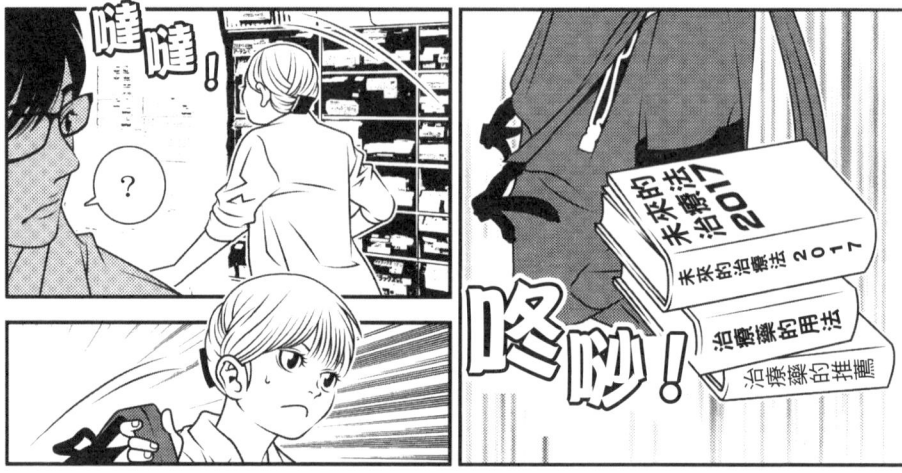

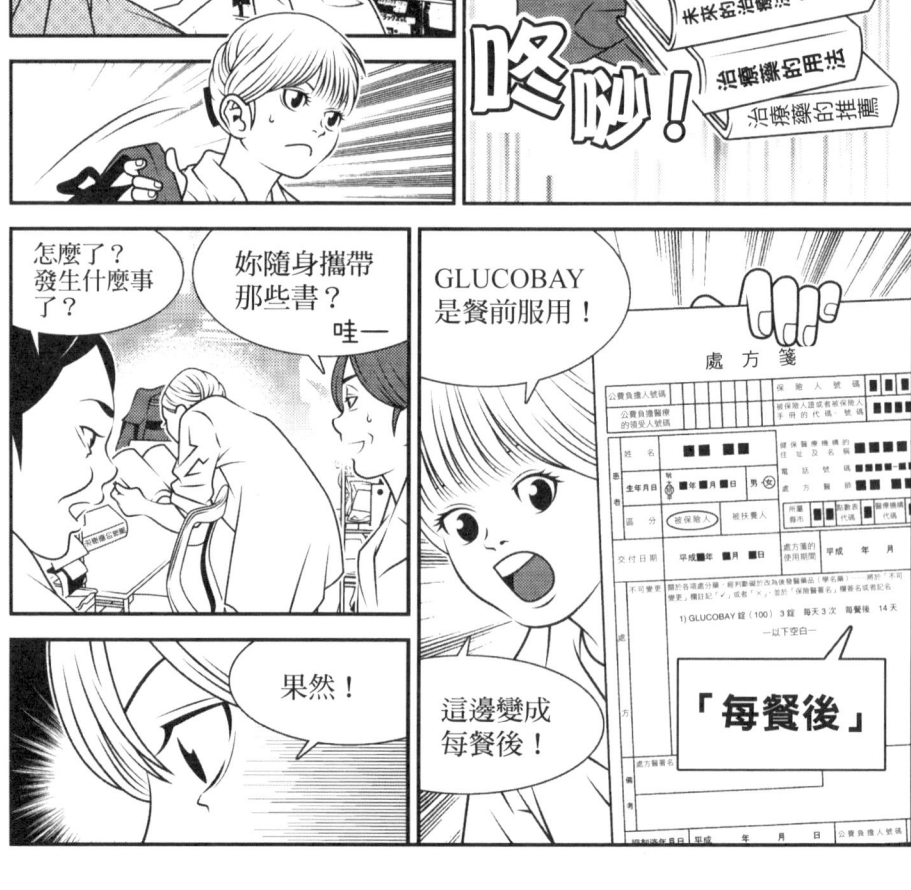

5-1 電壓閘控離子通道

啊，真的耶。

哼哼！

好吧！那就執行疑義照會吧。

咚！

嗚～

請您稍等一下。

疑義照會
藥師對處方箋有所疑慮（疑義）時，應向開立處方醫生詢問確認，在排除疑義之前，不可執行調劑業務。
（日本藥師法第24條）

義務，也就是得向醫師提出異議，對實習生來說，這是最具壓力的任務。

我以前也遇過……

哈哈哈……

我想請教今天看診○○患者的處方箋，請問方便嗎？

處方開立：
「GLUCOBAY錠（100）3錠 每天3次 每餐後」，
但該藥物屬於餐前服用的錠劑，在餐後服用的話，藥效難以發揮，所以向您打電話確認。

第5章　作用於離子通道的藥物效果

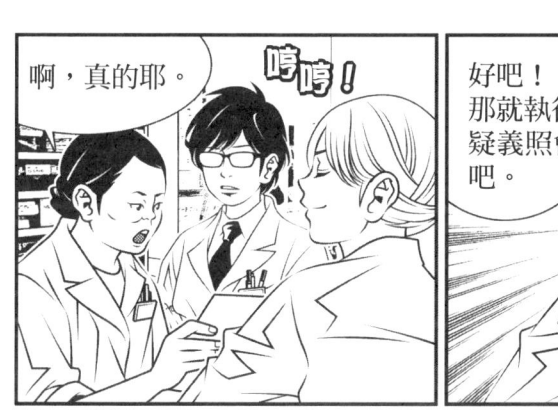

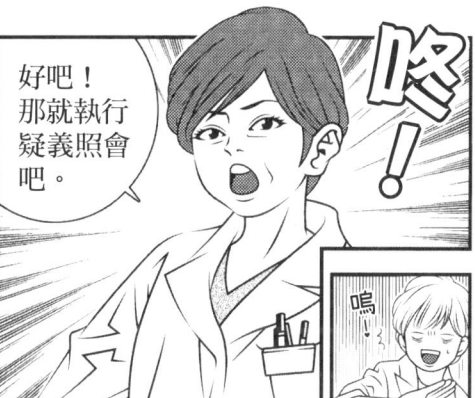

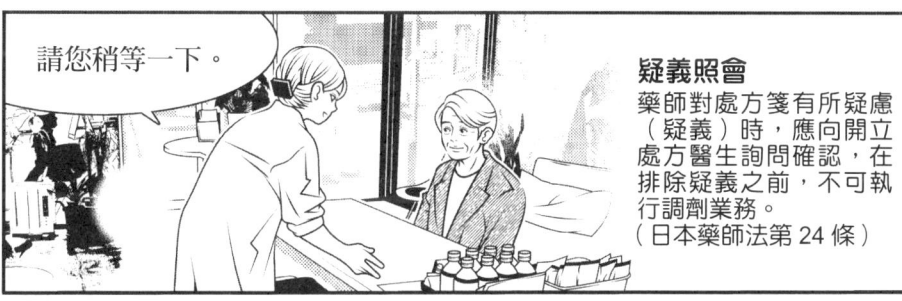

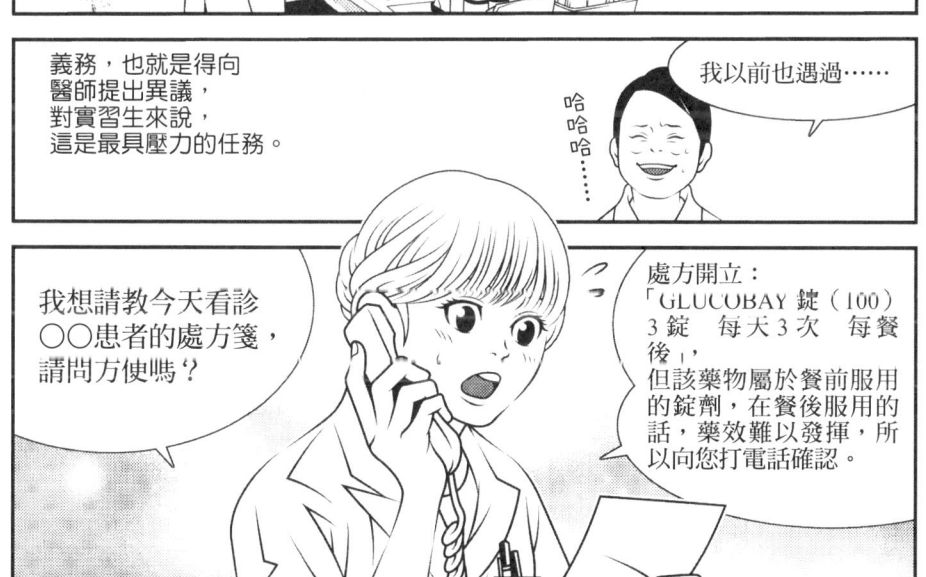

喀嚓

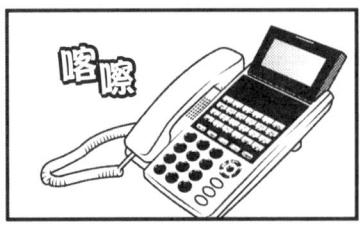

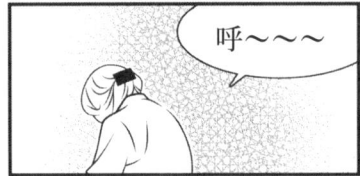

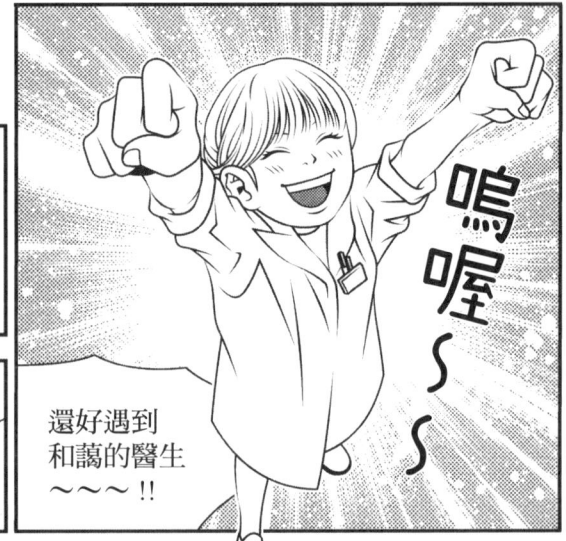

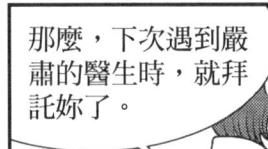

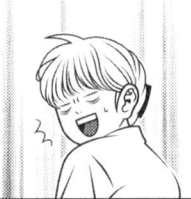

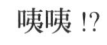

呼～～～

還好遇到和藹的醫生～～～!!

嗚喔～～

那麼，下次遇到嚴肅的醫生時，就拜託妳了。

咦咦!?

愈難搞愈能學到東西嘛。

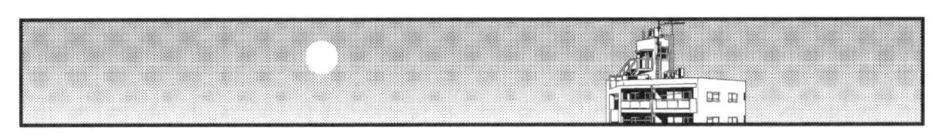

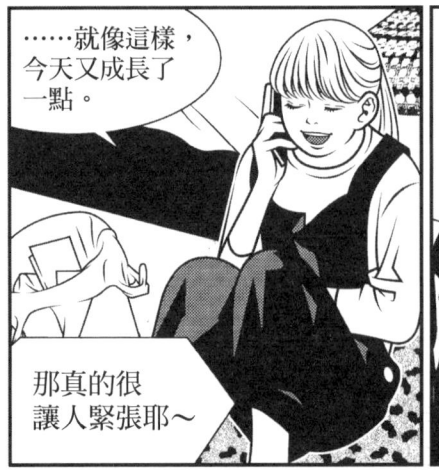

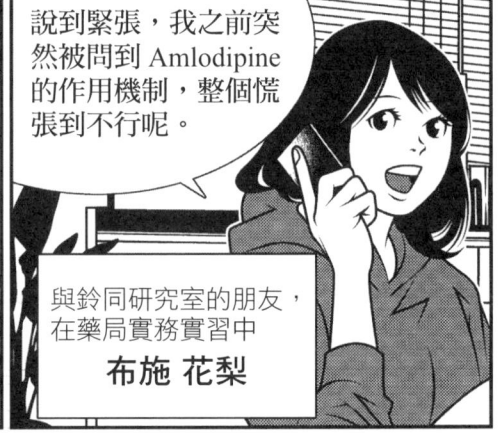

……就像這樣，今天又成長了一點。

那真的很讓人緊張耶～

說到緊張，我之前突然被問到Amlodipine的作用機制，整個慌張到不行呢。

與鈴同研究室的朋友，在藥局實務實習中
布施 花梨

| 真的、真的，我第一天也有遇到。 | 那麼，提問！ |
| | 哪有人答得出來嘛～ |

Amlodipine？我記得那是作用於離子通道的藥物。

咦！妳怎麼記得？

呵呵呵，我已經不是妳認識的那個我了唷。

哦——？那麼，妳來說明看看。

嗯——Amlodipine是鈣離子通道阻斷劑類型的藥物，作用於細胞膜上的離子通道以發揮效果。

這是離子通道！

細胞膜

細胞

離子通道
・貫穿細胞膜
・蛋白質組成

哼嗯哼嗯。

可以啊。呵呵……

第5章 作用於離子通道的藥物效果

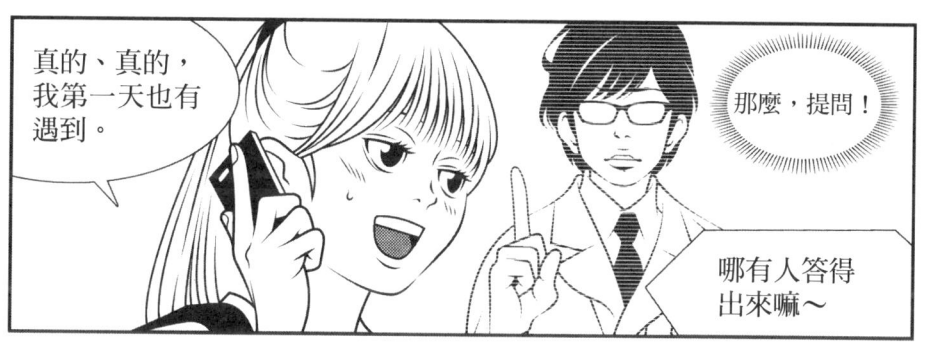

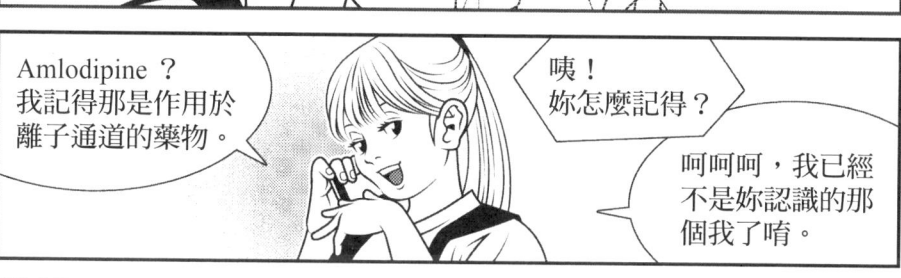

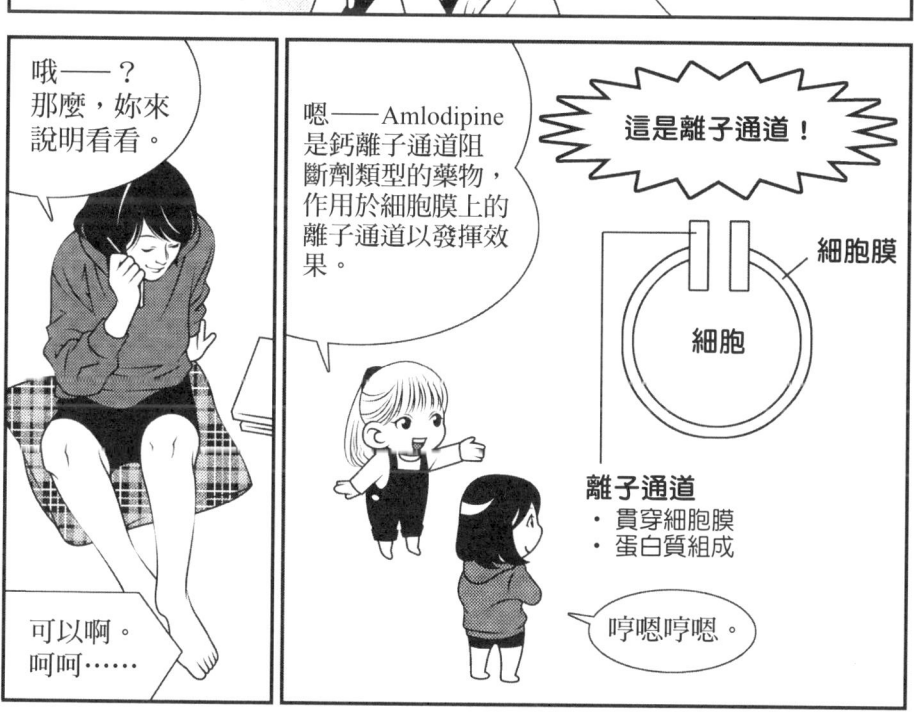

離子通道大致分為兩種……

Amlodipine 屬於電壓閘控型。

離子通道的種類

電壓閘控離子通道
藉由細胞膜內外的電位差來開關閘門。

配體閘控離子通道
藉由離子通道與生理活性物質等結合來開關閘門。
（又稱離子穿透型受體）

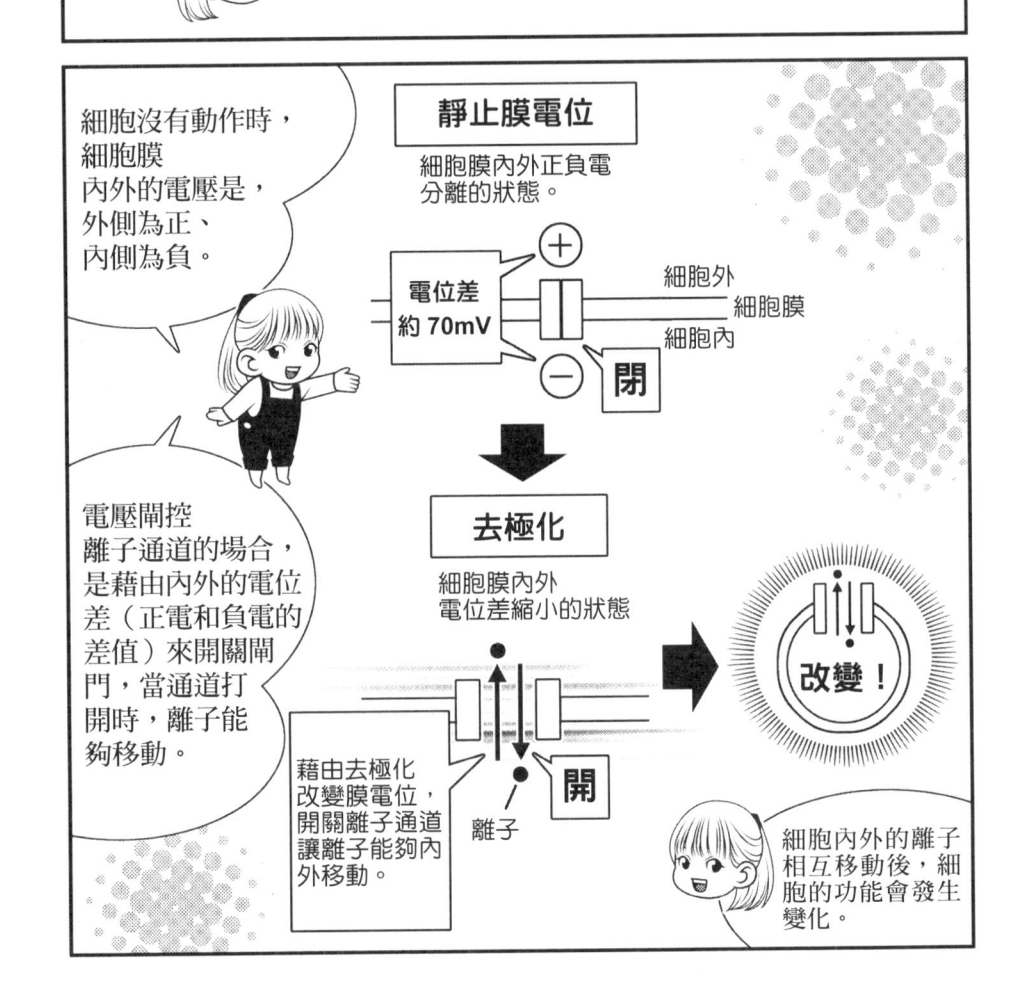

細胞沒有動作時，細胞膜內外的電壓是，外側為正、內側為負。

靜止膜電位

細胞膜內外正負電分離的狀態。

電位差約 70mV

＋ 細胞外
　 細胞膜
－ 細胞內
閉

↓

去極化

細胞膜內外電位差縮小的狀態

電壓閘控離子通道的場合，是藉由內外的電位差（正電和負電的差值）來開關閘門，當通道打開時，離子能夠移動。

藉由去極化改變膜電位，開關離子通道讓離子能夠內外移動。

離子

開

改變！

細胞內外的離子相互移動後，細胞的功能會發生變化。

喔喔～～
到目前都沒有錯！

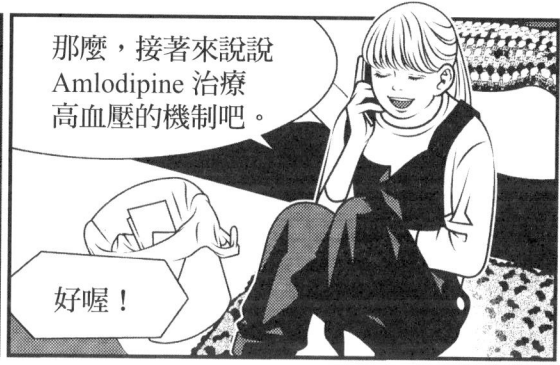

呵、呵、呵。

那麼，接著來說說 Amlodipine 治療高血壓的機制吧。

好喔！

Amlodipine 是藉由堵塞鈣離子通道來發揮效果。

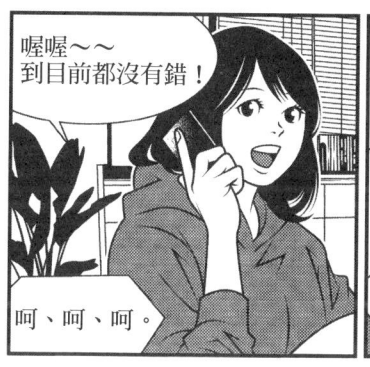

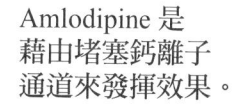

鈣離子流入細胞內，會造成血管收縮……

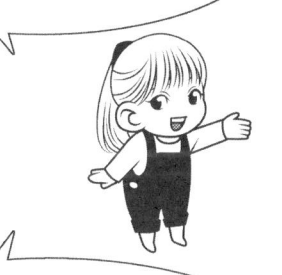

鈣離子流入，血壓升高。

擋住 STOP！
Ca^{2+}

收縮 = 血壓↑

血管

鈣離子阻斷劑（Amlodipine）

但 Amlodipine 阻礙鈣離子流入，不讓血壓升高。

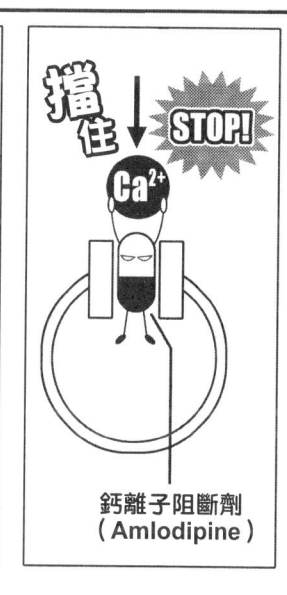

嗯、嗯。
那麼，Amlodipine 是哪一類鈣離子阻斷劑呢？

第5章 作用於離子通道的藥物效果

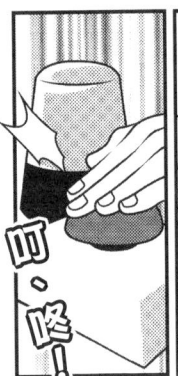

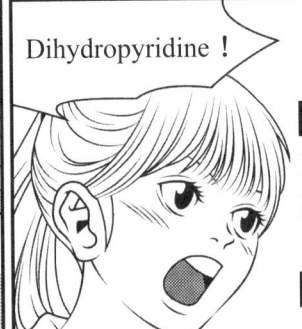

鈣離子阻斷劑的種類

Dihydrogen！

Dihydropyridine 類
會使末梢血管擴張，但幾乎不影響心臟機能。

一般名的最後都是「～dipine」
例如 ・Amlodipine
・Nifedipine

非 Dihydropyridine 類（Benzodiazepine 類等）
強烈作用於心肌。

正確！
朝比奈選手，
升高一階段。

↑藥理學↓猜謎

那麼，
它是作用於哪一型
鈣離子通道呢？

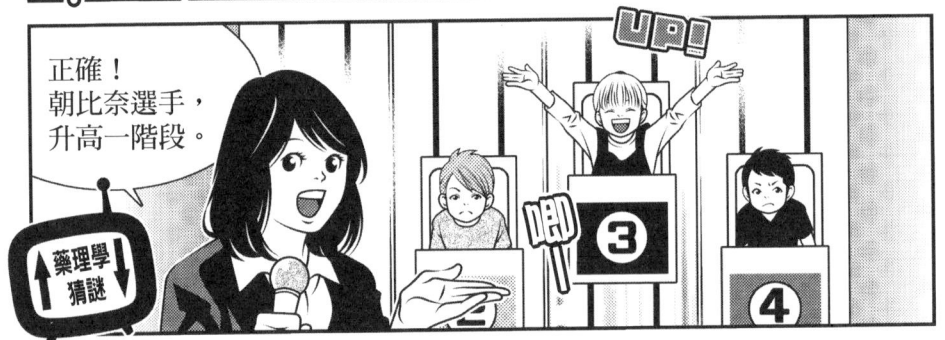

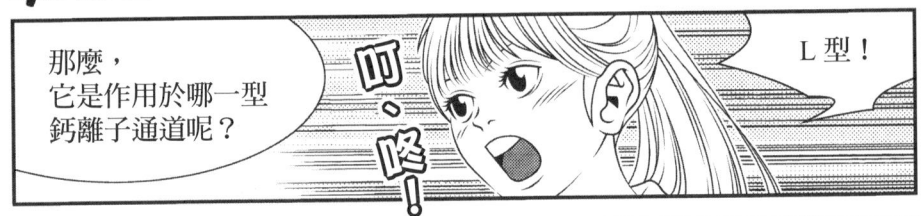

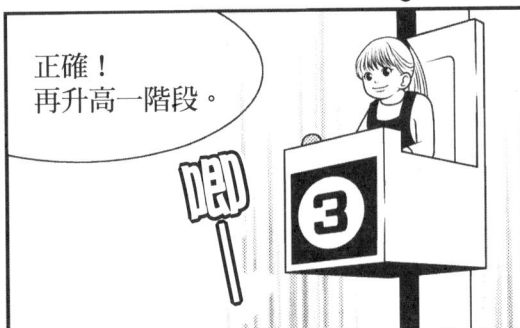

L 型！

正確！
再升高一階段。

L 型鈣離子通道

・Long Lasting
（活化時間長）

・Large conduction
（容易傳導電流）

取自英文字頭 L。

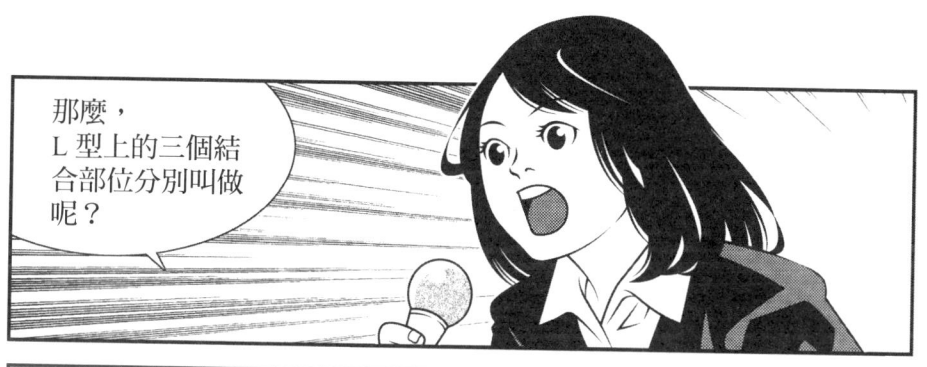

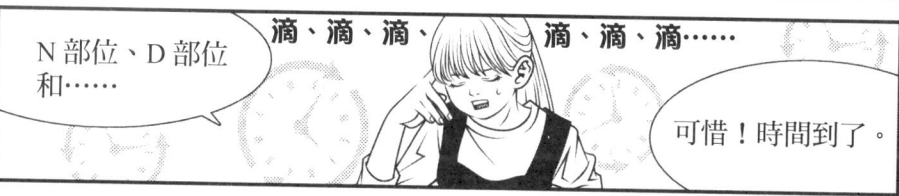

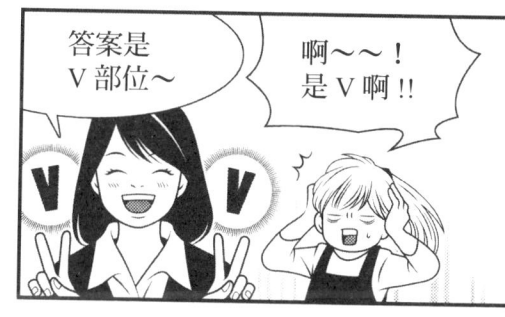

那麼，L型上的三個結合部位分別叫做呢？

N部位、D部位和……

滴、滴、滴…… 滴、滴、滴……

可惜！時間到了。

答案是V部位～

啊～～！是V啊!!

- N部位：**N**ifedipin
- D部位：**D**iltiazem
- V部位：**V**erapamil

全取自強結合力藥物的一般名字頭。

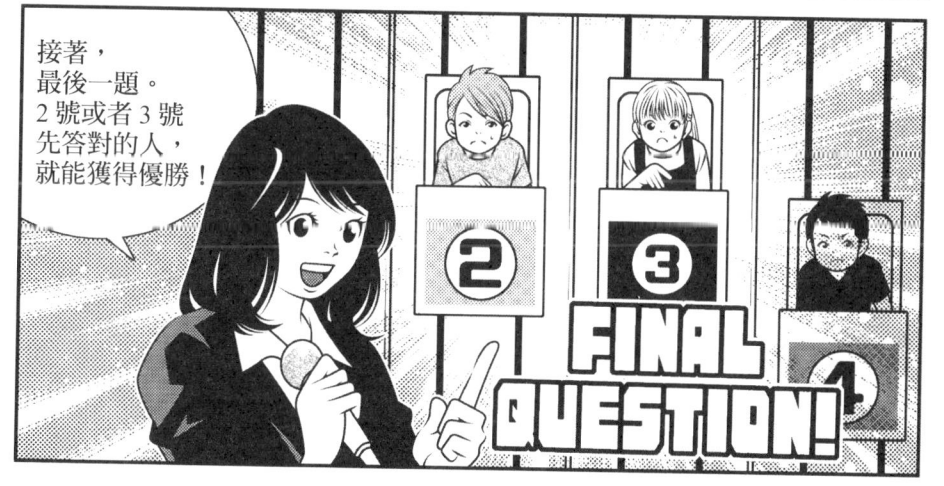

接著，最後一題。2號或者3號先答對的人，就能獲得優勝！

FINAL QUESTION!

第5章　作用於離子通道的藥物效果　　125

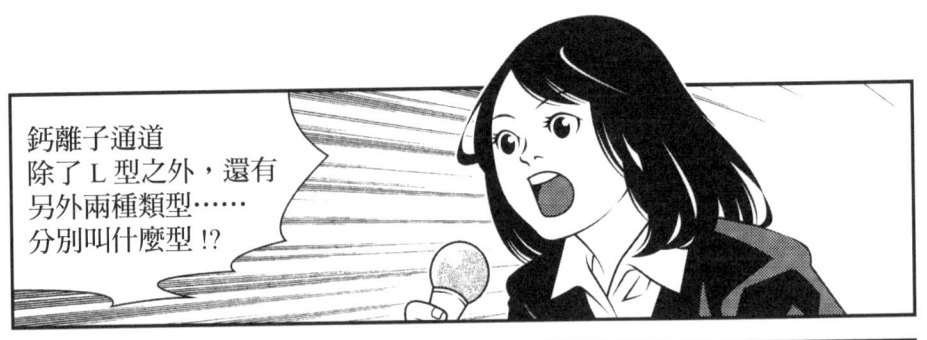

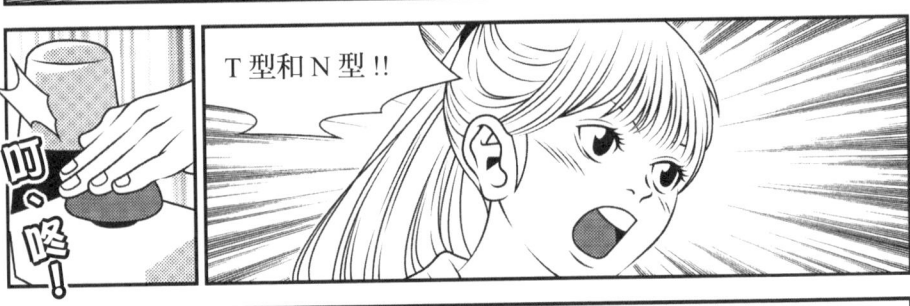

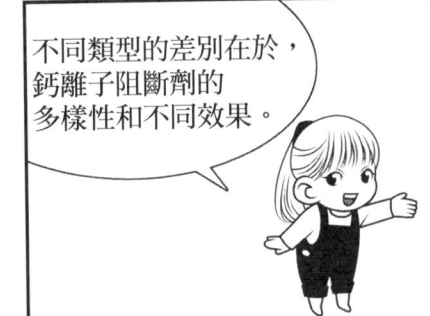

鈣離子通道除了L型之外，還有另外兩種類型……分別叫什麼型!?

T型和N型!!

不同類型的差別在於，鈣離子阻斷劑的多樣性和不同效果。

T型鈣離子通道

- Transient（短暫性、活化時間短）
- Tiny conductance（不容易傳導電流）

N型鈣離子通道

- Non-L（非L型的鈣離子通道）
- Neuronal（發現於神經細胞）

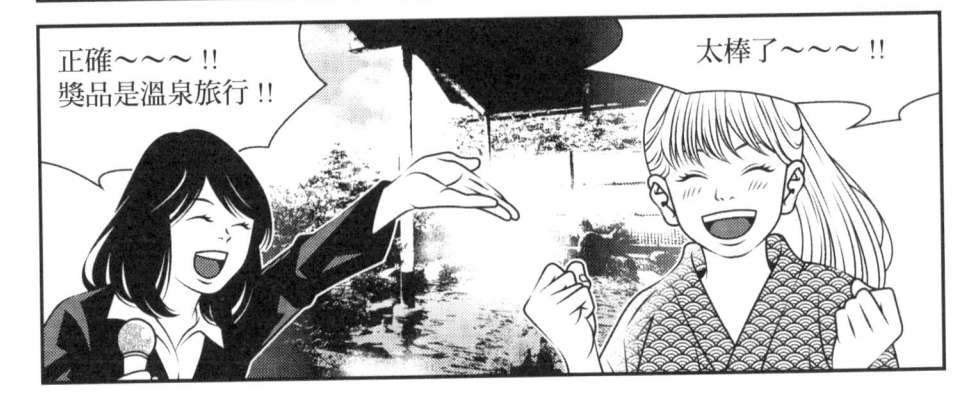

正確~~~!!
獎品是溫泉旅行!!

太棒了~~~!!

啊～～～
好想去泡溫泉～
好想要療癒一下～

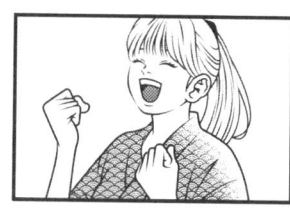

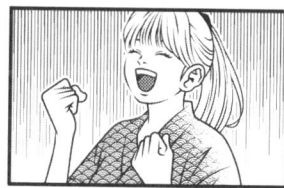

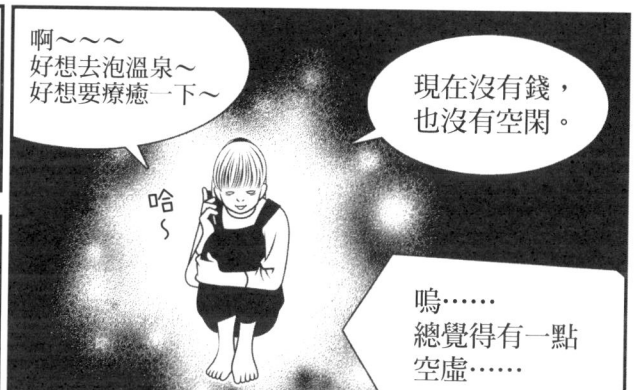

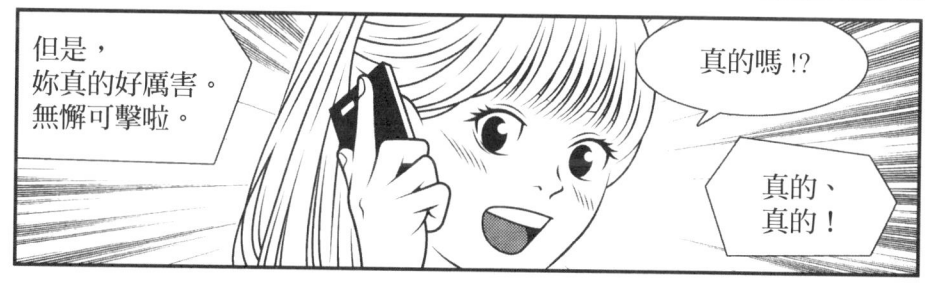

現在沒有錢，
也沒有空閒。

哈～

嗚……
總覺得有一點
空虛……

但是，
妳真的好厲害。
無懈可擊啦。

真的嗎!?

真的、
真的！

5-2 配體閘控離子通道

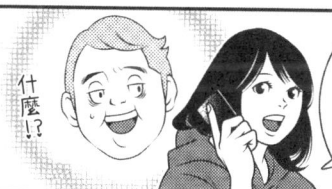

什麼!?

鈴的說明比安室老師
還要容易懂喔，
妳能說說看
配體閘控離子通道嗎？

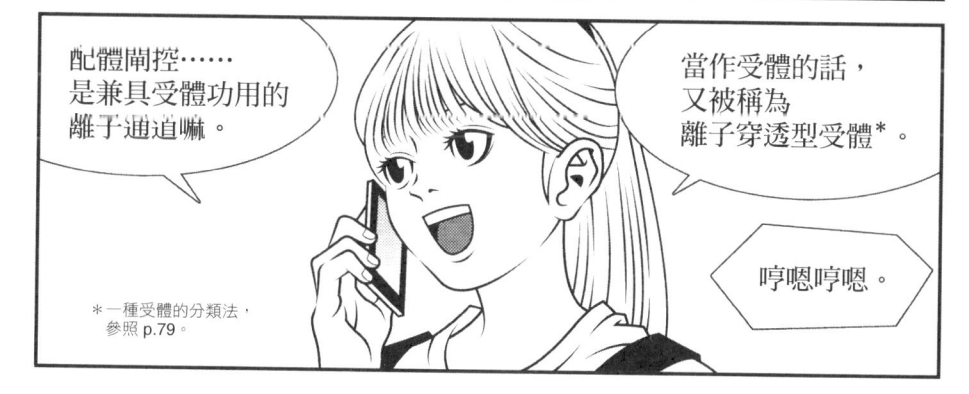

配體閘控……
是兼具受體功用的
離子通道嘛。

當作受體的話，
又被稱為
離子穿透型受體*。

哼嗯哼嗯。

*一種受體的分類法，
參照 p.79。

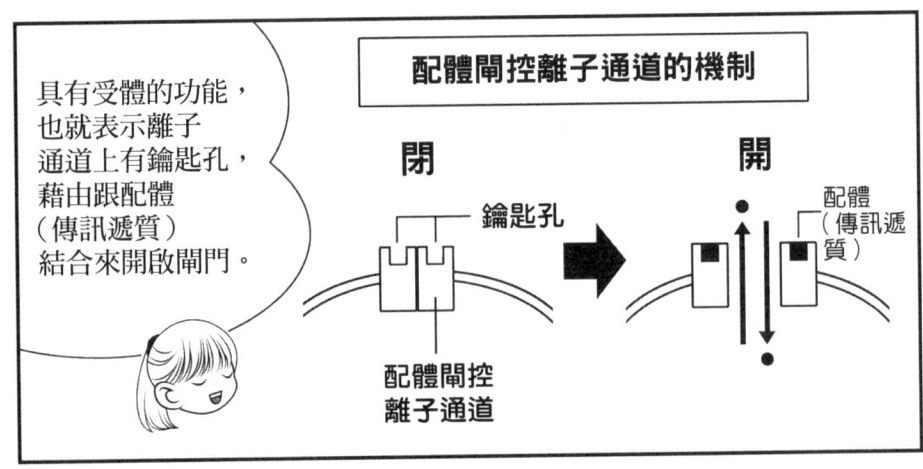

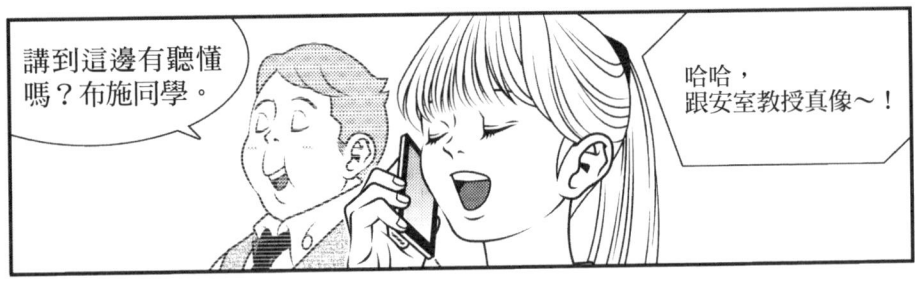

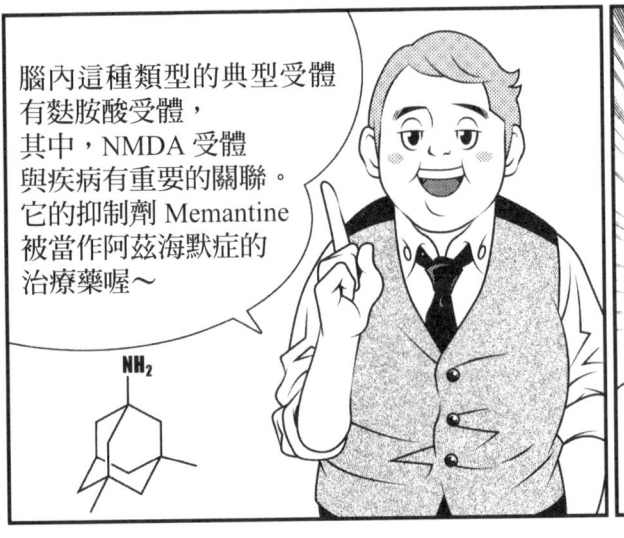

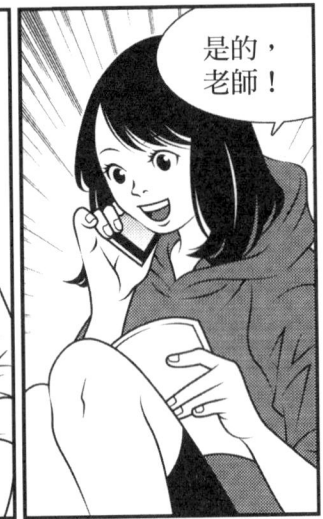

配體閘控離子通道的機制

具有受體的功能,也就表示離子通道上有鑰匙孔,藉由跟配體(傳訊遞質)結合來開啟閘門。

閉 — 鑰匙孔 — 配體閘控離子通道

開 — 配體(傳訊遞質)

講到這邊有聽懂嗎?布施同學。

哈哈,跟安室教授真像~!

腦內這種類型的典型受體有麩胺酸受體,其中,NMDA 受體與疾病有重要的關聯。它的抑制劑 Memantine 被當作阿茲海默症的治療藥喔~

是的,老師!

阿茲海默症的發病機制如同這樣。

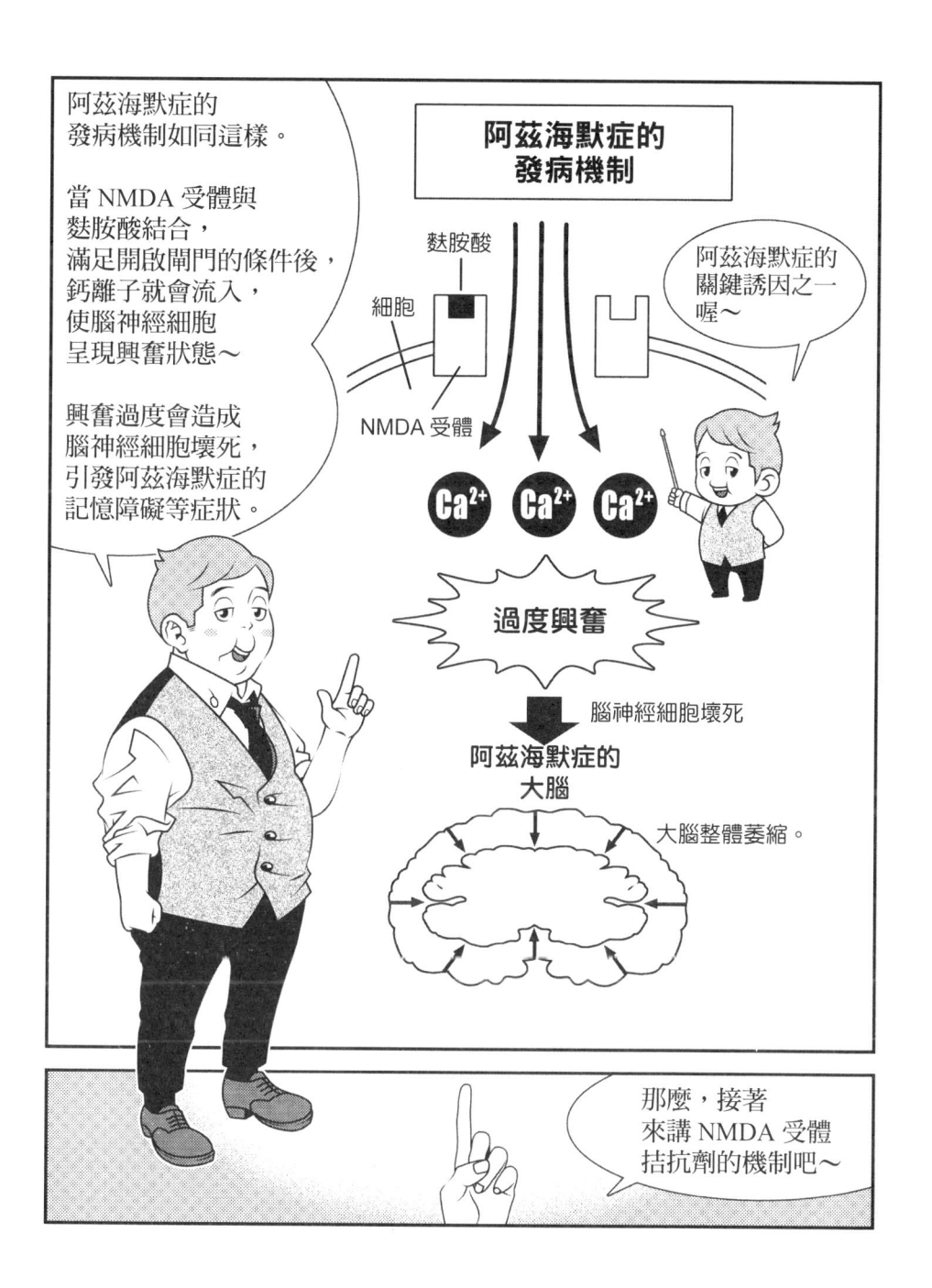

當 NMDA 受體與麩胺酸結合，滿足開啟閘門的條件後，鈣離子就會流入，使腦神經細胞呈現興奮狀態～

興奮過度會造成腦神經細胞壞死，引發阿茲海默症的記憶障礙等症狀。

阿茲海默症的發病機制

麩胺酸
細胞
NMDA 受體

Ca^{2+} Ca^{2+} Ca^{2+}

阿茲海默症的關鍵誘因之一喔～

過度興奮

↓ 腦神經細胞壞死

阿茲海默症的大腦

大腦整體萎縮。

那麼，接著來講 NMDA 受體拮抗劑的機制吧～

第5章 作用於離子通道的藥物效果　129

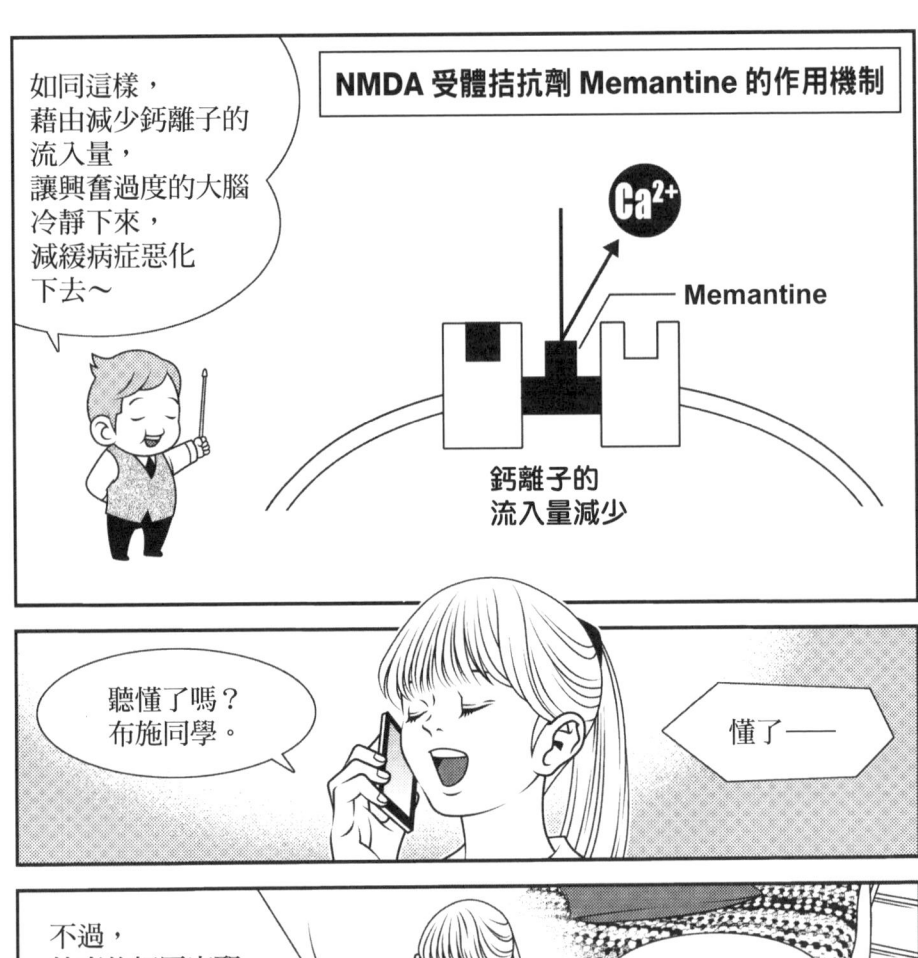

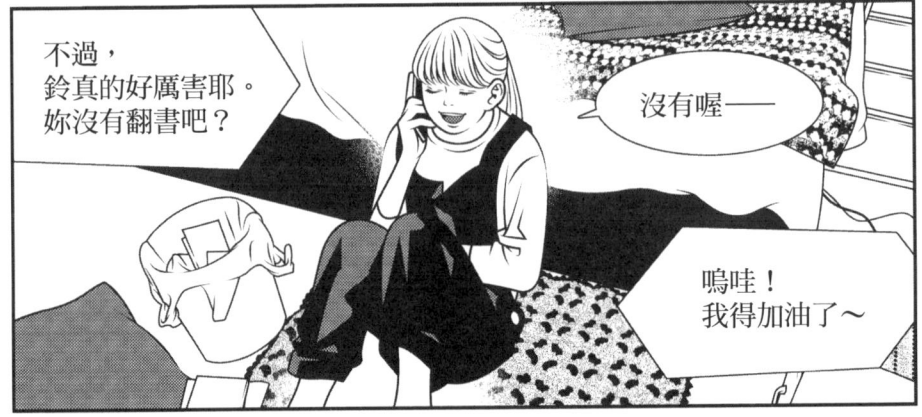

NMDA 受體拮抗劑 Memantine 的作用機制

如同這樣，藉由減少鈣離子的流入量，讓興奮過度的大腦冷靜下來，減緩病症惡化下去～

Ca^{2+}

Memantine

鈣離子的流入量減少

聽懂了嗎？布施同學。

懂了——

不過，鈴真的好厲害耶。妳沒有翻書吧？

沒有喔——

嗚哇！我得加油了～

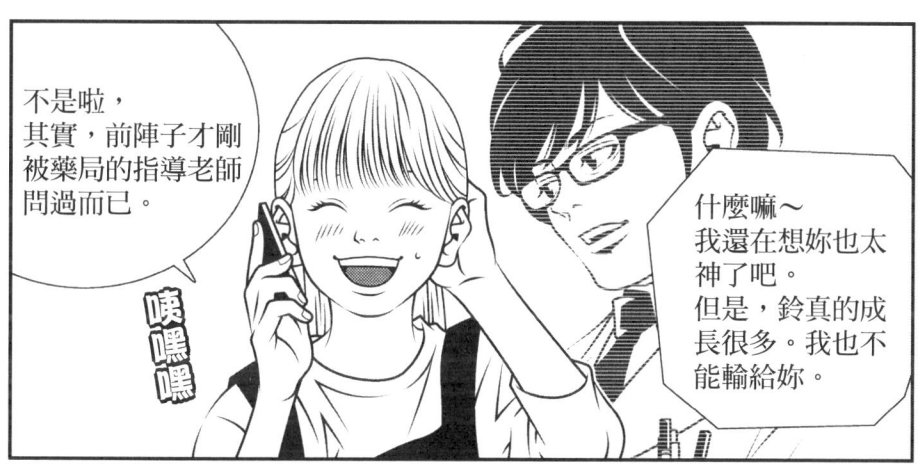

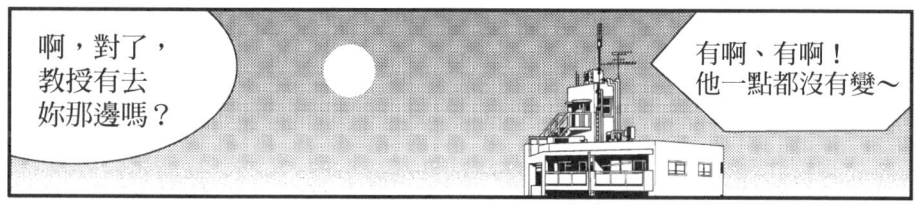

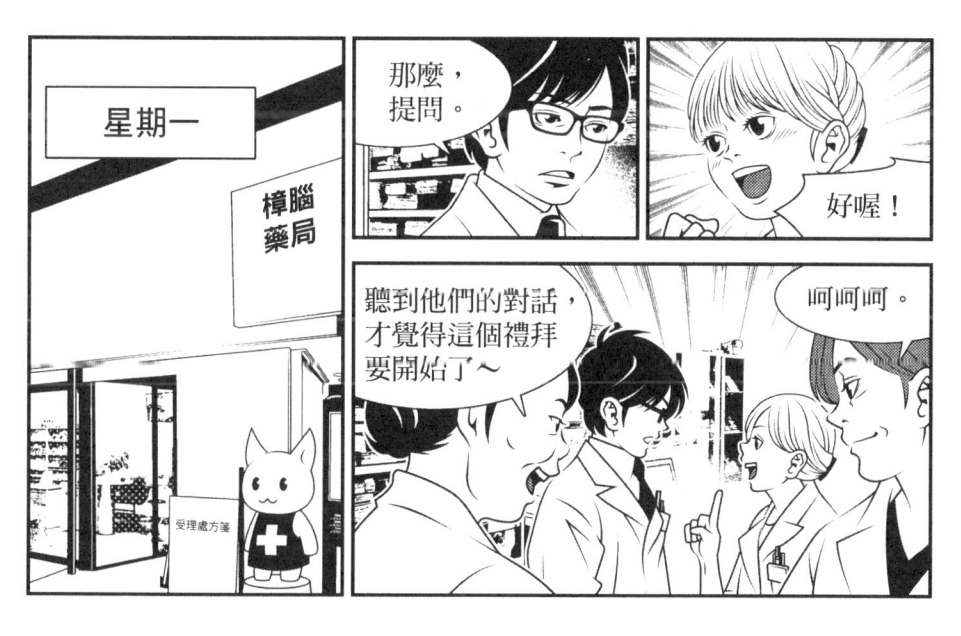

不是啦，其實，前陣子才剛被藥局的指導老師問過而已。 咦嘿嘿	什麼嘛～ 我還在想妳也太神了吧。 但是，鈴真的成長很多。我也不能輸給妳。

啊，對了，教授有去妳那邊嗎？

有啊、有啊！他一點都沒有變～

星期一

樟腦藥局

那麼，提問。

好喔！

聽到他們的對話，才覺得這個禮拜要開始了～

呵呵呵。

第5章　作用於離子通道的藥物效果　131

第 5 章補充

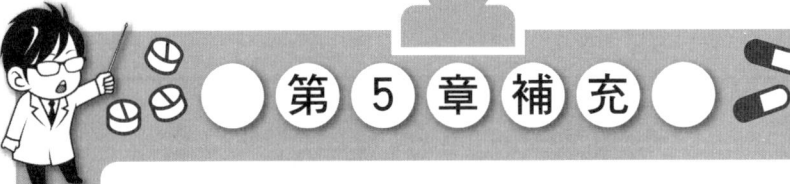

很多人一聽到離子就忽然覺得好專業,產生棘手的意識,各位讀者也是這樣嗎?或許有人會後悔:以前化學課多學一點就好了。不過,這邊先記住「離子的進出會改變細胞的性質」,繼續讀下去吧。

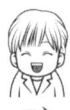

昨天,我和朋友聊了一下離子通道。

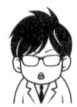

大學的朋友嗎?

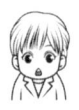

對,同一個研究室的女孩子,她現在也在藥局實習。我直接搬出老師前幾天的說明後,她感到非常驚訝。

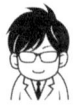

那真是太好了。這邊再複習一次,確實打好基礎吧。

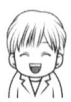

好的!(還好老師沒說「那麼,妳來說明看看」~)

5-3 離子通道的基礎知識

在學習離子通道時,首先要知道「離子的進出會改變細胞的性質」。如同前面漫畫介紹的:當細胞內的鈣離子增加,會引起血管收縮,造成血壓升高(p.123)。以離子通道為標的分子的藥物,瞄準的是如何開關離子通道,調整離子的進出。想要阻止血壓繼續升高時,會投予關閉閘門的「鈣離子阻斷劑」,讓鈣離子無法進入細胞。

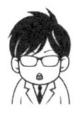

離子通道根據打該閘門的方式分為兩種，妳知道分別為哪兩種嗎？

①電壓閘控離子通道和②配體閘控離子通道（圖1）。①是利用細胞內外的電位差來開啟閘門的類型；②是如同受體利用生理活性物質、藥物與離子通道結合來開啟閘門的類型。

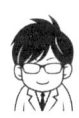

答得不錯。順便一提，配體閘控離子通道也是受體的一種（p.79）。那麼，接著講解比漫畫更深入的內容吧。

①電壓閘控離子通道

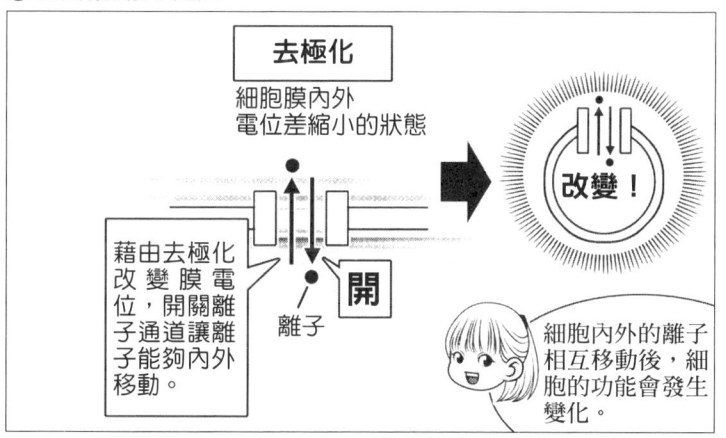

去極化

細胞膜內外電位差縮小的狀態

藉由去極化改變膜電位，開關離子通道讓離子能夠內外移動。

開

離子

改變！

細胞內外的離子相互移動後，細胞的功能會發生變化。

利用細胞內外的電位差來開關閘門。截自 p.122 。

②配體閘控離子通道

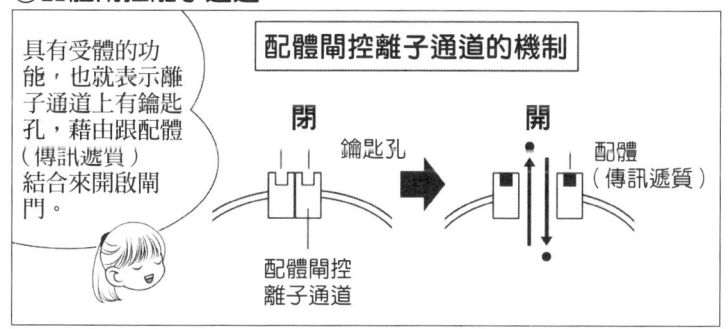

具有受體的功能，也就表示離子通道上有鑰匙孔，藉由跟配體（傳訊遞質）結合來開啟閘門。

配體閘控離子通道的機制

閉　　　開

鑰匙孔　　配體（傳訊遞質）

配體閘控離子通道

利用配體的結合來開關閘門。截自 p.128 。

圖1　電壓／配體閘控離子通道的閘門開啟機制

第5章　作用於離子通道的藥物效果

5-4 配體閘控離子通道的種類

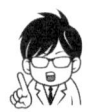

具有受體功能的離子通道，又稱為配體閘控離子通道（離子通道型受體）。麩胺酸是腦內興奮性神經網路的傳訊遞質，其受體有「AMPA 受體」、「NMDA 受體」，兩者皆是藉由與配體麩胺酸結合來發揮作用。

① AMPA 受體

主要藉由讓鈉離子流入細胞內，使細胞膜電位上升以改變細胞功能。

② NMDA 受體

如漫畫（ p.129 ），鈣離子流入細胞內。嚴格來說，當滿足「與麩胺酸結合」和「細胞膜電位上升」兩條件時，鈣離子才能進入細胞。「配體（麩胺酸）的結合（＝訊息傳遞）」和「膜電位上升」同時發生時，NMDA 受體才開始活動，使傳遞神經訊息的突觸（神經元間傳訊時位置）表現「同步性」的感知功能。NMDA 受體被認為是記憶形成的重要部件，而「同步性」是形成記憶的關鍵。

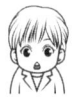

> 因為與記憶形成有關，所以作用於 NMDA 受體的藥物，也能治療阿茲海默症！

5-5 鈣離子阻斷劑的作用機制

鈣離子阻斷劑具降低血壓的作用，因降壓效果強且副作用低，常作為各種病症的首選。不論患者有無合併病症，鈣離子阻斷劑常與其他降壓藥物一起使用。

作用機制，是藉由阻礙血管平滑肌的鈣離子流入，讓血管平滑肌鬆弛、降低末梢血管阻力，進而降低血壓。與血壓有關的主要因子有末梢血管阻抗性和心臟機能，關係式：

$$\text{血壓} = \text{末梢血管阻力} \times \text{心臟機能}$$

末梢血管阻力會影響血壓，當血管平滑肌收縮，造成血管內徑變小（血管變細），血壓就會上升。所以，藉由阻礙控制血管平滑肌收縮的鈣離子通道活化，抑制平滑肌的收縮，升高的血壓便會降低。這就是鈣離子阻斷劑的藥效。

此類藥物具有擴張血管作用，故適用於高齡者。因不會對醣類代謝、脂質代謝、電解質代謝帶來不好的影響，可用於合併糖尿病、脂質異常症的高血壓患者；又因能夠改善大腦、腎臟等血液循環，也可用於合併腦中風、腎臟病的高血壓患者。另外，鈣離子阻斷劑原本是針對心絞痛而開發的治療藥，所以也可用於曾經罹患心絞痛（特別是變異型心絞痛）病史的患者。

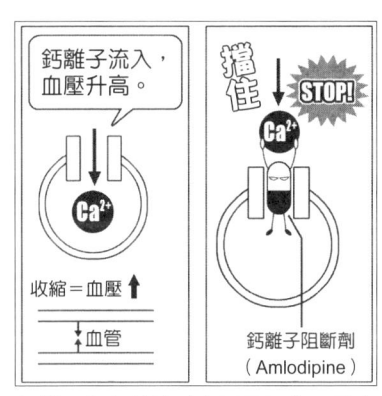

鈣離子阻斷劑抑制血壓上升。截自 p.123 。

5-6 鈣離子阻斷劑的種類

鈣離子阻斷劑主要可分為「Dihydropyridine 類」和「Benzodiazepine 類」（表1）。因為 Dihydropyridine 類比較有名，所以 Benzodiazepine 類等其他的阻斷劑，也可統稱為「非 Dihydropyridine 類」。

① Dihydropyridine 類

特徵是作用於末梢血管使血管擴張，但對心臟幾乎沒有影響（稱為「血管選擇性」）。可分長效型（每天投予 1～2 次）與短效型（每天投予 3 次），但為了減輕副作用、讓病人確實服藥（稱為「用藥遵從性」），多選擇使用長效型。

② Benzodiazepine 類

較具代表性的有 Diltiazem。Diltiazem 會抑制心臟傳導系統，引起心跳減慢（Bradycardia）、房室傳導阻斷（Atrioventricular Block），所以應避免併用 β 阻斷劑（腎上腺素 β 受體拮抗劑）。

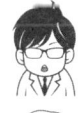

……怎麼啦？

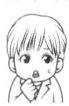

除了鈣離子之外，還有其他的離子通道吧？我們只需要討論鈣離子嗎？

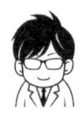

妳問得很好。前面是以鈣離子通道為代表例子，但細胞還有其他的離子通道。那麼，我們稍微提升難度，討論一下鈉離子和鉀離子的離子通道吧。

表1 主要的鈣離子阻斷劑

Dihydropyridine 類	Azelnidipine、Amlodipine、Aranidipine、Efonidipine、Cilnidipine、Nifedipine、Nicardipine、Nisoldipine、Nitrendipine、Nilvadipine、Barnidipine、Felodipine、Benidipine、Manidipine
Benzodiazepine 類	Diltiazem

Dihydropyridine 類藥物的一般名最後都是「～dipine」，很容易判別。

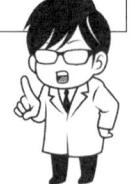

5-7 電壓閘控鈉離子通道

鈉離子通道是神經細胞發揮功能時的重要通道。神經細胞傳遞訊息所需的動作電位，跟離子通道的活動狀態有密切的關係。

電壓閘控鈉離子通道，能透過細胞膜電位（的狀態）活化。當膜電位達到閾值（反應所需的最小刺激），離子通道會敞開，讓鈉離子流入細胞內。此時，在神經細胞體延伸出來的神經纖維（軸突）根部附近，便會產生動作電位。

在臨床用治療藥物上，常將鈉離子通道的阻斷劑，用作抗心律不整藥物和局部麻醉劑。局部麻醉劑是，藉由抑制鈉離子通道的活化，從細胞內側阻斷「疼痛」的傳遞，其作用機制跟局部麻醉劑的構造有關。局部麻醉劑具有高脂溶性苯環與水溶性三級胺（tertiary amine），未電離的鹽基型狀態能夠通過細胞膜，進入細胞內轉變為離子型，於細胞質側阻斷電壓閘控鈉離子通道。

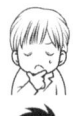

的確，細胞外的鈉離子比較多（ p.152 ）。

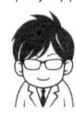

是啊，不如說是非常的多。所以，當通道一打開，鈉離子便會大量湧入。

5-8 電壓閘控鉀離子通道

鉀離子是細胞內含量最多的陽離子（細胞內 150mM、細胞外 5mM），當鉀離子通道打開時，會增加靜止膜電位、產生動作電位，讓細胞發生再極化。

鉀離子通道的種類眾多。這是由於多樣的遺傳基因，不同種類的次單元組合形成通道孔洞（pore），據說能夠組合出超過數百種的構造。

具代表性的臨床用藥，有抗心律不整藥 Vaughan-Williams 分類中的 III 類藥物，如 Amiodarone、Nifekalant 等等。藉由調整細胞膜的電位，影響動作電位的產生，在心臟幾能的改善方面頗為有名。

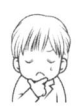

有點難耶。

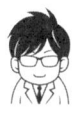

可能是因為出現不常聽到的名詞吧。當自己有進一步了解後，再回過頭來重新閱讀吧。

鈉離子通道阻斷劑的作用

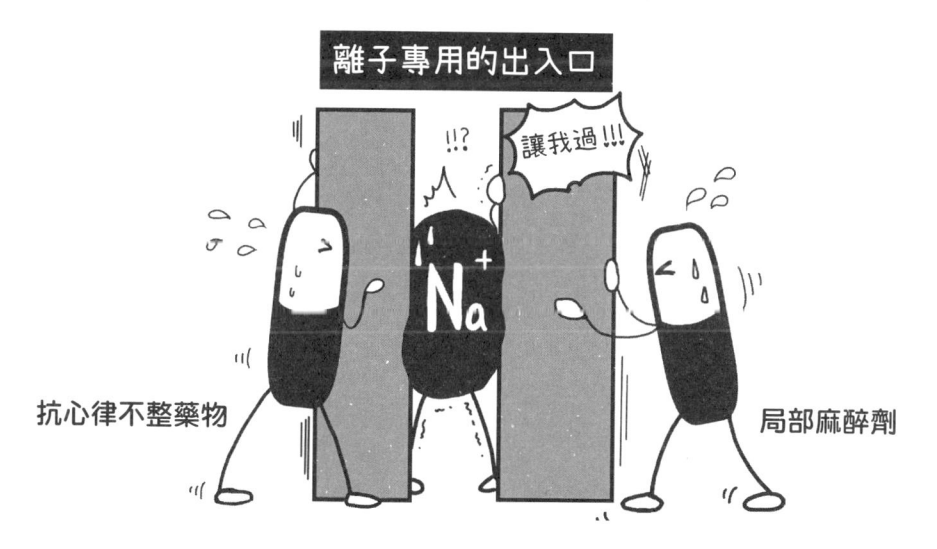

離子專用的出入口

讓我過!!!

!!?

Na^+

抗心律不整藥物　　　　　　　　　　　　　　　局部麻醉劑

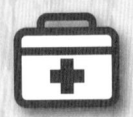

挑戰藥師國家考試 5

關於 Ca^{2+} 通道阻斷劑，下列哪**兩句**敘述正確？

1. Amlodipine 會阻斷心肌的 L 型 Ca^{2+} 通道，但不會阻斷血管平滑肌的 L 型 Ca^{2+} 通道。
2. Verapamil 會阻斷血管平滑肌的 L 型 Ca^{2+} 通道，但不會阻斷心肌的 L 型 Ca^{2+} 通道。
3. Cilnidipine 會阻斷血管平滑肌的 L 型 Ca^{2+} 通道，和交感神經末梢的 N 型 Ca^{2+} 通道。
4. Diltiazem 會阻斷房室結的 L 型 Ca^{2+} 通道。
5. Bepridil 除了阻斷 Ca^{2+} 通道之外，亦會活化 K^+ 通道。

〔第 101 回日本藥師國家考試 一般問題（藥學理論問題）第 157 題〕

解說

1. Amlodipine 是 Dihydropyridine 類鈣離子阻斷劑的代表藥物，具有高血管選擇性（擴張末梢血管，但幾乎不影響心臟機能），而非選擇性地阻斷心肌的鈣離子（Ca^{2+}）通道。
2. Verapamil 是 Phenylalkylamine 類鈣離子阻斷劑，其特徵是同時阻斷心肌及血管平滑肌的鈣離子通道，適用合併高血壓的心律不整等病症，而非選擇性地阻斷血管平滑肌的鈣離子通道。
5. Bepridil 是抗心律不整藥分類中的 IV 類藥物，具有非專一性的阻斷作用，除了鈣離子外，亦會阻斷其他各種離子，並非如同選項敘述活化 K^+ 通道。

答案：3 和 4

第6章

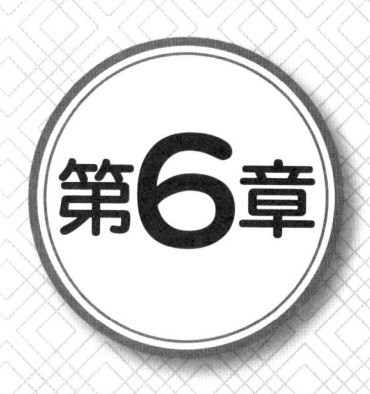

作用於載體蛋白的藥物效果

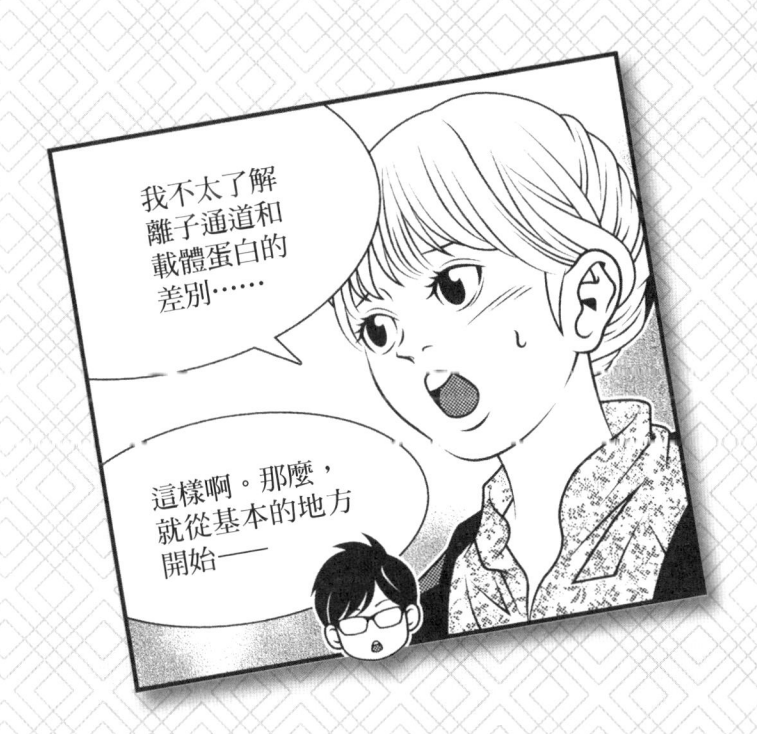

> 我不太了解離子通道和載體蛋白的差別……

> 這樣啊。那麼，就從基本的地方開始——

6-1 什麼是載體蛋白

傾盆大雨

午安。

午安。
西村太太有確實服藥,但看起來不太有精神。

照護員小姐來了喔。

現在逐漸成為藥師業務之一的「居家醫療」,是為了某些原因無法前往醫院就診的患者,提供到府醫療的服務。

午安～
身體還好嗎?

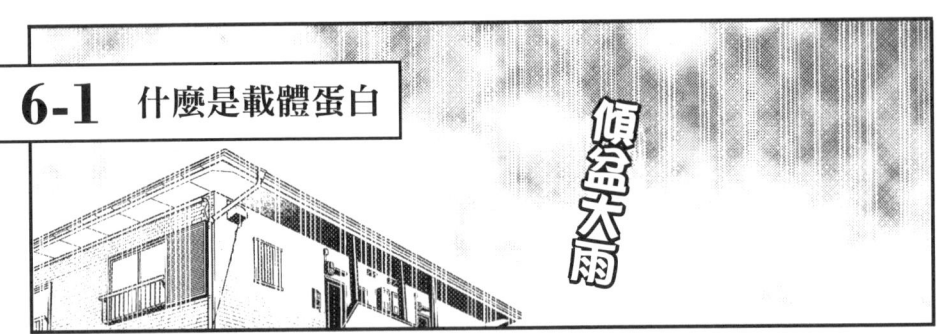

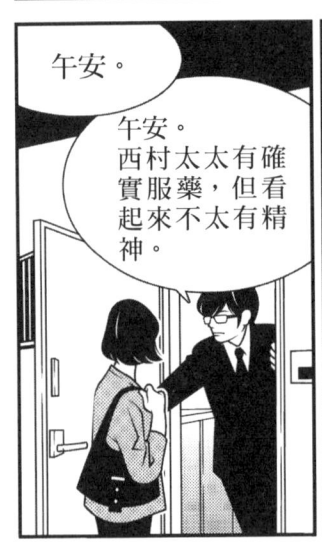

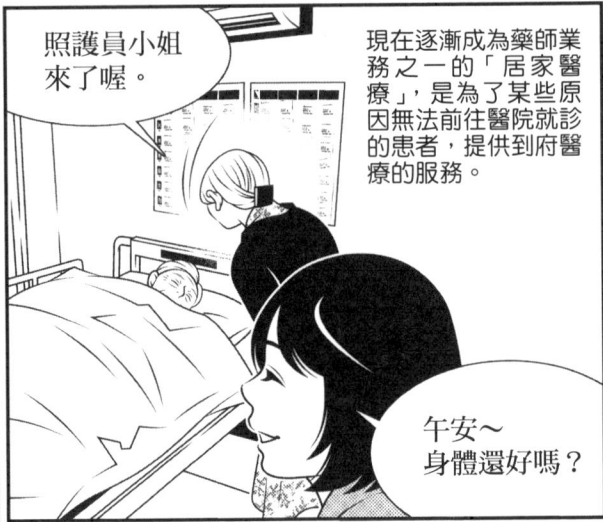

地區涵蓋照護系統的概念圖

常去的醫院（醫院、診所）
醫師　護理師

診斷治療處方箋 ／ 就診

照護員
・居家照護服務
・訪問看護、照護
・小規模多機能型居家照護 等等

照護 ← 地區涵蓋支援中心 → 照護

患者

照管專員

處方箋 ／ 居家訪問健康諮詢藥劑

藥局（常去的藥局）
藥師

為了應對2025年問題*,正在趕緊著手整備。

＊2025年日本迎接每4位國民就有1人年滿75歲以上的超高齡化社會預期面對的各種問題。

地區涵蓋照護系統,是基於「由地區全體提供協助,讓需要照護的患者在居住習慣的地區(或者居家)維持自己原本的生活」的思維所建置的支援體制。
藥師在居家醫療中扮演重要的角色,備受期待。

藥師在居家醫療負責的職務主要有三項。

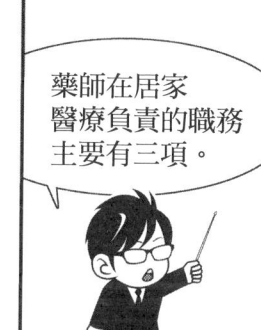

① 根據醫師的處方箋，將藥物分裝到週曆藥袋、配藥盒。

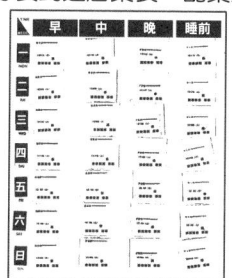

因為對象主要為高齡者，藥物多會分包、粉碎調劑。

經由胃造口（Gastrostomy）、鼻胃管投藥等，會視情況指導簡易懸濁法（Simple Suspension Method）。

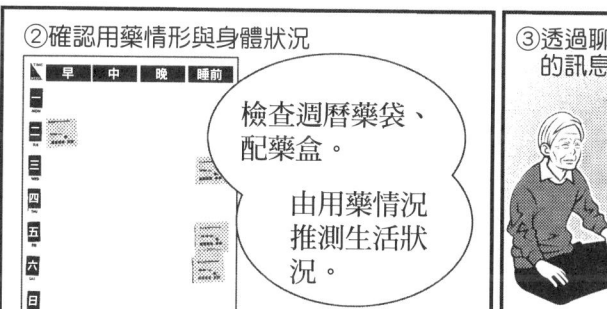

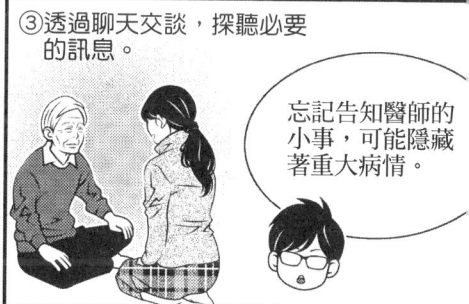

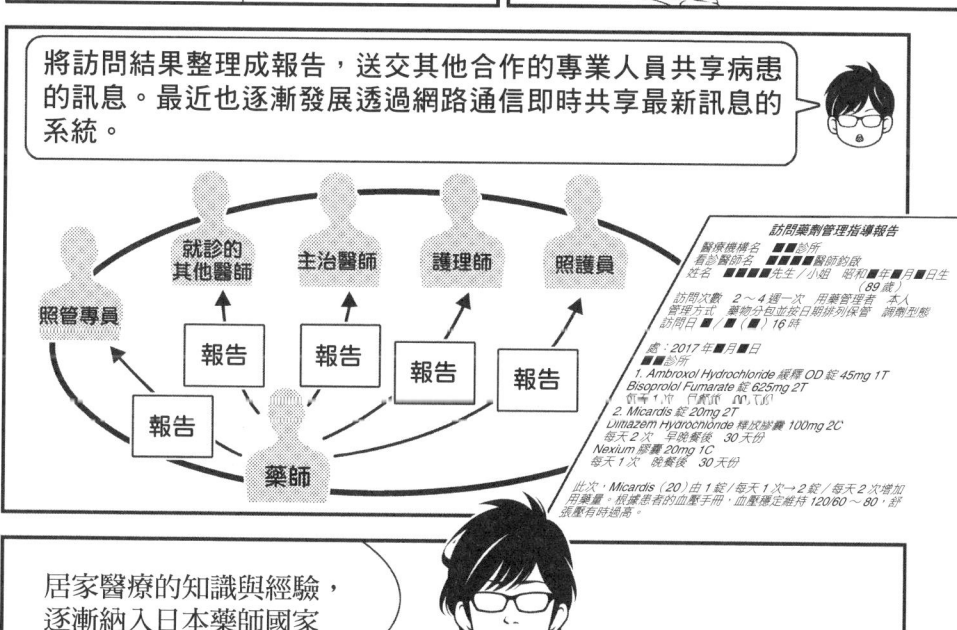

② 確認用藥情形與身體狀況

檢查週曆藥袋、配藥盒。

由用藥情況推測生活狀況。

③ 透過聊天交談，探聽必要的訊息。

忘記告知醫師的小事，可能隱藏著重大病情。

將訪問結果整理成報告，送交其他合作的專業人員共享病患的訊息。最近也逐漸發展透過網路通信即時共享最新訊息的系統。

就診的其他醫師　主治醫師　護理師　照護員

照管專員

報告

藥師

訪問藥劑管理指導報告

醫療機構名　■■■■診所
看診醫師名　■■■■醫師鈴毆
姓名　■■■■先生/小姐　昭和■年■月■日生
（89歲）
訪問次數　2～4週一次　用藥管理者　本人
管理方式　藥物分包並按日期排列保管　調劑型態
訪問日　■/（■）16時

處：2017年■月■日
■■診所
1. Ambroxol Hydrochloride 緩釋 OD 錠 45mg 1T
   Bisoprolol Fumarate 錠 0.625mg 2T
   朝食後 □■貳週 ○○, 14日份
2. Micardis 錠 20mg 2T
   Diltiazem Hydrochloride 持效膠囊 100mg 2C
   每天2次　早晚餐後　30天份
   Nexium 膠囊 20mg 1C
   每天1次　晚餐後　30天份

此次，Micardis (20) 由1錠/每天1次→2錠/每天2次增加用藥量。根據患者的血壓手冊，血壓穩定維持120/60～80，舒張壓有時增高。

居家醫療的知識與經驗，逐漸納入日本藥師國家考試的內容。

第一次居家訪問覺得如何？

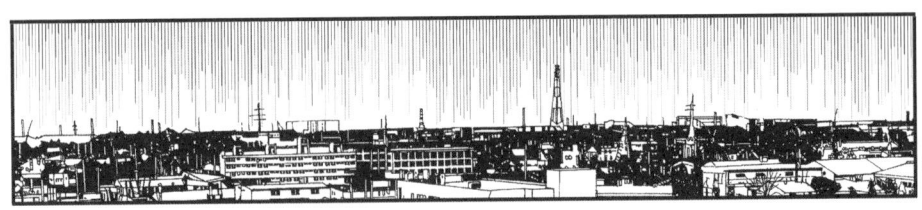

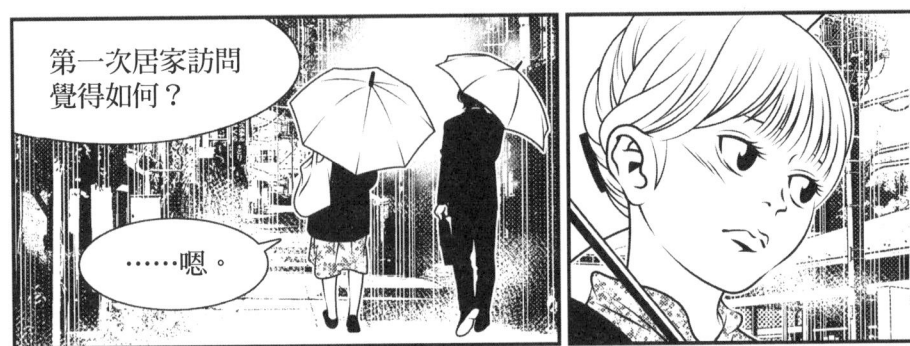

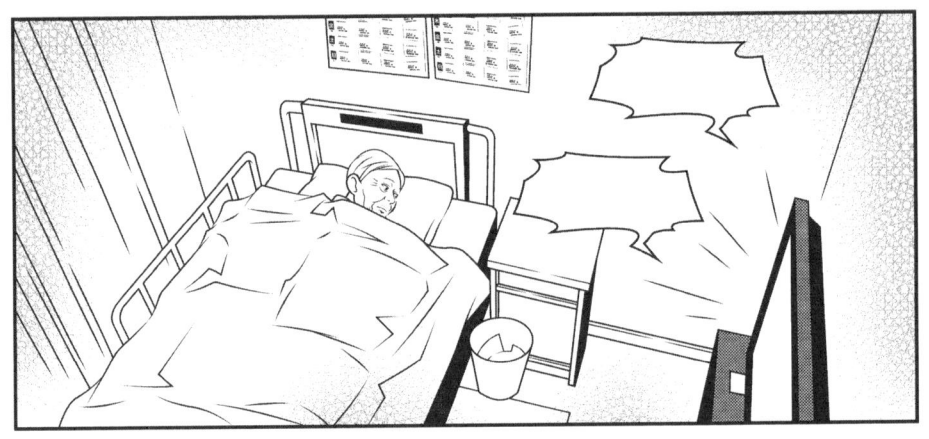

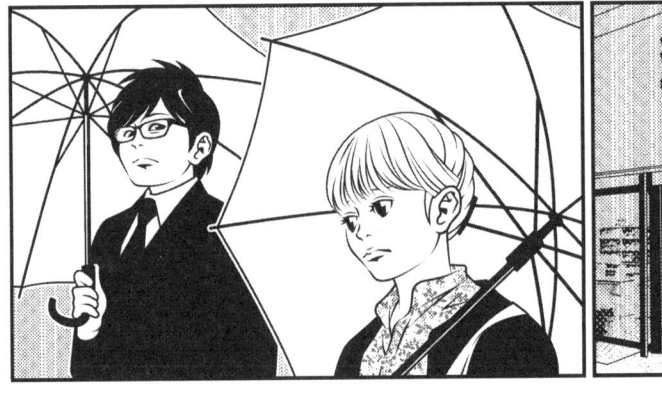

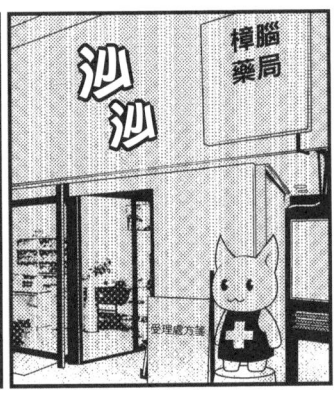

……嗯。

沙沙

樟腦藥局

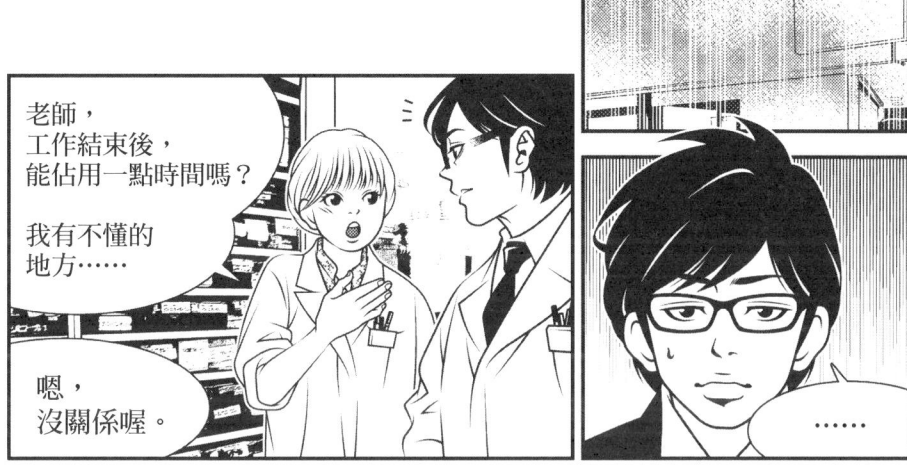

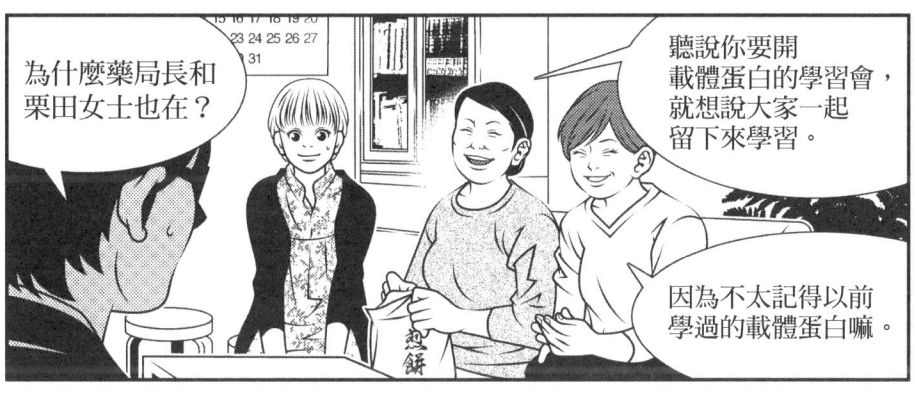

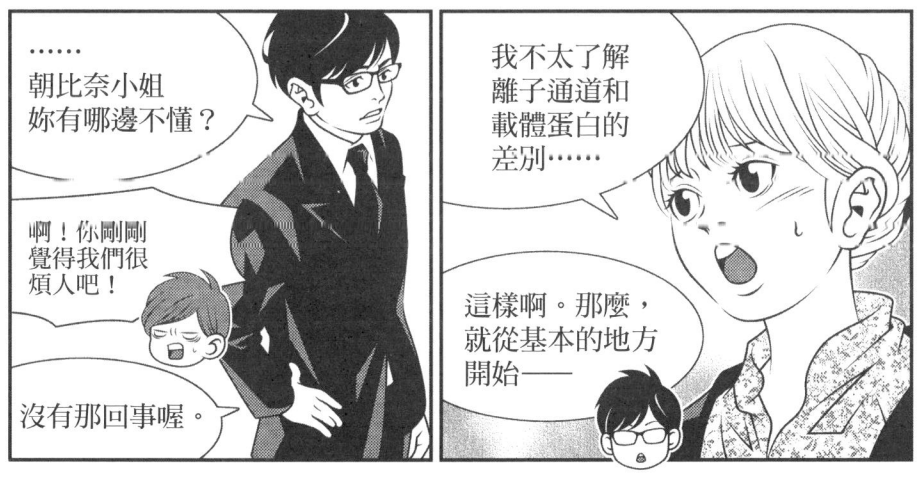

老師，
工作結束後，
能佔用一點時間嗎？

我有不懂的
地方……

嗯，
沒關係喔。

……

為什麼藥局長和
栗田女士也在？

聽說你要開
載體蛋白的學習會，
就想說大家一起
留下來學習。

因為不太記得以前
學過的載體蛋白嘛。

……
朝比奈小姐
妳有哪邊不懂？

啊！你剛剛
覺得我們很
煩人吧！

沒有那回事喔。

我不太了解
離子通道和
載體蛋白的
差別……

這樣啊。那麼，
就從基本的地方
開始——

第6章 作用於載體蛋白的藥物效果　143

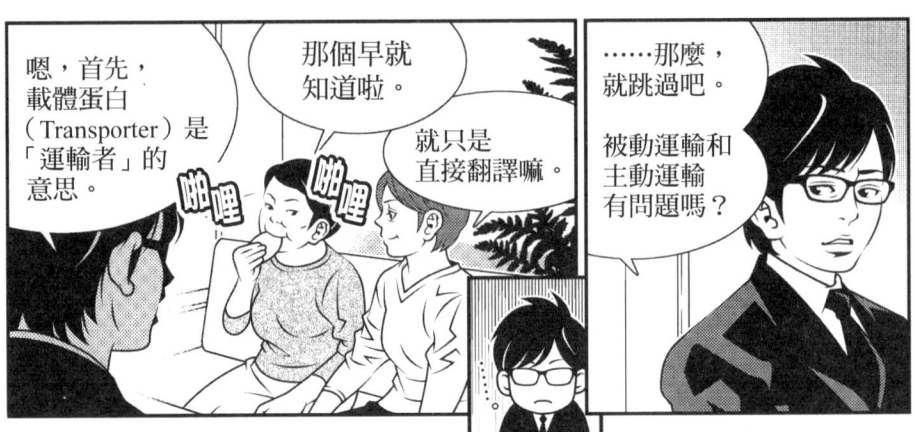

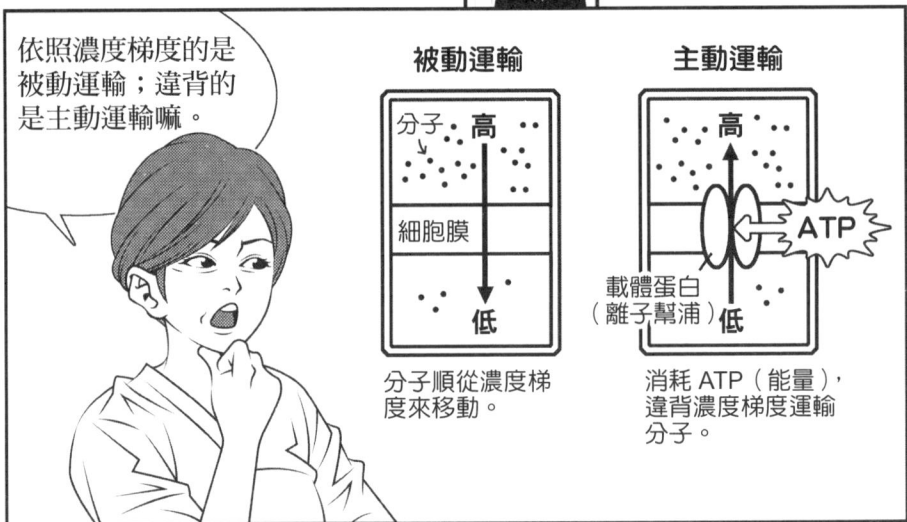

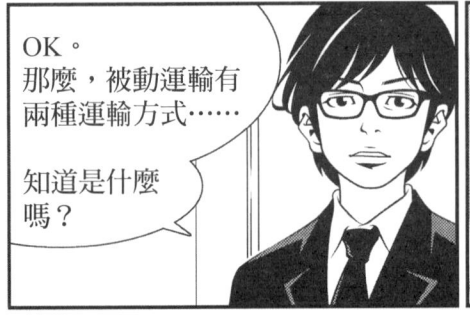

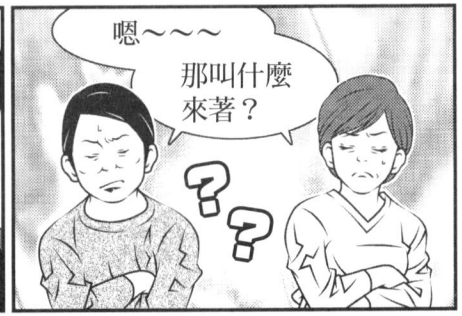

| 嗯,首先,載體蛋白（Transporter）是「運輸者」的意思。 | 那個早就知道啦。 就只是直接翻譯嘛。 | ……那麼,就跳過吧。 被動運輸和主動運輸有問題嗎？ |

依照濃度梯度的是被動運輸；違背的是主動運輸嘛。

被動運輸

分子 高
細胞膜
低

分子順從濃度梯度來移動。

主動運輸

高
載體蛋白（離子幫浦）
低
ATP

消耗 ATP（能量）,違背濃度梯度運輸分子。

OK。
那麼,被動運輸有兩種運輸方式……

知道是什麼嗎？

嗯～～～
那叫什麼來著？

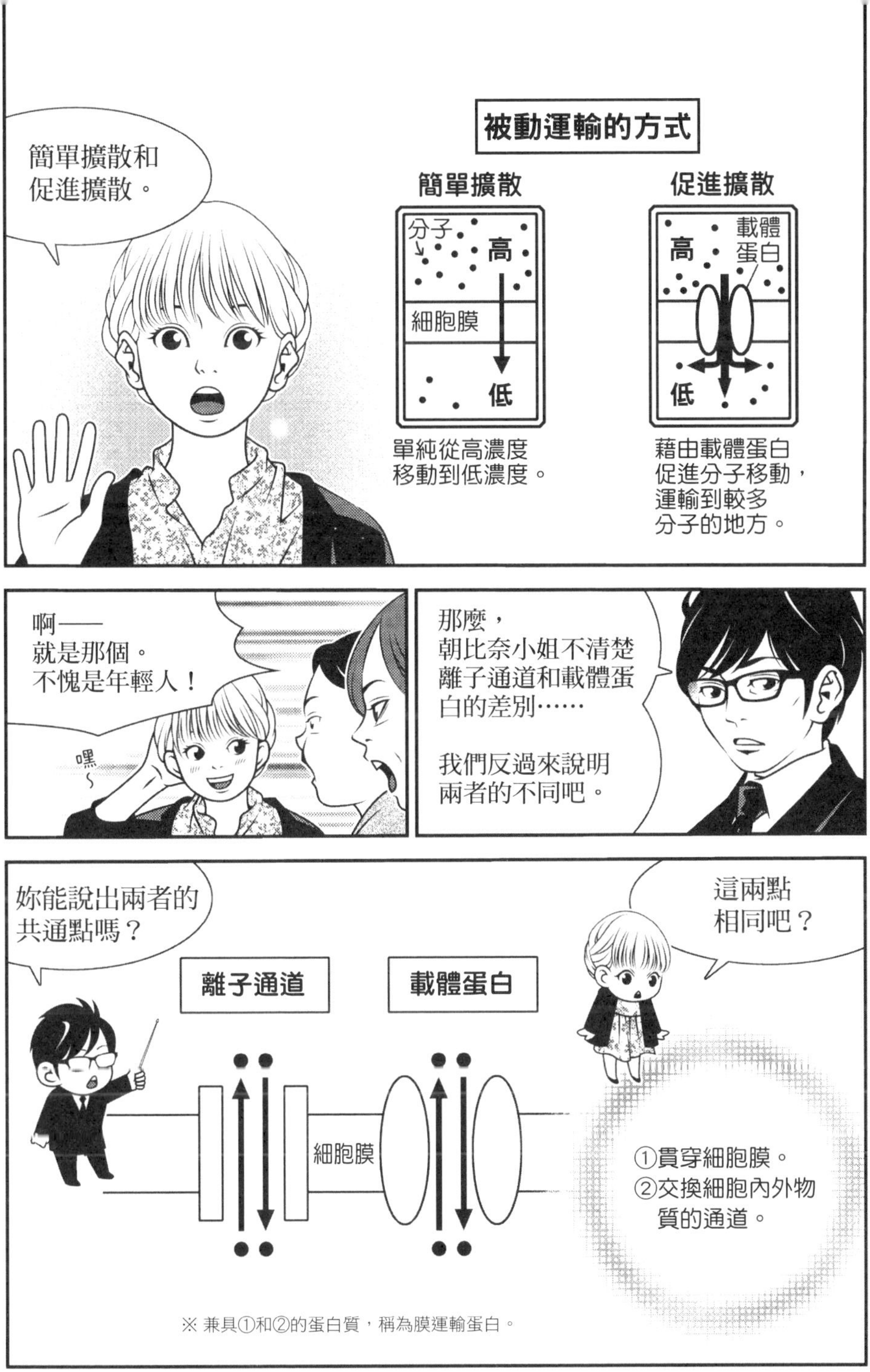
簡單擴散和
促進擴散。
被動運輸的方式
簡單擴散
分子
高
細胞膜
低
單純從高濃度
移動到低濃度。
促進擴散
載體
蛋白
高
低
藉由載體蛋白
促進分子移動，
運輸到較多
分子的地方。
啊——
就是那個。
不愧是年輕人！
嘿
那麼，
朝比奈小姐不清楚
離子通道和載體蛋
白的差別……
我們反過來說明
兩者的不同吧。
妳能說出兩者的
共通點嗎？
離子通道
載體蛋白
細胞膜
這兩點
相同吧？
①貫穿細胞膜。
②交換細胞內外物
質的通道。
※ 兼具①和②的蛋白質，稱為膜運輸蛋白。

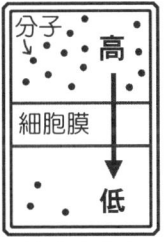

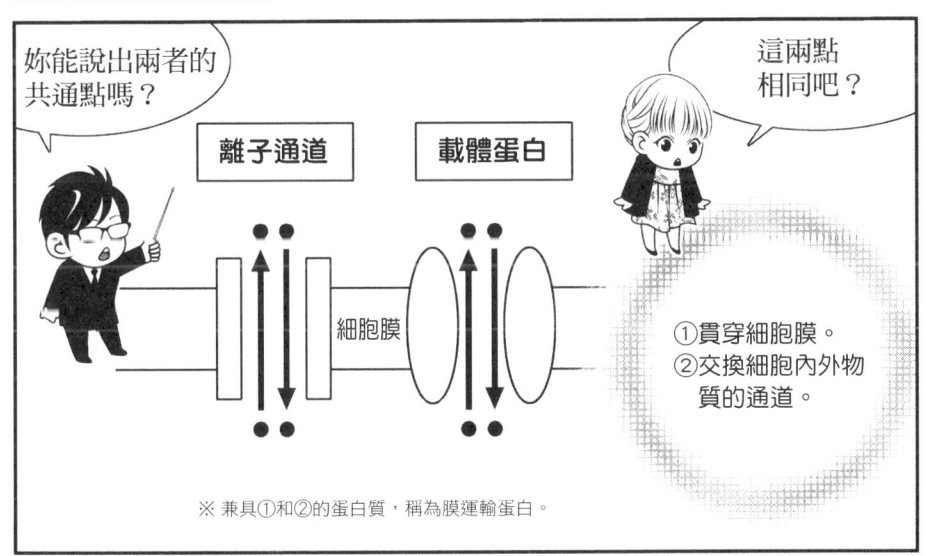

沒錯。
雖然它們類似，
但有兩點不同。

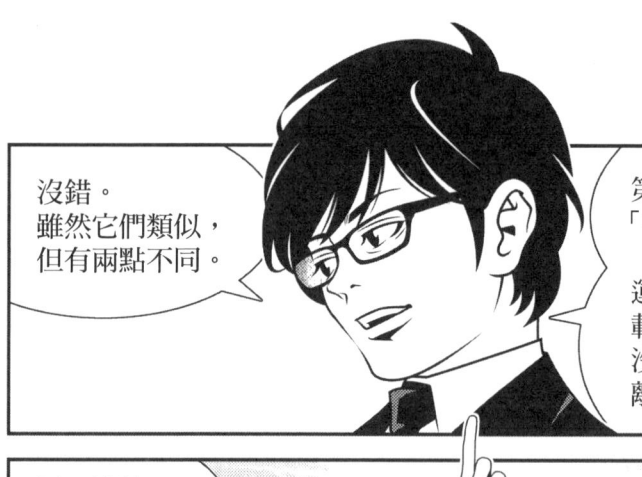

第一點是剛才提到的
「有無消耗 ATP」。

運輸時消耗 ATP 的是
載體蛋白；
沒有消耗的是
離子通道。

另一點是
「運輸速率」。

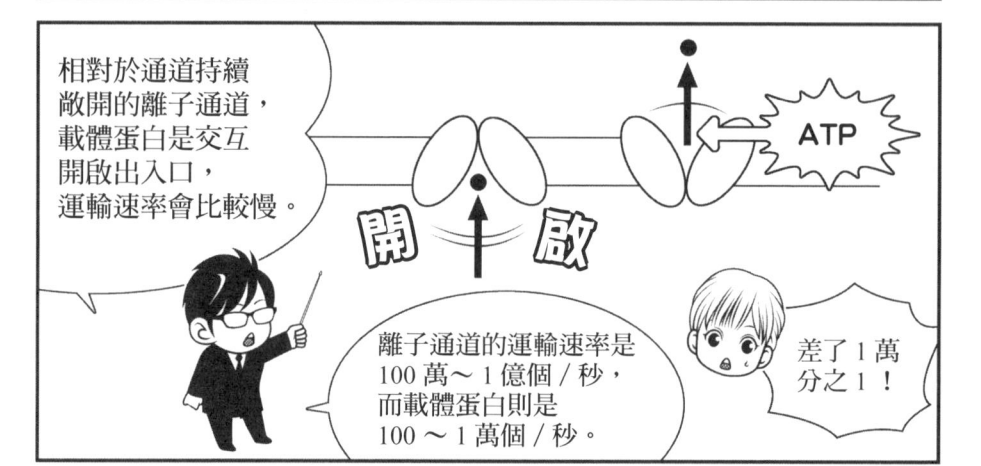

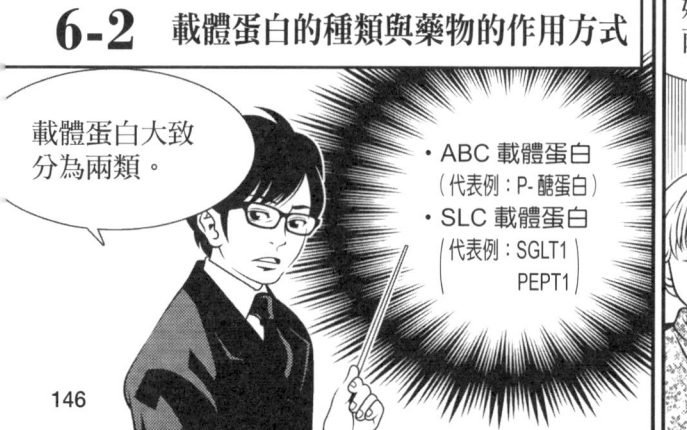

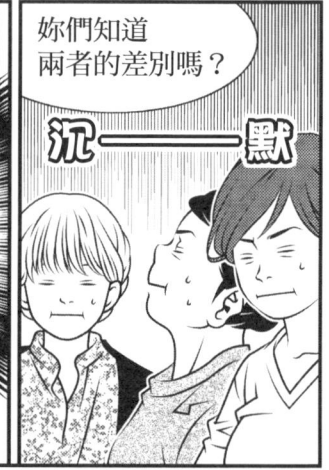

相對於通道持續
敞開的離子通道，
載體蛋白是交互
開啟出入口，
運輸速率會比較慢。

開 啟

ATP

離子通道的運輸速率是
100 萬～1 億個 / 秒，
而載體蛋白則是
100～1 萬個 / 秒。

差了 1 萬
分之 1！

妳們知道
兩者的差別嗎？

沉————默

6-2 載體蛋白的種類與藥物的作用方式

載體蛋白大致
分為兩類。

- ABC 載體蛋白
  （代表例：P-醣蛋白）
- SLC 載體蛋白
  （代表例：SGLT1
  　　　　　PEPT1）

ABC 載體蛋白　　**SLC 載體蛋白**

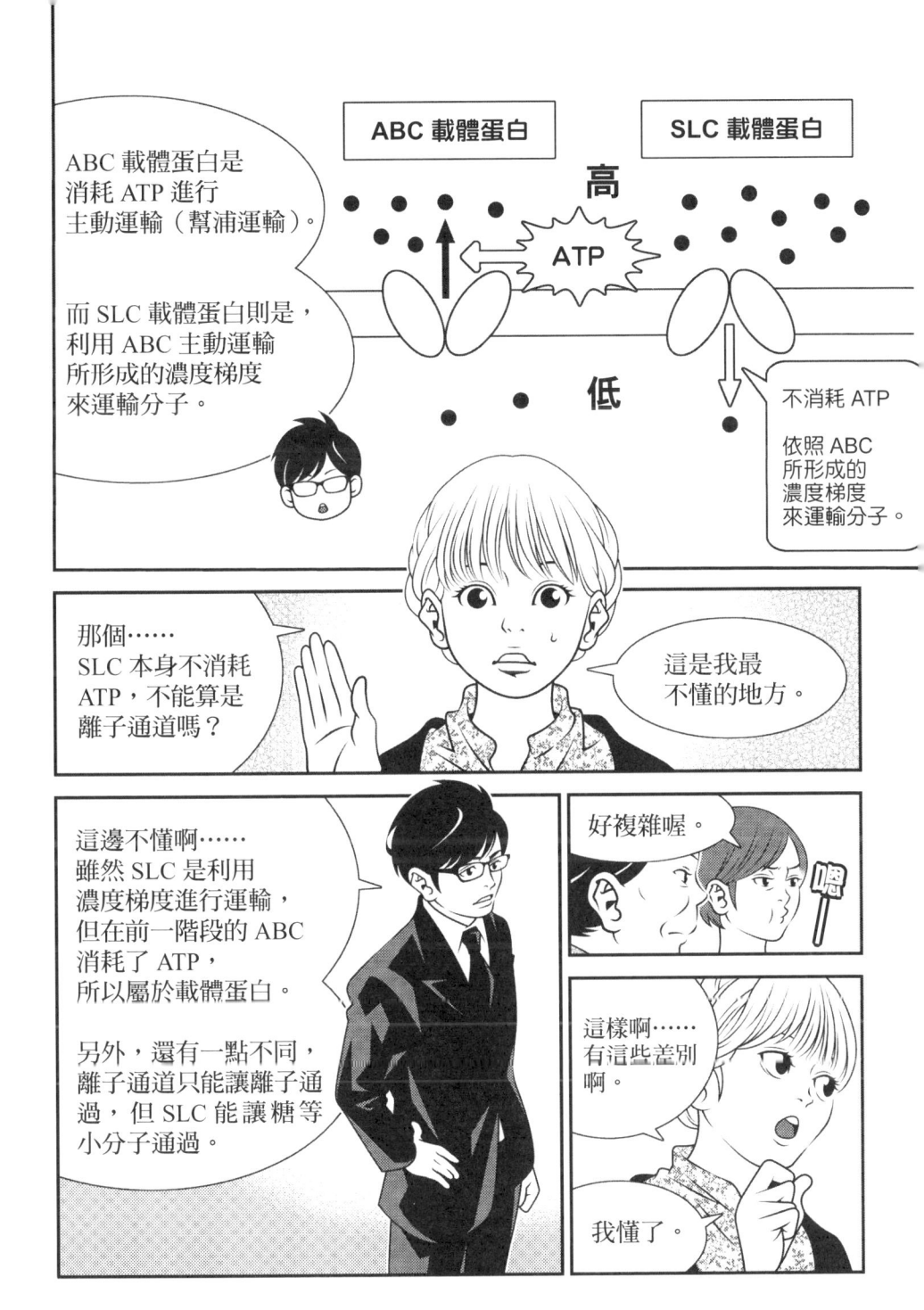

高

ATP

低

ABC 載體蛋白是消耗 ATP 進行主動運輸（幫浦運輸）。

而 SLC 載體蛋白則是，利用 ABC 主動運輸所形成的濃度梯度來運輸分子。

不消耗 ATP

依照 ABC 所形成的濃度梯度來運輸分子。

那個……SLC 本身不消耗 ATP，不能算是離子通道嗎？

這是我最不懂的地方。

這邊不懂啊……雖然 SLC 是利用濃度梯度進行運輸，但在前一階段的 ABC 消耗了 ATP，所以屬於載體蛋白。

另外，還有一點不同，離子通道只能讓離子通過，但 SLC 能讓糖等小分子通過。

好複雜喔。

這樣啊……有這些差別啊。

我懂了。

第6章　作用於載體蛋白的藥物效果　　147

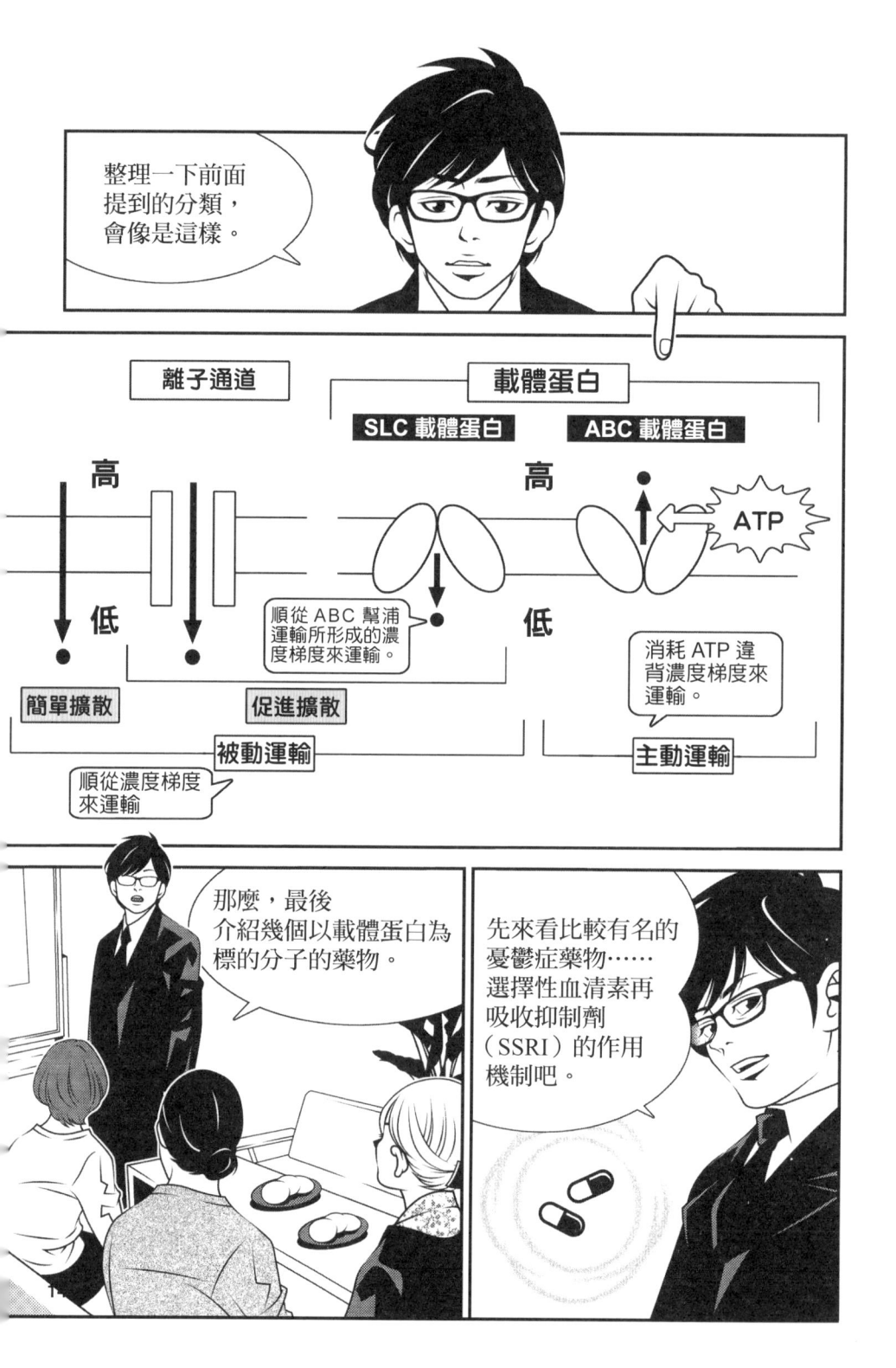

整理一下前面提到的分類，會像是這樣。

離子通道	載體蛋白	
	SLC 載體蛋白	ABC 載體蛋白
高→低	高→低	低→高 ATP
簡單擴散 / 促進擴散	順從 ABC 幫浦運輸所形成的濃度梯度來運輸。	消耗 ATP 違背濃度梯度來運輸。
被動運輸		主動運輸

順從濃度梯度來運輸

那麼，最後介紹幾個以載體蛋白為標的分子的藥物。

先來看比較有名的憂鬱症藥物⋯⋯選擇性血清素再吸收抑制劑（SSRI）的作用機制吧。

憂鬱症的肇因，是大腦缺乏血清素、腎上腺素和去甲基腎上腺素（統稱為單胺遞質）等神經傳遞的必要物質。

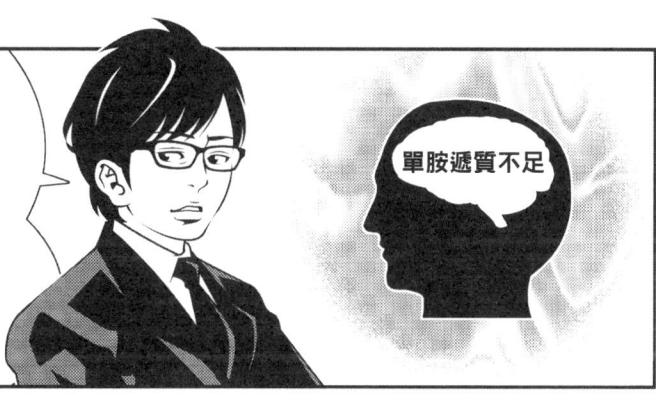

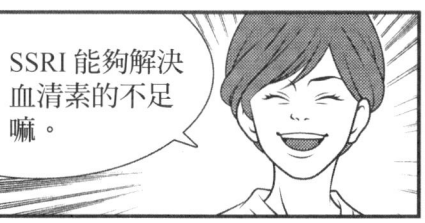

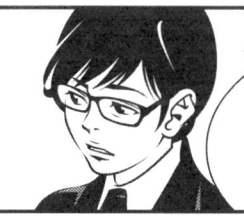

單胺遞質不足

SSRI 能夠解決血清素的不足嘛。

為了慎重起見，妳們知道腦內物質傳遞的機制吧？

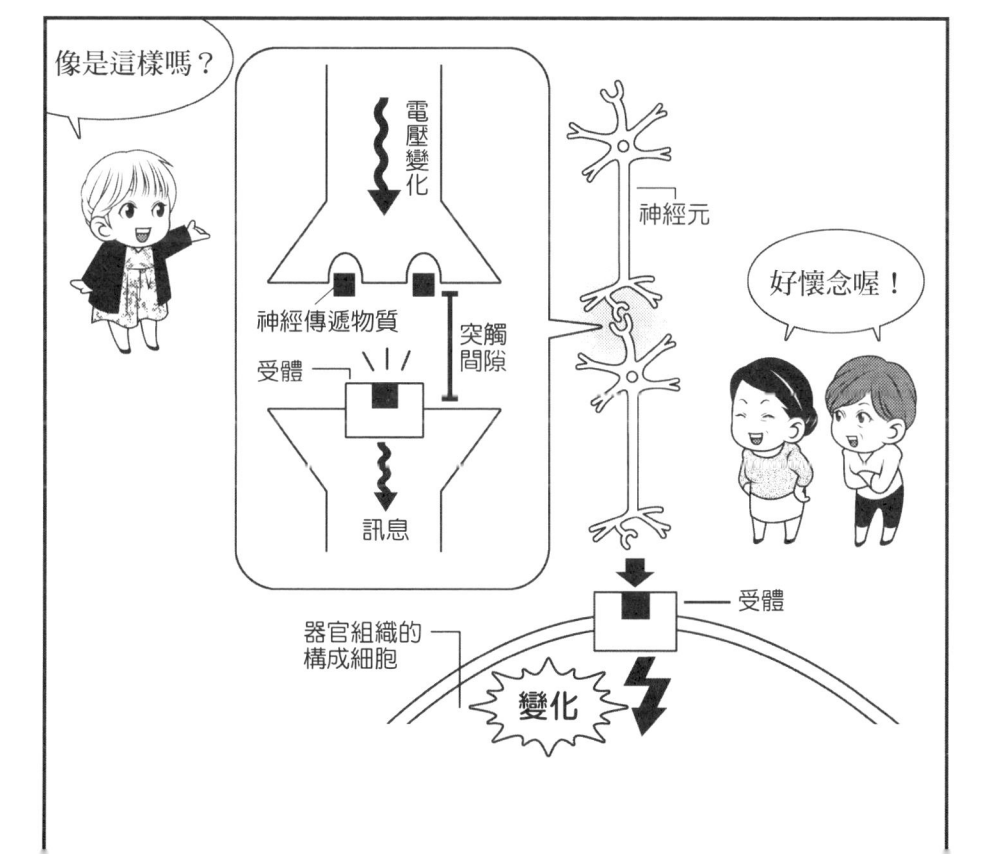

像是這樣嗎？

電壓變化
神經傳遞物質
受體
突觸間隙
訊息
神經元
好懷念喔！
器官組織的構成細胞
受體
變化

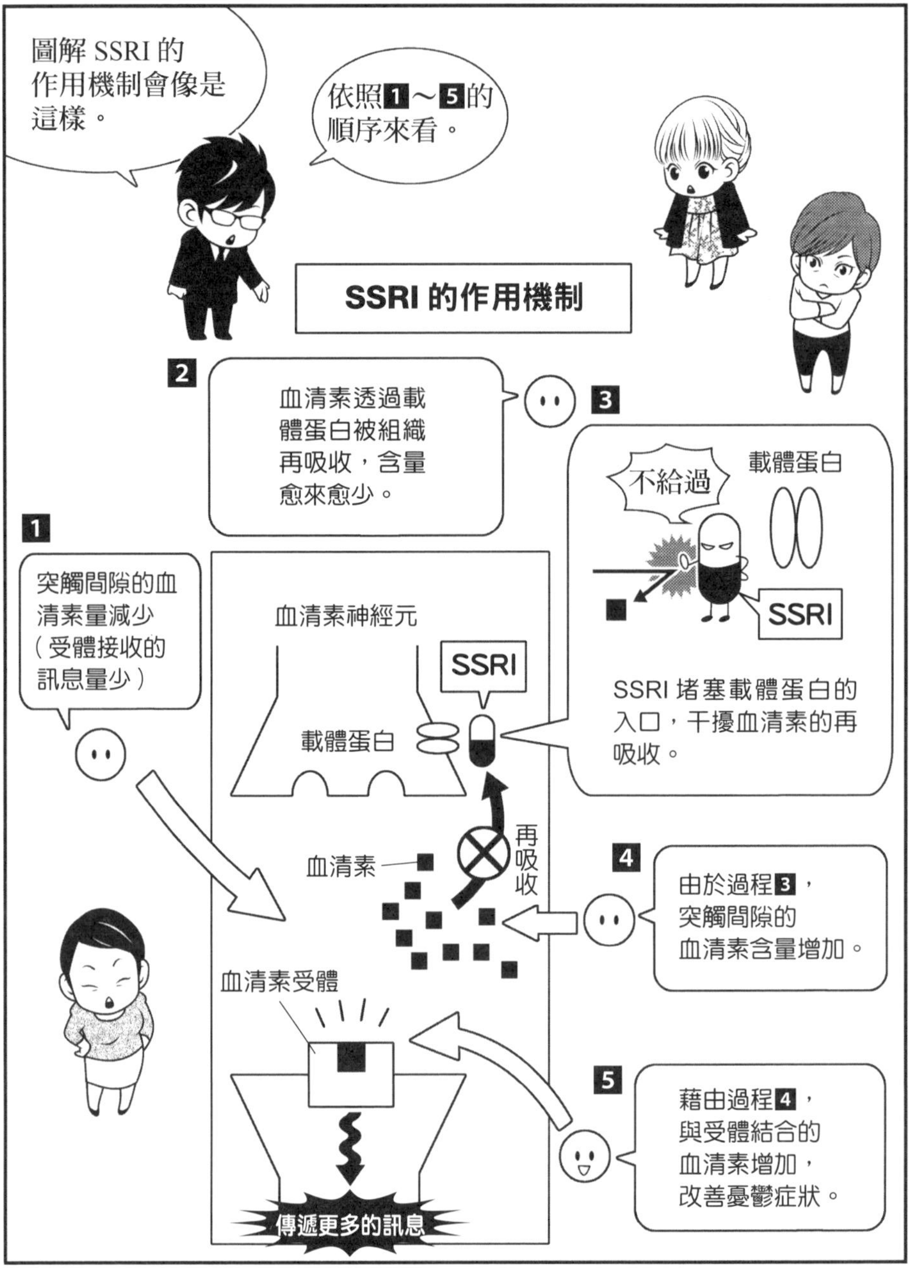
圖解 SSRI 的作用機制會像是這樣。
依照1～5的順序來看。
SSRI 的作用機制
1
突觸間隙的血清素量減少（受體接收的訊息量少）
2
血清素透過載體蛋白被組織再吸收，含量愈來愈少。
3
不給過
載體蛋白
SSRI
SSRI 堵塞載體蛋白的入口，干擾血清素的再吸收。
血清素神經元
SSRI
載體蛋白
再吸收
血清素
血清素受體
傳遞更多的訊息
4
由於過程3，突觸間隙的血清素含量增加。
5
藉由過程4，與受體結合的血清素增加，改善憂鬱症狀。

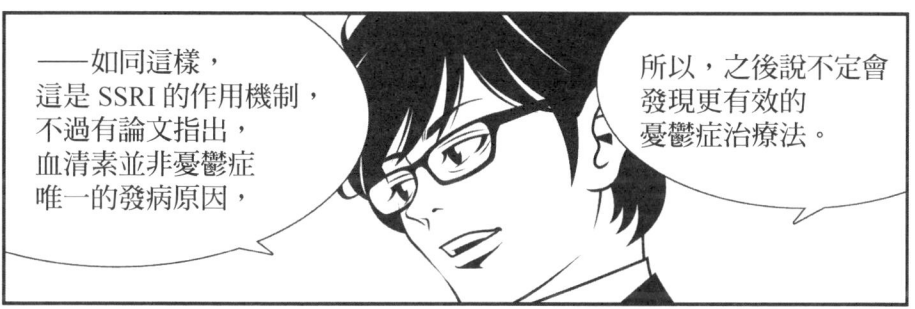

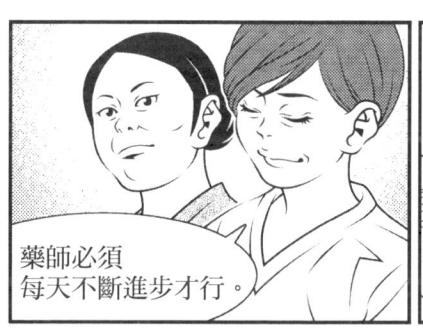

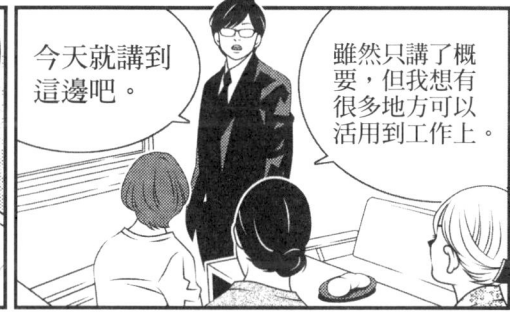

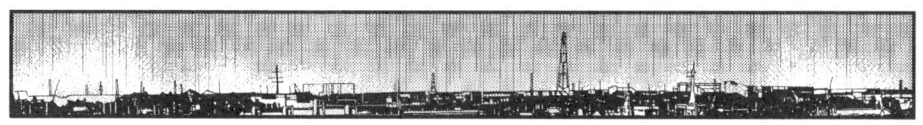

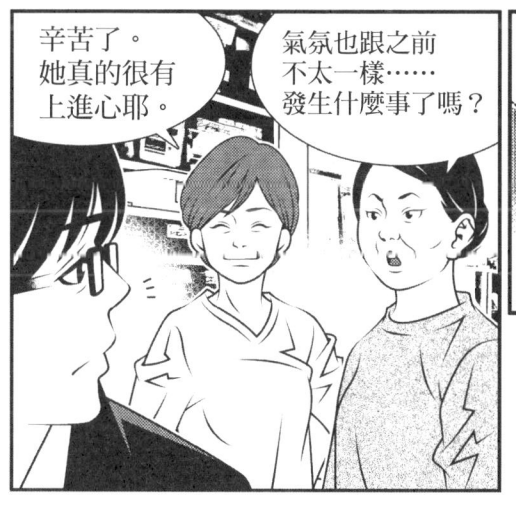

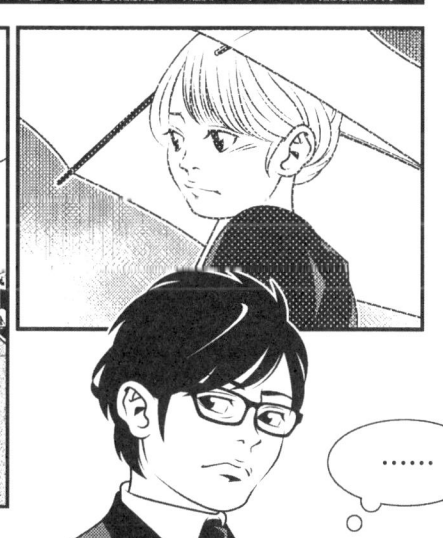

——如同這樣，
這是SSRI的作用機制，
不過有論文指出，
血清素並非憂鬱症
唯一的發病原因，

所以，之後說不定會
發現更有效的
憂鬱症治療法。

今天就講到
這邊吧。

雖然只講了概
要，但我想有
很多地方可以
活用到工作上。

藥師必須
每天不斷進步才行。

辛苦了。
她真的很有
上進心耶。

氣氛也跟之前
不太一樣……
發生什麼事了嗎？

……

第 6 章補充

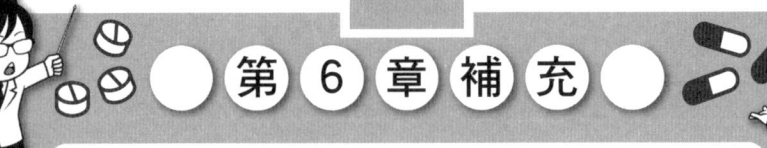

藉由離子的進出改變細胞功能,因為基本機制相同,所以載體蛋白容易跟離子通道搞混。不過,只要弄清楚兩者的相同之處和不同之處,會發現其實沒有那麼困難。克服棘手意識之後,我們來看更深入的知識吧。

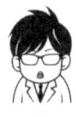

妳分清楚離子通道和載體蛋白的差別了嗎?

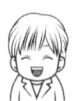

多虧老師的講解,我已經弄懂了。

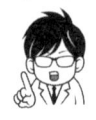

那麼,接著來講前面來不及說明的離子幫浦吧。

6-3 離子幫浦的起源

　　細胞內外側的離子濃度不太一樣,內側鉀離子比較多;外側鈉離子比較多。其中比較有力的說法是,這跟生物起源於海洋有關。也就是說,因為海水鹽分含有較多的鈉離子,隨著生物登陸適應環境,細胞周圍包覆了細胞外液,防止細胞與外面的空氣直接接觸,而這個細胞外液與過往環境的海水相似,成分含有比較多鈉離子。細胞外液的鈉離子會滲透至細胞內,需要幫浦協助運出細胞外。幫浦在運出鈉離子的同時,會將鉀離子送進細胞內,交換細胞內外的鈉離子和鉀離子,以維持細胞內外的正常濃度。

　　此幫浦位於細胞膜上,稱為「離子幫浦」。這邊提到的離子幫浦是透過細胞膜交換鈉離子和鉀離子的「鈉鉀幫浦」,嚴格來講是由酵素「鈉鉀 ATP 酶(Na^+/K^+-ATPase)」完成離子交換。

生命傳承的神秘幫浦

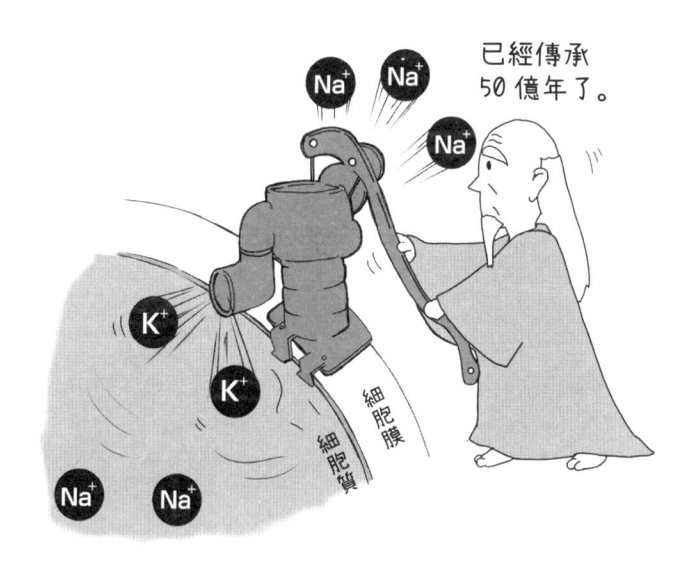

已經傳承
50 億年了。

Na⁺ Na⁺ Na⁺

K⁺ K⁺

Na⁺ Na⁺

細胞膜

細胞質

　　鈉鉀幫浦的機能跟身體的病症有著密切關係，當幫浦出現異常時，會引起血壓升高、肌肉收縮不良等症狀。

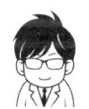

強心苷（具強心作用的固醇醣苷）是 Na^+/K^+-ATPase 抑制劑的代表藥物。其中，Ouabain 等毛地黃類（Digitalis）藥物為 Na^+/K^+-ATPase 的強力抑制劑，在教科書多描述為「藉由干擾 Na^+/K^+-ATPase，發揮強心作用」。

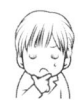

離子幫浦跟載體蛋白一樣，運輸時需要消耗 ATP。但嚴格來講，也有依照濃度梯度的類型，記得叫做 SLC 載體蛋白（果然很複雜）？

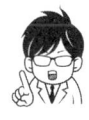

是的。接著，進一步討論漫畫提到的兩種載體蛋白吧。

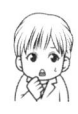

（好像很難……）

載體蛋白大致分為兩類。

- ABC 載體蛋白
  （代表例：P-醣蛋白）
- SLC 載體蛋白
  （代表例：SGLT1
  　　　　 PEPT1）

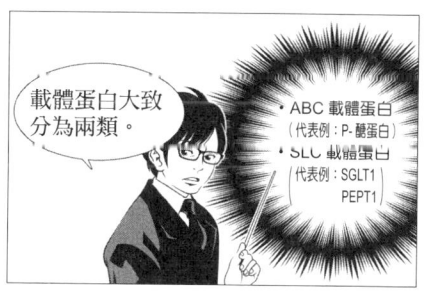

載體蛋白可分為兩類。
截自 **p.146** 。

第6章　作用於載體蛋白的藥物效果　　153

6-4 具代表性的 ABC 載體蛋白：P- 醣蛋白

1 P- 醣蛋白（P-glycoprotein）的功用

藥物的排出、胜肽（多個或多種胺基酸組成的物質）的分泌、胺基酸等的再吸收等，ABC 載體蛋白跟許多運輸皆有關聯。ABC 載體蛋白的代表物質有 P- 醣蛋白。P- 醣蛋白位於細胞膜上，主要功用是將具有細胞毒性（對細胞帶有不好影響的性質）的化合物等排出細胞外。

P- 醣蛋白又可稱為 MDR1（multidrug resisitance protein 1），是與抗藥性（藥物失效）有關的「裝置」。譬如，常聽到的癌細胞多重抗藥性（複數藥物失效），就是 P- 醣蛋白讓抗癌劑失去療效的緣故。

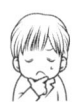

它的功能是將對細胞有毒的物質排出細胞外……

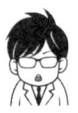

P- 醣蛋白存在於小腸、肝臟、腎臟，執行人體天生具備的「排除異物」機能。接著，我們分別來看 P- 醣蛋白在各臟器如何作用吧。

❖ 小腸的 P- 醣蛋白

經口飲食、服藥後，負責吸收的小腸，P- 醣蛋白會將藥物排至消化管腔，限制組織吸收藥物。換句話說，當小腸的 P- 醣蛋白功能受阻，可能造成藥物的吸收量大增，提高藥物的血中濃度。

❖ 肝臟的 P- 醣蛋白

肝臟的 P- 醣蛋白具有將藥物排至膽汁中的作用。當該功能受阻，會造成藥物排至膽汁的含量減少，提高藥物的血中濃度。

❖ 腎臟的 P- 醣蛋白

腎臟的 P- 醣蛋白會將藥物排至腎小管腔。當該功能受阻，會造成藥物排至腎小管的排出量減少，提高藥物的血中濃度。

2 作用於 P- 醣蛋白的藥物

作用於 P- 醣蛋白的藥物，常見的有 Clarithromycin。P- 醣蛋白因其排毒功

表1 作用於 P-醣蛋白的常見藥物

干擾 P-醣蛋白作用的藥物	Erythromycin、Clarithromycin、Cyclosporine、Verapamil、Fluvoxamine、Lapatinib
促進 P-醣蛋白作用的藥物	Rifampicin、Carbamazepine
作為 P-醣蛋白受質的藥物	Cyclosporine、Tacrolimus、Loperamide、Celiprolol、Fexofenadine、Verapamil、Saquinavir、Dabigatran

＊除了藥物之外，含有 Hypericum Perforatum（St. John's Wort）的食品，也有促進 P-醣蛋白的作用。

用，常成為藥物交互作用的「干擾對象」。例如，強心苷（配糖體）Digoxin 與 Macrolide 類抗生素的 Clarithromycin 之間，Clarithromycin 會干擾 P-醣蛋白抑制 Digoxin 的排泄，使得 Digoxin 的吸收增加，排泄受到抑制，血中濃度上升。干擾 P-醣蛋白作用的藥物還有很多種類（**表1**）。

相反地，促進（誘導）P-醣蛋白作用的藥物，常見的有 Rifampicin、Carbamazepine 和含有 Hypericum Perforatum（St. John's Wort）的食品等。這些會對 **表1** 中的 P-醣蛋白受質（作用對象）藥物產生影響，在臨床現場使用時需要注意藥物的交互作用。

6-5 具代表性的 SLC 載體蛋白：SGLT1、PEPT1

1 SGLT1

SGLT1 是與小腸上皮黏膜細胞吸收葡萄糖有關的載體蛋白，藉由鈉離子濃度梯度的次級主動運輸〔依照 ABC 載體蛋白所形成濃度梯度運送物質（**p.147**）〕來吸收葡萄糖。

2 PEPT1

PEPT1 跟 SGLT1 一樣是與小腸上皮細胞吸收有關的載體蛋白，利用 H^+（質子）濃度梯度吸收雙肽（兩個胺基酸聚合的物質）和三肽（三個胺基酸聚合的物質），不同於運送單一胺基酸的胺基酸載體蛋白。PEPT1 對受質的「接受範圍」比較廣泛，能夠運輸 β-內醯胺類抗生素等物質。

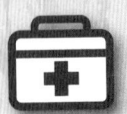

挑戰藥師國家考試 6

關於抗憂鬱藥的敘述，哪個組合正確？

a Trazodone 具有干擾血清素再吸收和刺激血清素 5-HT$_1$ 受體的作用。
b Mianserin 具有干擾去甲基腎上腺素再吸收和刺激血清素 5-HT$_{2A}$ 受體的作用。
c Maprotiline 具有干擾去甲基腎上腺素再吸收的作用，但幾乎沒有干擾血清素再吸收的作用。
d Milnacipran 會選擇性地干擾血清素及去甲基腎上腺素的再吸收。
e Paroxetine 會阻斷去甲基腎上腺素神經末梢的自體受體，並促進去甲基腎上腺素游離。

1（a、b、c） 2（a、b、e） 3（a、c、d） 4（b、d、e） 5（c、d、e）

（第 96 回日本藥師國家考試　醫療藥學 I　第 126 題）

解說

a Trazodone 是藉干擾血清素的再吸收發揮抗憂鬱作用的藥物。
　Trazodone 的活性代謝物對 5-HT$_{1B}$ 受體為部分致效劑；對 5-HT$_{2A}$ 受體為拮抗劑。
b Mianserin 是四環類抗憂鬱藥物，用以促進分泌去甲基腎上腺素，並阻斷突觸前膜的 α_2 受體。
c Maprotiline 是四環類抗憂鬱藥物，用以干擾神經末梢的去甲基腎上腺素再吸收。此藥物幾乎沒有干擾血清素再吸收的作用。
d Milnacipran 是血清素與去甲基腎上腺素再吸收抑制劑（SNRI），用以提升突觸間隙的血清素與去甲基腎上腺素濃度。
e Paroxetine 是選擇性血清素再吸收抑制劑（SSRI），用以提升突觸間隙的血清素濃度。另外，藉由反覆投予用藥，可使分泌血清素的神經元（血清素神經）末端的血清素自體受體向下調節（減少血清素受體的數目、降低感受性等），持續促進血清素分泌，發揮抗憂鬱、抗焦慮的作用。

答案 3

第7章

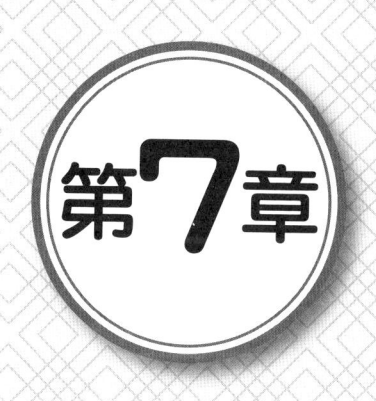

作用於核酸的藥物效果

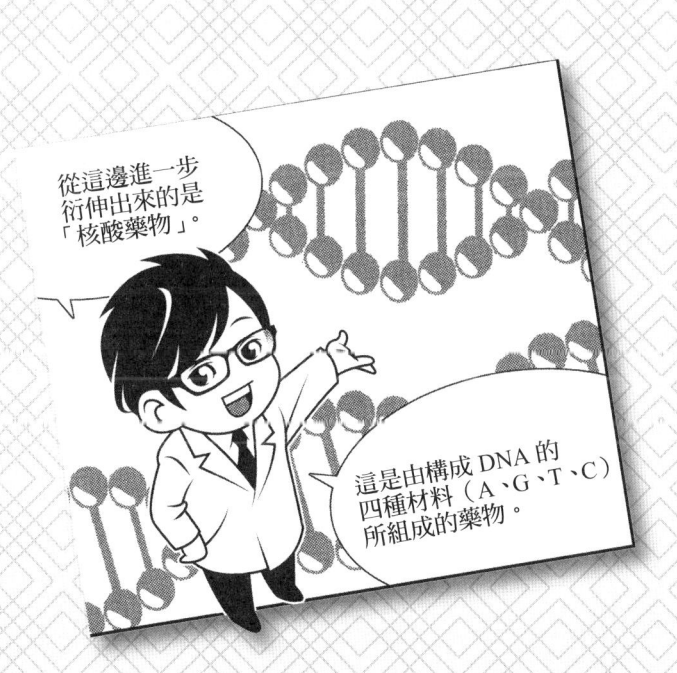

從這邊進一步衍伸出來的是「核酸藥物」。

這是由構成DNA的四種材料（A、G、T、C）所組成的藥物。

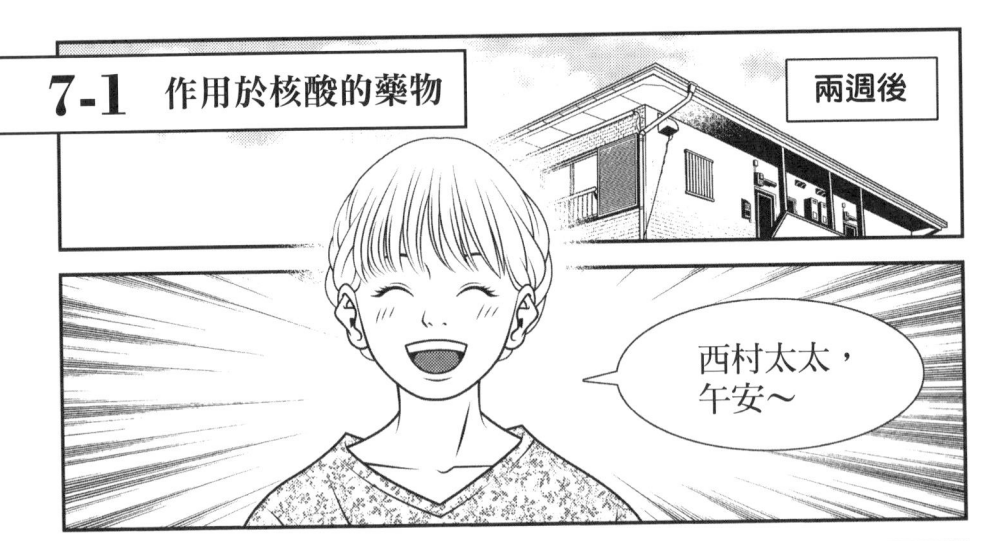

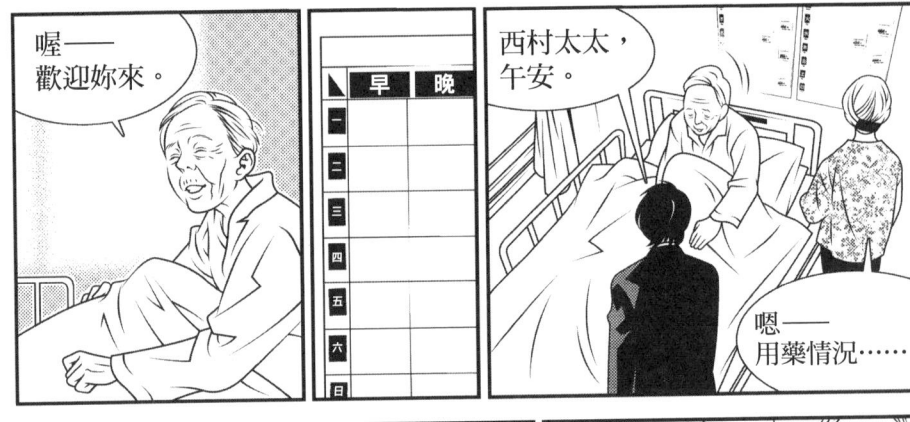

7-1 作用於核酸的藥物

兩週後

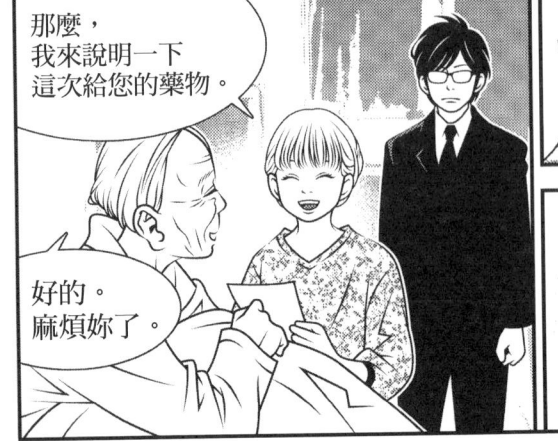

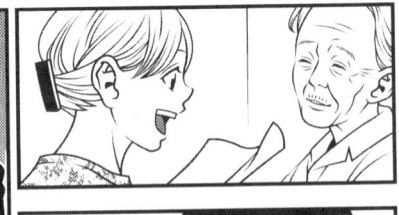

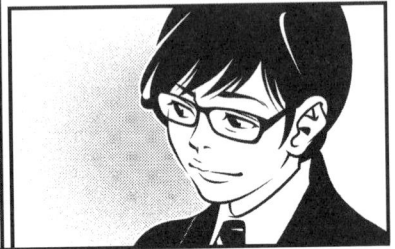

西村太太，
午安～

喔——
歡迎妳來。

西村太太，
午安。

嗯——
用藥情況……

那麼，
我來說明一下
這次給您的藥物。

好的。
麻煩妳了。

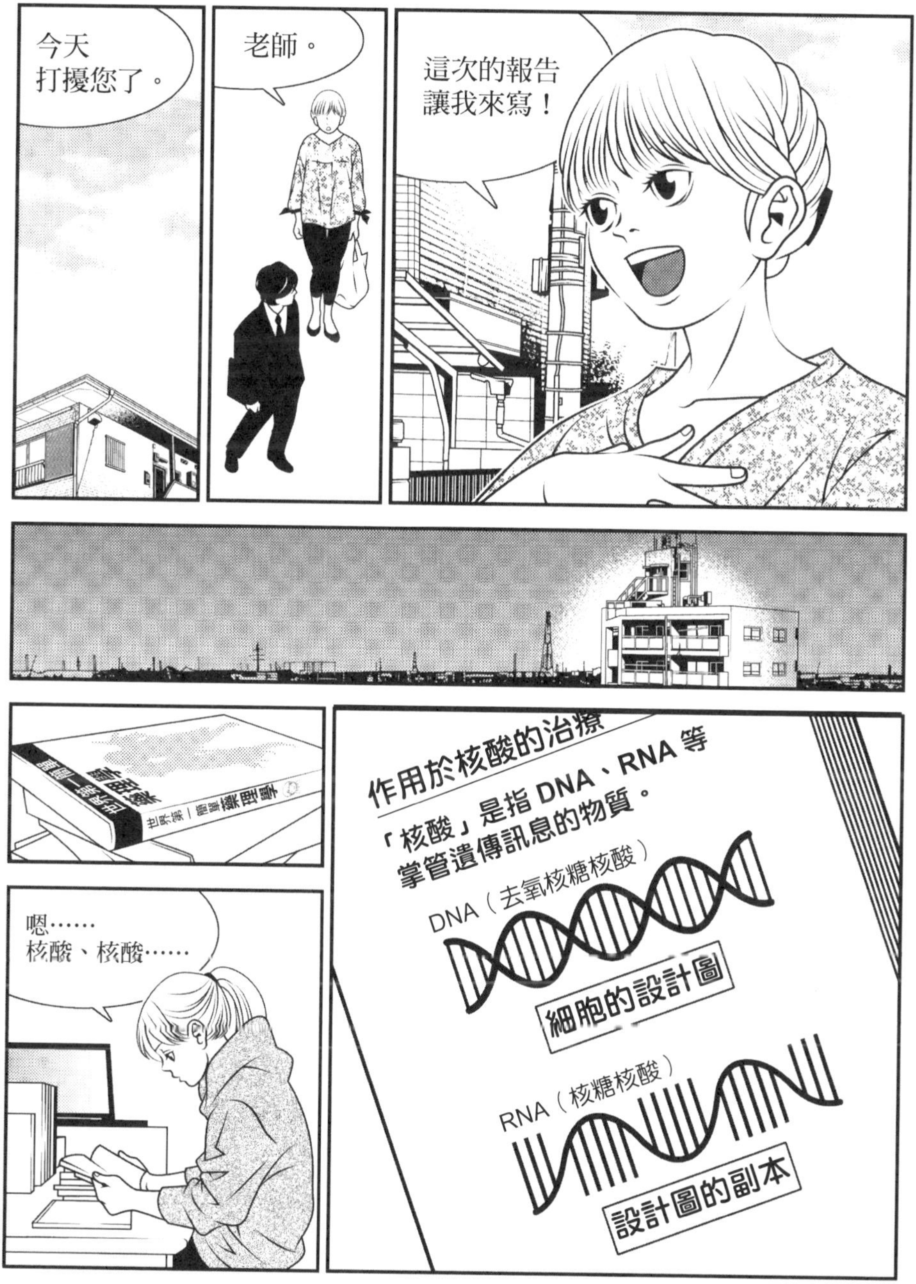

今天打擾您了。

老師。

這次的報告讓我來寫！

嗯……核酸、核酸……

作用於核酸的治療

「核酸」是指 DNA、RNA 等掌管遺傳訊息的物質。

DNA（去氧核糖核酸）

細胞的設計圖

RNA（核糖核酸）

設計圖的副本

第7章 作用於核酸的藥物效果

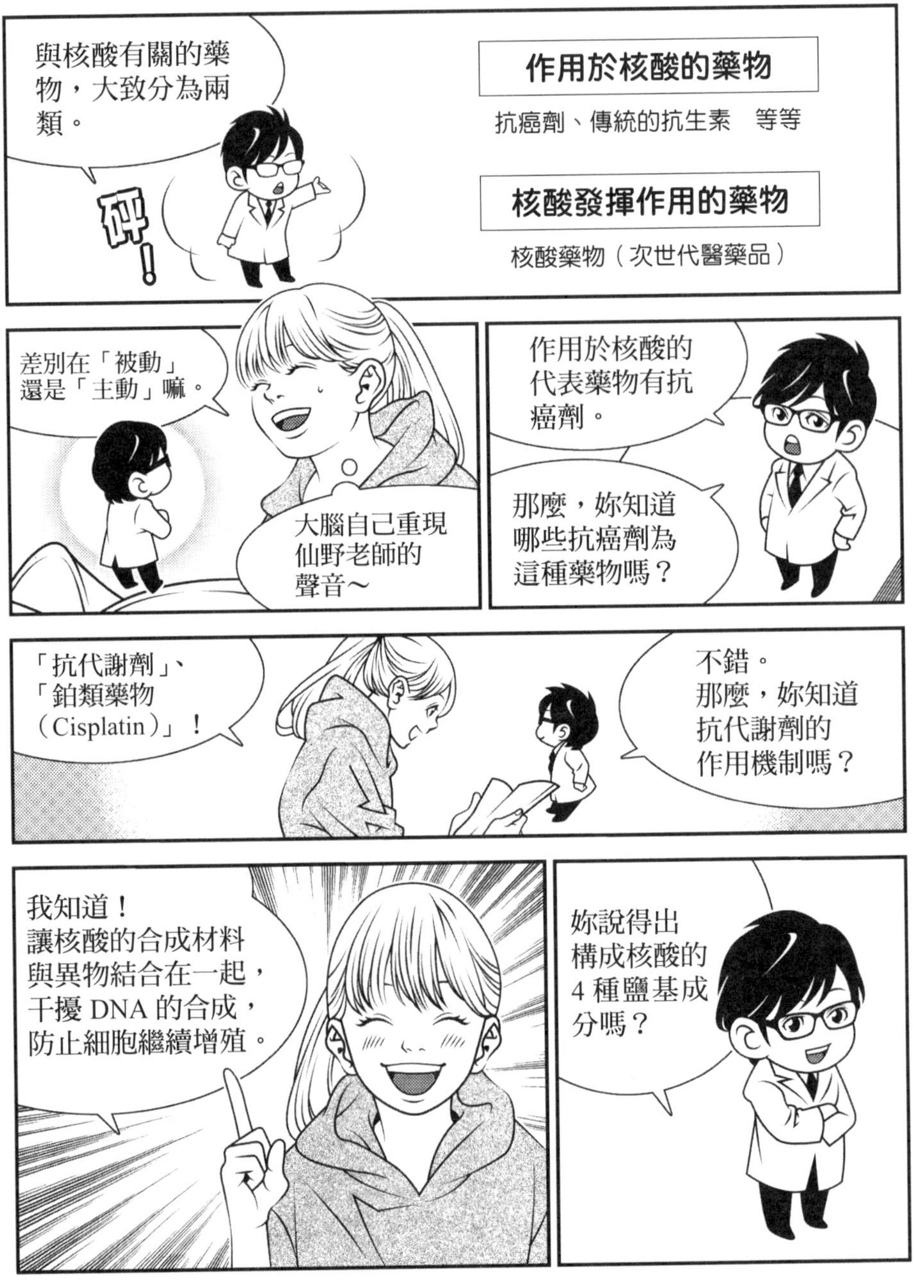
與核酸有關的藥物，大致分為兩類。
砰！
作用於核酸的藥物
抗癌劑、傳統的抗生素　等等
核酸發揮作用的藥物
核酸藥物（次世代醫藥品）
作用於核酸的代表藥物有抗癌劑。
那麼，妳知道哪些抗癌劑為這種藥物嗎？
差別在「被動」還是「主動」嘛。
大腦自己重現仙野老師的聲音～
不錯。
那麼，妳知道抗代謝劑的作用機制嗎？
「抗代謝劑」、「鉑類藥物（Cisplatin）」！
妳說得出構成核酸的4種鹽基成分嗎？
我知道！
讓核酸的合成材料與異物結合在一起，干擾DNA的合成，防止細胞繼續增殖。

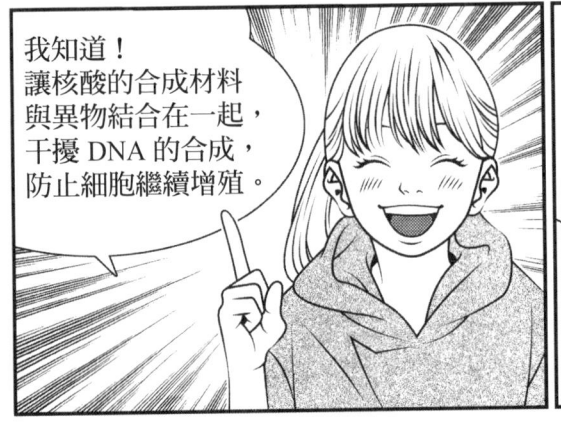

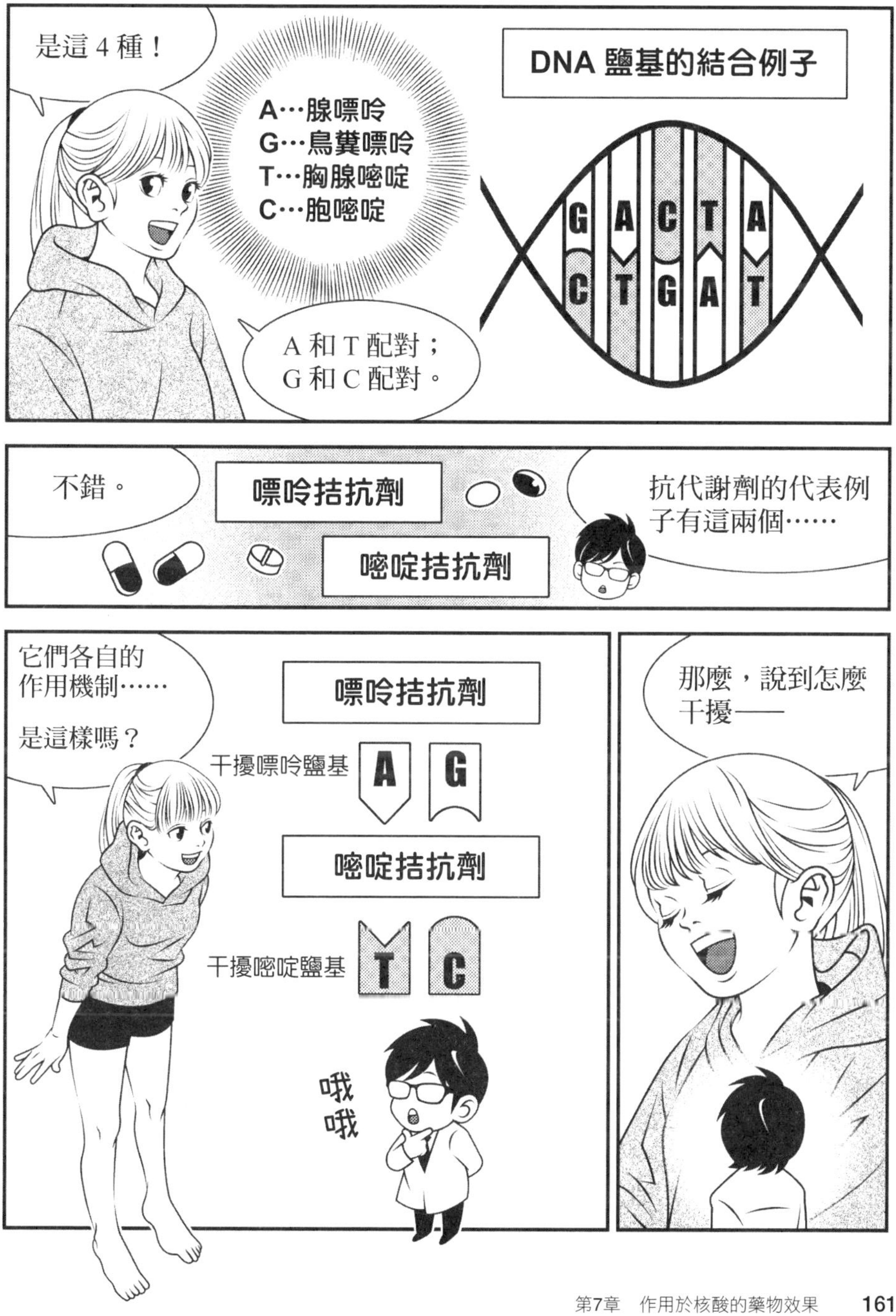
是這 4 種！
A…腺嘌呤
G…鳥糞嘌呤
T…胸腺嘧啶
C…胞嘧啶
DNA 鹽基的結合例子
G A C T A
C T G A T
A 和 T 配對；
G 和 C 配對。
不錯。
嘌呤拮抗劑
嘧啶拮抗劑
抗代謝劑的代表例子有這兩個……
它們各自的作用機制……
是這樣嗎？
嘌呤拮抗劑
干擾嘌呤鹽基
A G
嘧啶拮抗劑
干擾嘧啶鹽基
T C
哦哦
那麼，說到怎麼干擾——

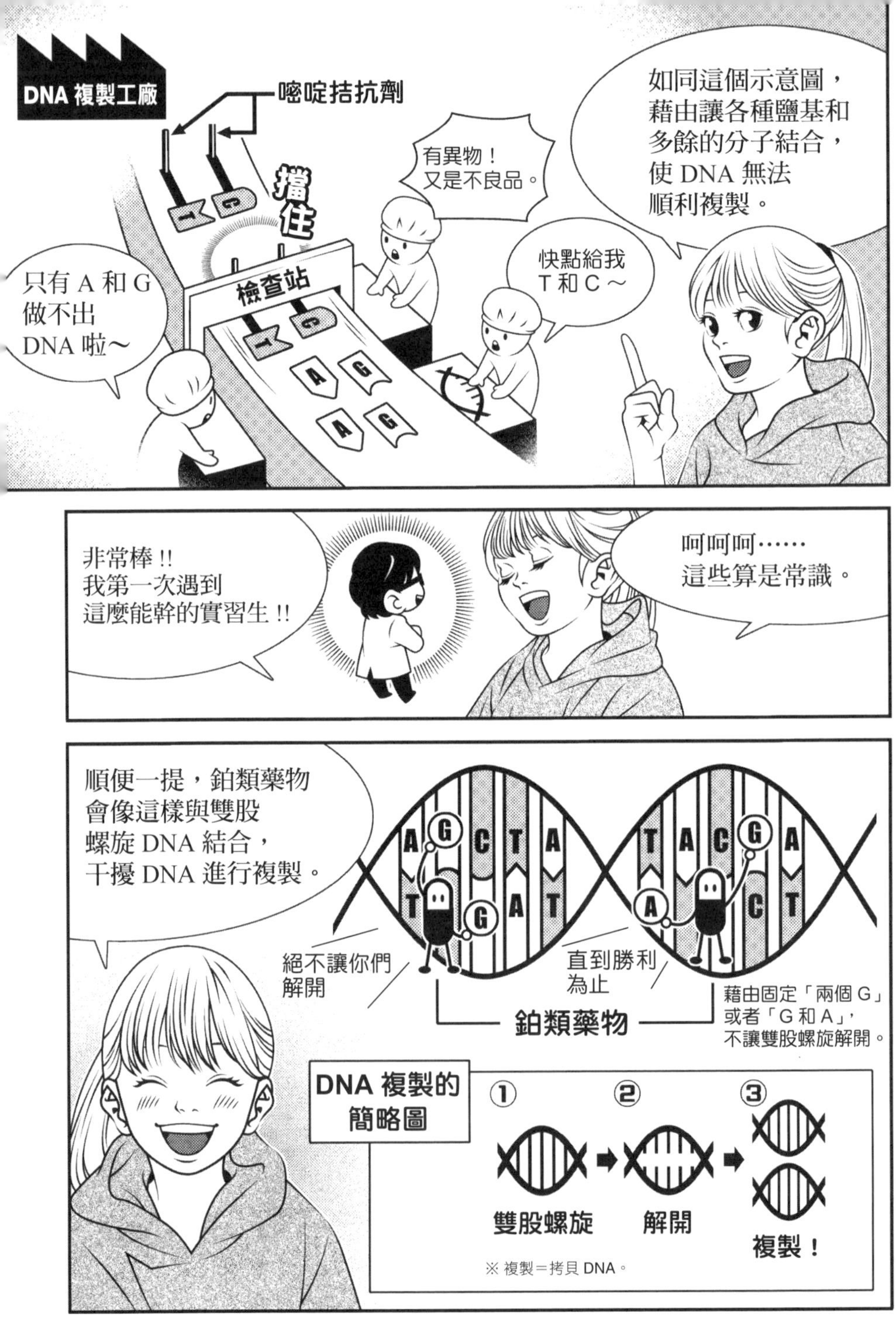
DNA 複製工廠
嘧啶拮抗劑
擋住
檢查站
有異物！
又是不良品。
如同這個示意圖，
藉由讓各種鹽基和
多餘的分子結合，
使 DNA 無法
順利複製。
只有 A 和 G
做不出
DNA 啦～
快點給我
T 和 C～
非常棒 !!
我第一次遇到
這麼能幹的實習生 !!
呵呵呵……
這些算是常識。
順便一提，鉑類藥物
會像這樣與雙股
螺旋 DNA 結合，
干擾 DNA 進行複製。
絕不讓你們
解開
直到勝利
為止
鉑類藥物
藉由固定「兩個 G」
或者「G 和 A」，
不讓雙股螺旋解開。
DNA 複製的
簡略圖
①
②
③
雙股螺旋
解開
複製！
※ 複製＝拷貝 DNA。

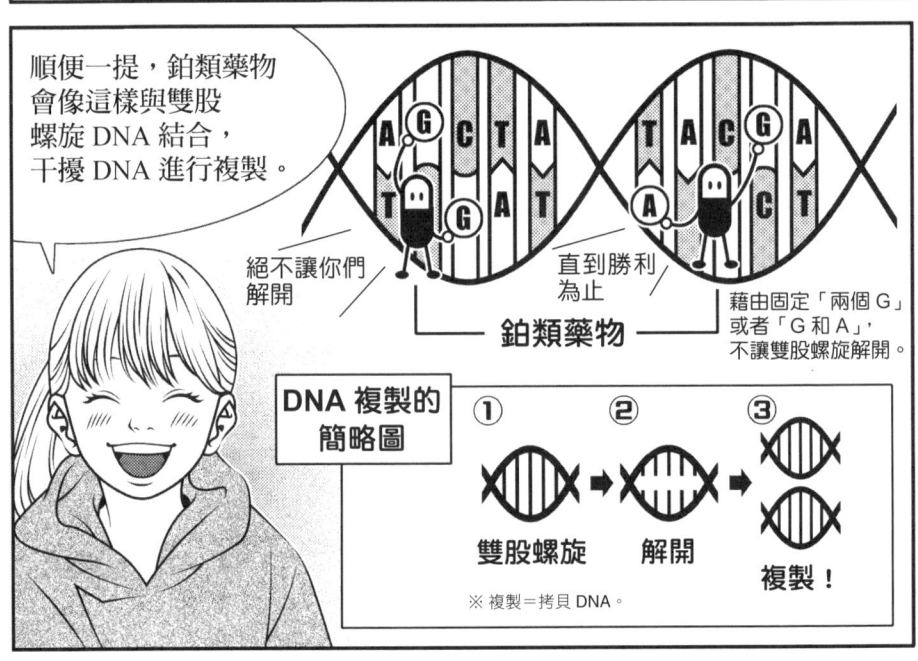

同樣地，抗生素的「核酸合成抑制劑」、「葉酸合成抑制劑」，也是作用於 DNA 來防止細菌增殖。

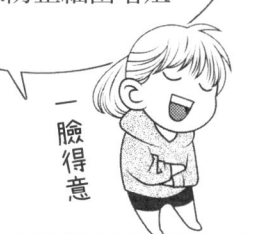

一臉得意

核酸合成抑制劑

➡ 藉由干擾細菌的 DNA 複製、轉錄，抑制細胞增殖（代表例子：Fluoroquinolone 類抗生素）。

葉酸和成抑制劑

➡ 藉由干擾核酸（維生素 B_9）不可欠缺的葉酸合成，抑制細胞的增殖。

※ 轉錄＝根據 DNA 合成 RNA。

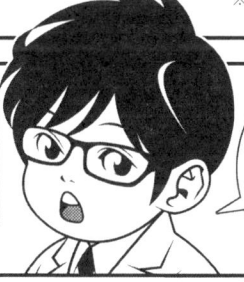

7-2 核酸發揮作用的藥物

核酸發揮作用的藥物稱為「核酸藥物」，被認為將會改變未來的藥物治療。

藥劑的進化史整理後會像這樣。

藥劑的進化

小分子藥物　　　　**生技藥物**

　　　　　　　　第 1 代：荷爾蒙藥物　等等
　　　　　　　　　　⬇
　　　　　　　　第 2 代：抗體藥物
　　　　　　　　　　⬇
　　　　　　　　第 3 代：核酸藥物

這些和傳統藥物的作用機制完全不同。

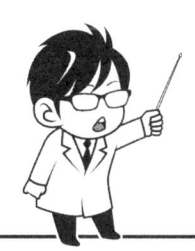

第7章　作用於核酸的藥物效果

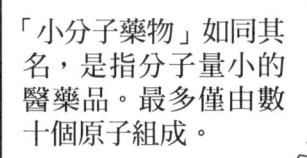

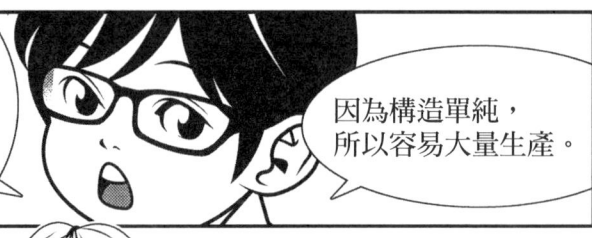

「小分子藥物」如同其名，是指分子量小的醫藥品。最多僅由數十個原子組成。

因為構造單純，所以容易大量生產。

第1代的「荷爾蒙藥物」是類固醇嘛。

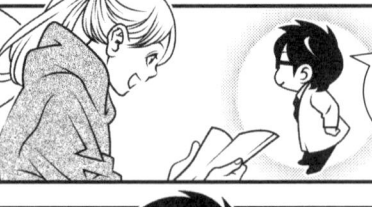

是的。藥效強勁，但副作用很大。

第2代「抗體藥物」的主要成分是抗體。針對癌細胞上專一性抗原的標靶藥物，就屬於這種類型。

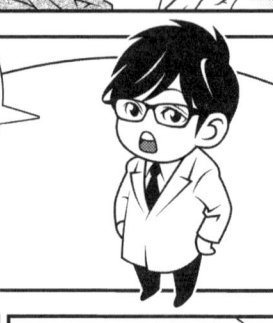

它的特徵是治療效果高、副作用少。

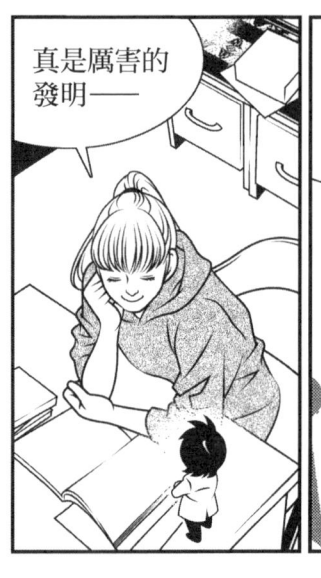

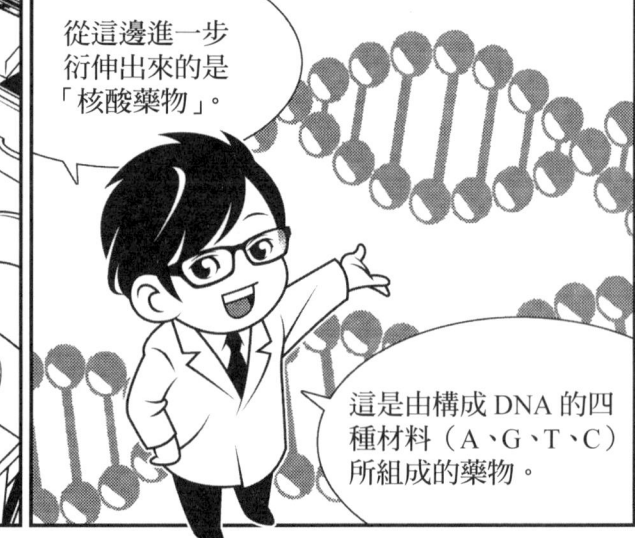

真是厲害的發明──

從這邊進一步衍伸出來的是「核酸藥物」。

這是由構成DNA的四種材料（A、G、T、C）所組成的藥物。

核酸藥物的標的分子

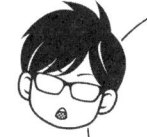

DNA → mRNA → 蛋白質（細胞）

DNA → miRNA → mRNA

核酸藥物 → mRNA / miRNA

小分子藥物、抗體藥物 → 蛋白質

前面的小分子藥物和抗體藥物，是以 DNA 所組成的蛋白質為標的分子。

而核酸藥物則是以前一階段的 mRNA、miRNA 為標的分子，阻止蛋白質的產生。

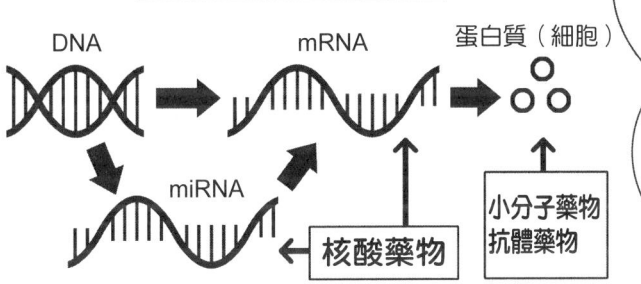

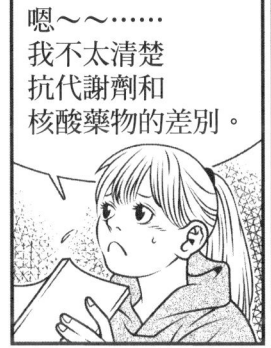

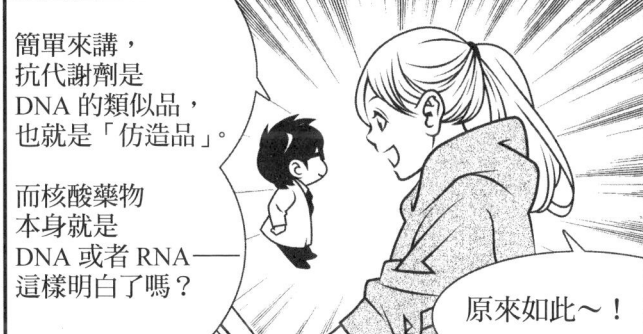

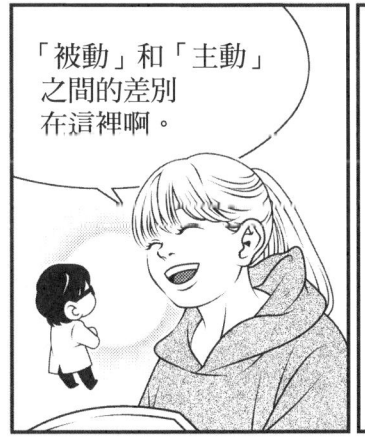

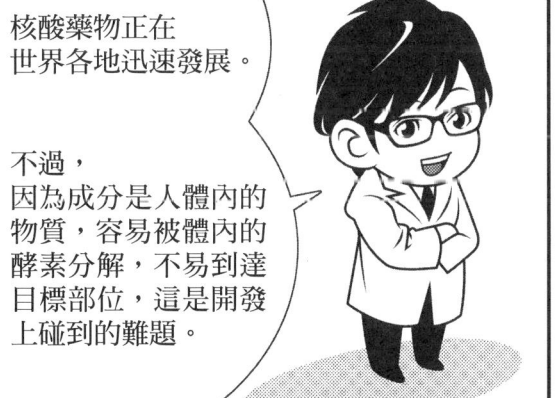

嗯～～……我不太清楚抗代謝劑和核酸藥物的差別。

簡單來講，抗代謝劑是 DNA 的類似品，也就是「仿造品」。

而核酸藥物本身就是 DNA 或者 RNA──這樣明白了嗎？

原來如此～！

核酸藥物正在世界各地迅速發展。

不過，因為成分是人體內的物質，容易被體內的酵素分解，不易到達目標部位，這是開發上碰到的難題。

「被動」和「主動」之間的差別在這裡啊。

第7章 作用於核酸的藥物效果　165

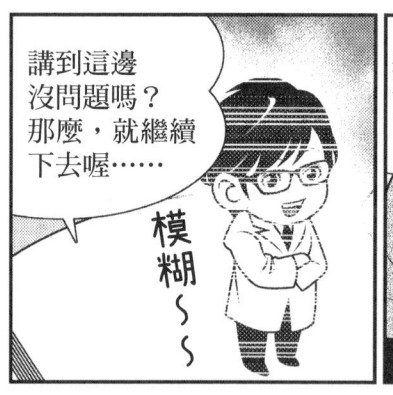

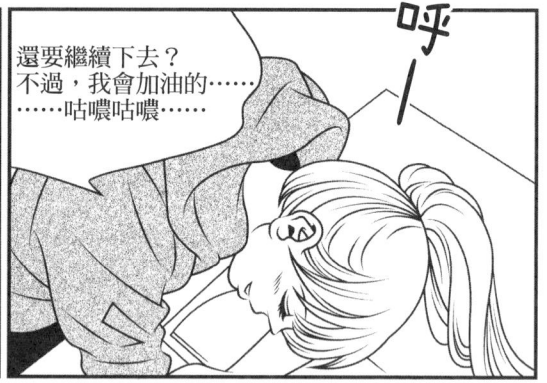

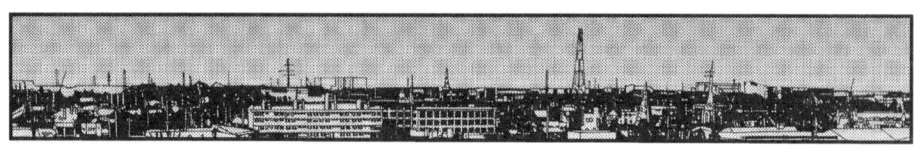

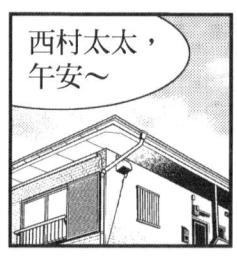

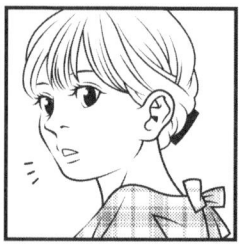

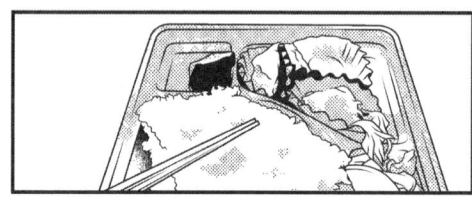

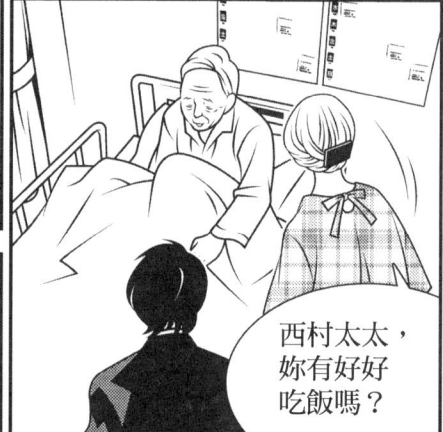

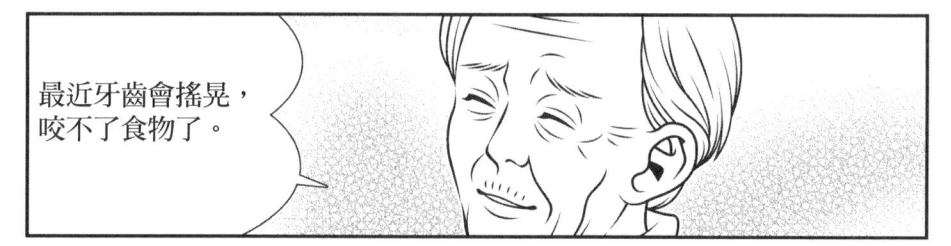

講到這邊沒問題嗎?那麼,就繼續下去喔……

模糊~~

還要繼續下去?不過,我會加油的…………咕噥咕噥……

呼—

西村太太,午安~

西村太太,妳有好好吃飯嗎?

最近牙齒會搖晃,咬不了食物了。

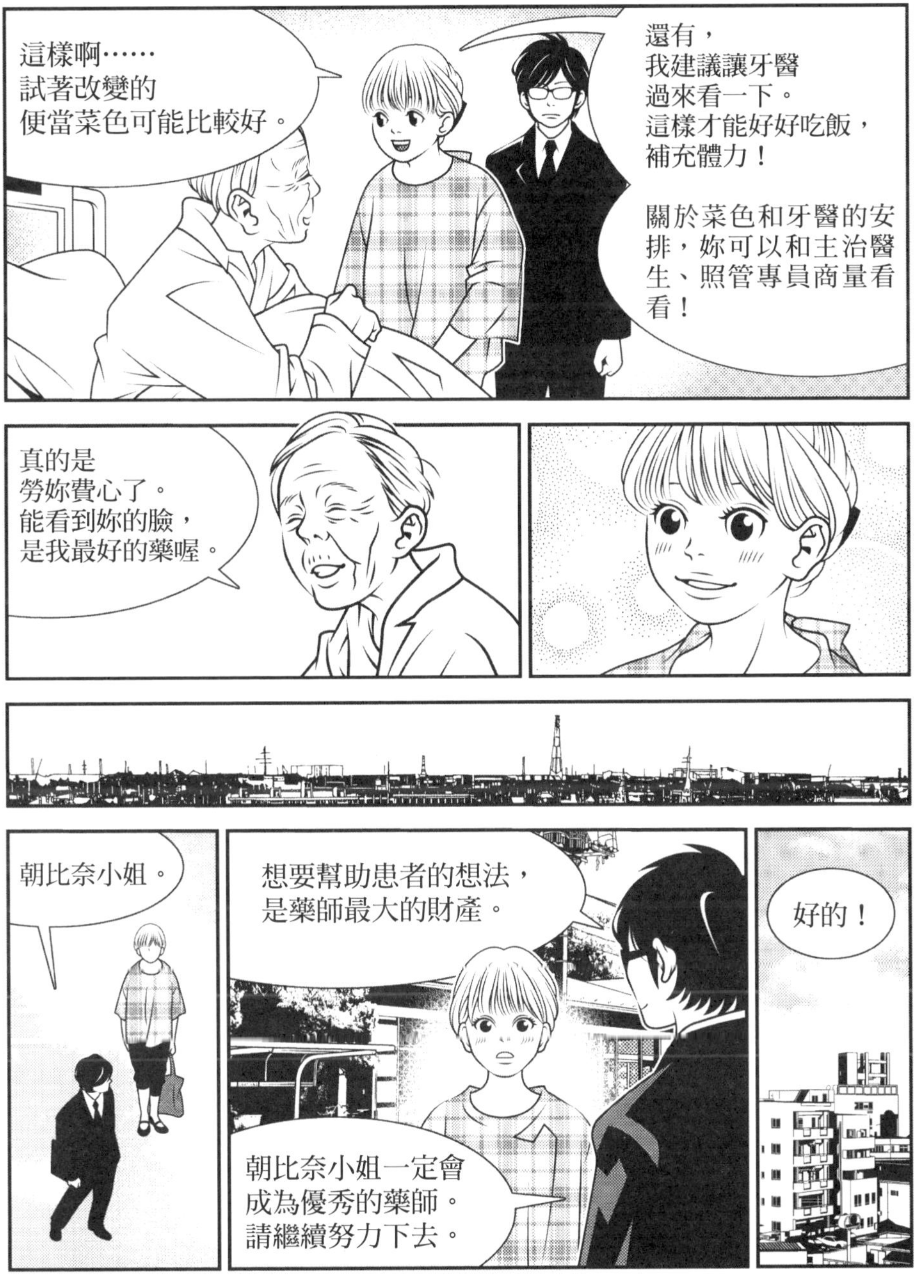
還有，
我建議讓牙醫
過來看一下。
這樣才能好好吃飯，
補充體力！
關於菜色和牙醫的安排，妳可以和主治醫生、照管專員商量看看！
這樣啊……
試著改變的
便當菜色可能比較好。
真的是
勞妳費心了。
能看到妳的臉，
是我最好的藥喔。
朝比奈小姐。
想要幫助患者的想法，
是藥師最大的財產。
朝比奈小姐一定會
成為優秀的藥師。
請繼續努力下去。
好的！

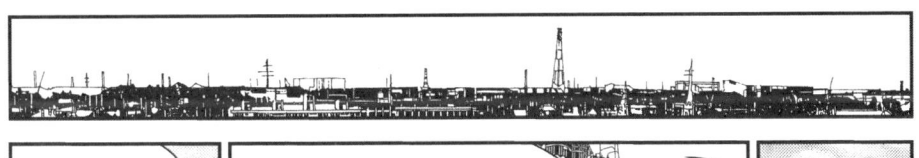

第 7 章補充

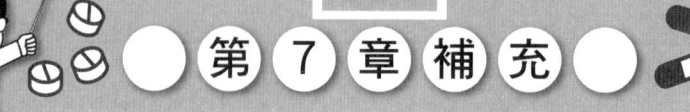

前面介紹的標的分子,都是藉由交換細胞內外的訊息來改變細胞功能。不過,作用於核酸的藥物,藥理機制跟前面的不同。因為涉及到遺傳訊息,所以在治療效果、排除傳統藥物難以治療的疾病方面,備受期待。

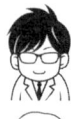

這章把標的分子講完了。

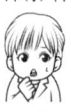

說長不長、說短不短的……實務實習的每一天也是這樣的感覺吧。

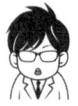

(翻看日曆)……還剩下三個禮拜,好好加油到最後吧。

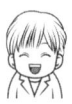

好的!請多多指教!!

7-3 作用於核酸的藥物基礎

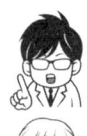

前面漫畫講到了比較專業的知識,這邊就來複習一下基礎知識吧。

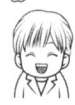

得救了!我正煩惱聽不太懂呢!

核酸是合成遺傳基因的源頭,用來描述細胞、身體的設計。遺傳基因有 DNA(去氧核糖核酸)和 RNA(核糖核酸),兩者可比喻為細胞的設計圖,缺少了它們,細胞便難以存在、發揮功能。各位應該知道,細胞會經由「複製」製造另一個新的 DNA,執行細胞分裂來增加細胞個數吧。而作用於核酸的藥物,就是瞄準細胞分裂之前的某個階段,干擾細胞增殖所開發出來的藥物。

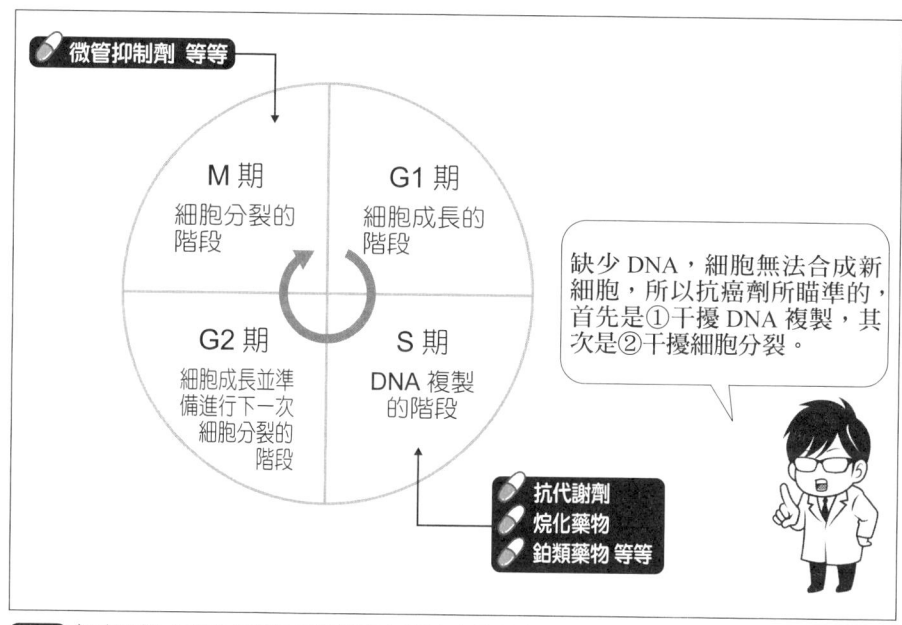

```
┌─────────────────────────────────────────────────────────────┐
│  💊 微管抑制劑 等等                                          │
│        │                                                     │
│        ▼                                                     │
│      ┌──────┬──────┐                                         │
│      │ M 期 │ G1 期│                                         │
│      │細胞分裂│細胞成長│    ┌─────────────────────┐          │
│      │ 的階段│的階段 │    │ 缺少DNA，細胞無法合成新 │         │
│      ├──────┼──────┤    │ 細胞，所以抗癌劑所瞄準的，│        │
│      │G2 期 │ S 期 │    │ 首先是①干擾 DNA 複製，其│        │
│      │細胞成長並準│DNA複製│ 次是②干擾細胞分裂。      │        │
│      │備進行下一次│的階段│    └─────────────────────┘       │
│      │細胞分裂的│     │                                      │
│      │ 階段 │      │                                         │
│      └──────┴──────┘                                         │
│                    ▲                                         │
│              💊 抗代謝劑                                      │
│              💊 烷化藥物                                      │
│              💊 鉑類藥物 等等                                 │
└─────────────────────────────────────────────────────────────┘
```

表1 細胞週期（細胞分裂的循環過程）與抗癌藥瞄準的時機

　　抗癌劑是作用於核酸的代表藥物。不斷更換新細胞的人體，必須依靠細胞分裂來維持。就這層意義來說，細胞分裂應是受到歡迎的現象，但如果這個細胞是癌細胞呢？癌細胞不斷增殖，只會造成我們的困擾。於是，抗癌劑會透過①干擾 DNA 的複製、②干擾細胞分裂，讓細胞無法繼續分裂，阻止癌細胞的增殖（**圖1**）。

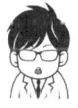

> 增殖會造成困擾的還有細菌，對抗細菌的藥物（核酸合成抑制劑、葉酸合成抑制劑等等）也是作用於核酸。

> 哼嗯哼嗯（昨天，腦內的仙野老師也講了同樣的東西）。

> 那麼，詳細說一下具代表性抗癌藥的抗代謝劑吧。

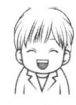

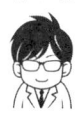

第7章　作用於核酸的藥物效果

7-4 抗代謝劑的作用機制

癌細胞會不斷合成 DNA 進行增殖，增殖過程需要 DNA 的材料，如核酸（嘌呤鹽基、嘧啶鹽基）、葉酸等等。抗代謝劑就是利用癌細胞需要材料合成 DNA 的機制，發揮抗癌的效果。抗代謝劑藉由「讓癌細胞誤用與核酸相似的物質」、「干擾 DNA 材料之一葉酸的代謝」等方式，阻礙 DNA 的合成來抑制癌細胞繼續增殖。

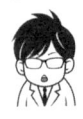

那麼，下面就來介紹作為各種材料類似物質（仿造品）的抗癌藥物。

❖ 仿造嘌呤鹽基的抗癌藥物

代表例子有 IMPDH 抑制劑。DNA 中的腺嘌呤和鳥糞嘌呤，在肌苷單磷酸脫氫酶（IMPDH）作用下，會受到具核苷酸結構的肌苷單磷酸（IMP）誘導。因此，干擾 IMPDH 能夠停止腺嘌呤和鳥糞嘌呤的合成，進而抑制細胞增殖。其代表藥物 6-Mercaptopurine，常作為抗癌藥使用

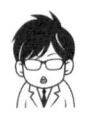

Azathioprine 也是類似的藥物，但比起用作抗癌藥，更常被作為免疫抑制劑使用。

❖ 仿造嘧啶鹽基的抗癌藥物

代表例子有胸腺嘧啶核苷酸合成酶抑制劑（Thymidylate Synthase Inhibitor）。藉由干擾合成 DNA 胸腺嘧啶的輔助酵素之一 Thymidylate Synthase，促使胸腺嘧啶無法生成。其代表藥物有 5-Fluorouracil，其結構是脲嘧啶（DNA 中胞嘧啶氧化後的化合物）5 位上的氫原子換成氟原子。因為氟原子和氫原子幾乎相同大小，所以胸腺嘧啶核苷酸合成酶會誤用 5-Fluorouracil 而無法作用，發揮抗癌的效果。

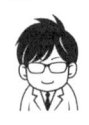

Tegafur、Capecitabine 是 5-Fluorouracil 的前驅藥物（ p.24 ）。

❖ 作用於葉酸的藥物

藉由干擾葉酸代謝來抑制 DNA 的合成，其代表藥物有 Methotrexate。人體無法自行合成葉酸，需要由食物來攝取。葉酸會在腸道吸收代謝，轉為四氫葉酸（Tetrahydrofolic Acid）。四氫葉酸與 DNA 的合成有關。Methotrexate 藉由干擾四氫葉酸合成所需的輔助酵素二氫葉酸還原酶，發揮抗癌的效果。

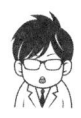

> Methotrexate 作為抗癌藥物使用時，會「大量」投予藥劑。「少量」投予時，具有抗風濕的效果。

7-5 第 3 代藥物

核酸發揮作用的藥物稱為「核酸藥物」，直接作用於與疾病相關的遺傳基因，副作用比「傳統小分子藥物」更少、藥效更高。具體來說，這是由十幾個～數十個核酸連結的鏈狀結構，不同於人體原有的遺傳基因，不轉譯蛋白質（合成蛋白質）但具有「核酸機能」的醫藥品總稱。核酸藥物會辨識特定的鹽基序列、蛋白質，抑制遺傳基因的表現，或者干擾蛋白質發揮功能，作為標靶藥物發揮療效。癌症、病毒感染症、自體免疫疾病、中樞神經系統疾病、眼睛疾病、高血脂症等等，現在正在開發針對各種疾病的核酸藥物。

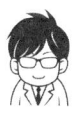

> 「第 3 代藥物」有 表1 所列的醫藥品。雖然有些已在前面漫畫中出現過，但這邊統一整理成表格。

表1 第 3 代藥物

疫苗	失去或者減弱毒性的病原體。藉由感染來讓人體產生抗體，防止罹患特定感染症。
抗體藥品	主要成分為人體本身免疫系統產生的「抗體」。僅針對特定異物（抗原）的專一性結合來排除異物。
核酸藥物	直接作用於引起疾病的遺傳基因、蛋白質。
幹細胞藥物	以人體本身的幹細胞培養製成的藥物。利用幹細胞「尋家效應（Homing Effect）」（自動聚集至發炎部位進行修復的現象）的性質，發揮治療的效果。

第7章　作用於核酸的藥物效果

挑戰藥師國家考試 7

關於抗惡性腫瘤藥物的敘述，下列哪個組合正確？

a Doxorubicin Hydrochloride 會使 DNA 烷化，抑制 DNA 聚合酶作用。

b 白金化合物 Cisplatin 會與 DNA 結合，抑制 DNA 的合成，干擾細胞週期的 G1 期。

c Methotrexate 會干擾二氫葉酸還原酶，降低二氫葉酸生成，抑制 DNA 的合成。

d Tegafur 會在體內轉為 Fluorouracil，磷酸化後與胸腺嘧啶核苷酸合成酶結合，抑制 DNA 的合成。

e Etoposide 會作用於 S 期後半到 G2 期的細胞，藉由干擾 Topoisomerase I，引起 DNA 鏈斷裂。

1（a、b） 2（a、e） 3（b、c） 4（c、d） 5（d、e）

（第 85 回日本藥師國家考試　醫療藥學 I　第 147 題）

解說

a Doxorubicin 並非烷化藥物，而是藉由干擾 Topoisomerase II 來阻礙 DNA 合成，發揮抗腫瘤效果的藥物。

b Cisplatin 分子結構具有白金（Platinum），是藉由 DNA 交叉聯結，發揮抗腫瘤效果的藥物。雖然可以作用於細胞週期的任何階段，但主要是在 G2 期到 M 期引起細胞凋亡。

c Methotrexate 是藉由干擾二氫葉酸還原酶，阻礙 DNA 合成所需的四氫葉酸生成，抑制細胞的增殖。

d Tegafur 會在體內轉換成 Fluorouracil，發揮抗腫瘤效果的藥物。

e Etoposide 是藉由干擾 DNA 合成所需的 Topoisomerase II，發揮抗腫瘤的效果。

答案 4

第8章

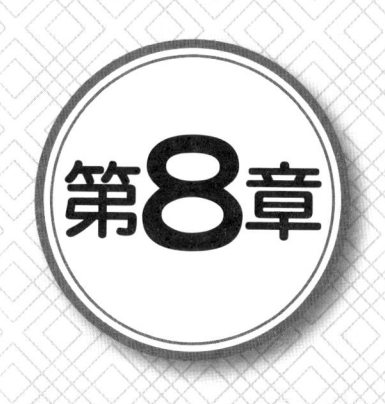

疾病分類：藥物作用

從第8章開始，我們來看不同疾病的藥物作用吧。

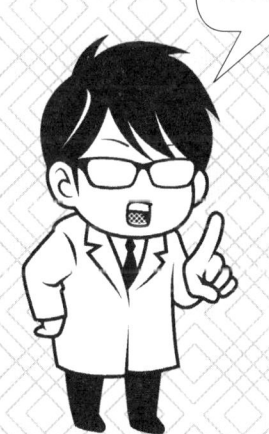

終於要進入實踐篇了……

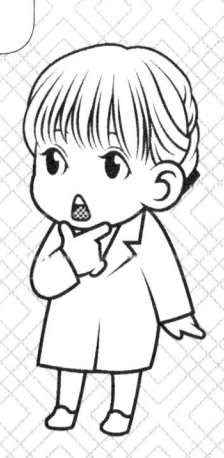

心血管疾病的治療藥

1. 高血壓藥
2. 心臟衰竭藥
3. 心絞痛藥
4. 心律不整藥
5. 貧血藥
6. 血栓栓塞藥

1 常見高血壓藥

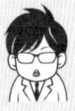

所有藥物都是先解明病因和發病流程，再根據「在哪個階段阻止該流程」的構想而開發出來的。治療高血壓的主要藥物，如同 **圖1** 所示。

換句話說，想要了解藥物，必須先掌握發病機制嘛。

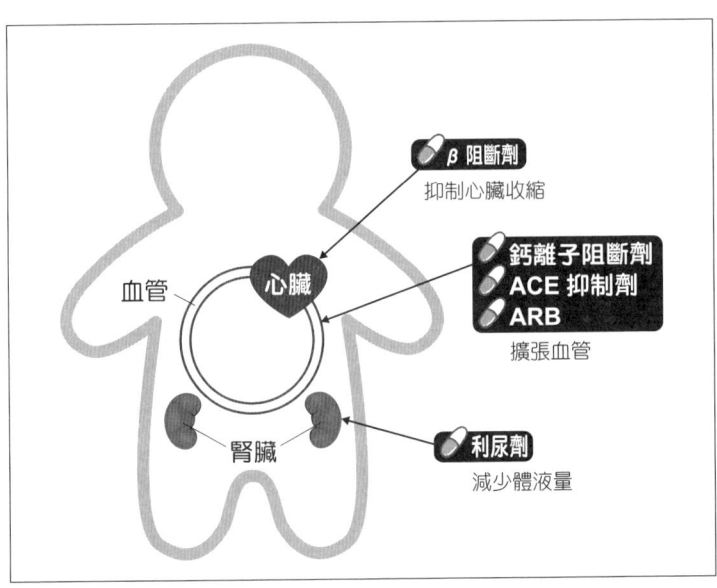

圖1 高血壓藥物的標的分子

- β 阻斷劑：抑制心臟收縮
- 鈣離子阻斷劑／ACE 抑制劑／ARB：擴張血管
- 利尿劑：減少體液量

❶ 鈣離子阻斷劑 圖1 p.123

藉由堵塞血管平滑肌的鈣離子通道，抑制鈣離子流入細胞內，以擴張血管、降低血壓。

主要藥劑 Nifedipine（Adalat）、Amlodipine（Amlodin、Norvasc）、Diltiazem（HERBESSER）

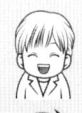

> 這藥物在 p.123 出現過。為了不讓鈣離子流入，會塞住鈣離子通道。

> 下面的❷和❸是藉由干擾收縮血管的血管張力素（Angiotensin）II 與受體結合，降低血壓的藥物。

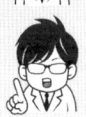

❷ 血管張力素轉化酶（ACE）抑制劑 圖1 圖2

藉由干擾血管張力素轉化酶（ACE）作用，抑制血管張力素 II 生成，以降低血壓。

主要藥劑 Enalapril（RENIVACE）、Imidapril（TANATRIL）、Temocapril（ACECOL）

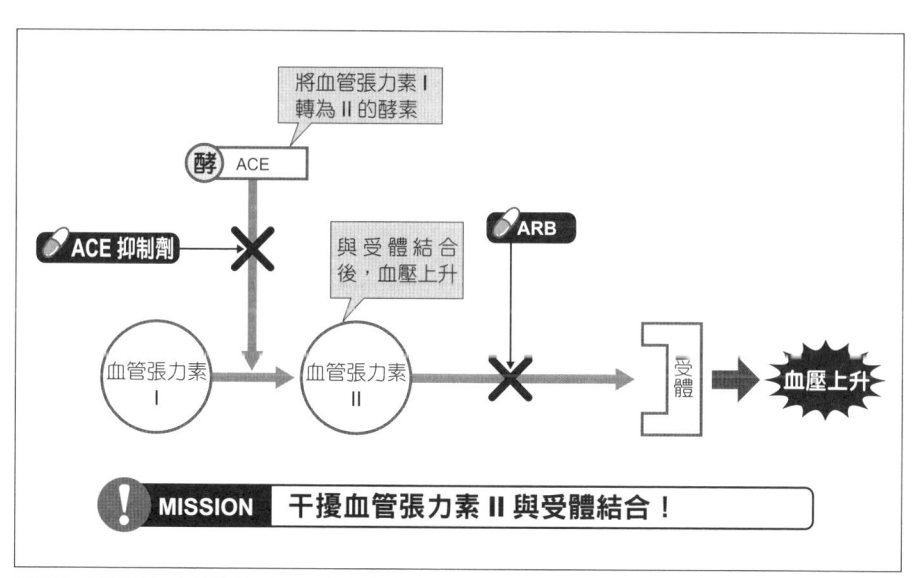

```
            將血管張力素 I
            轉為 II 的酵素
         酵  ACE

 ACE 抑制劑 ──✗           與受體結合      ARB
                          後，血壓上升
  血管張力素          血管張力素           受      血壓上升
     I       ────→      II      ──✗──→   體  ──→

        ❗ MISSION  干擾血管張力素 II 與受體結合！
```

圖2 血管張力素轉化酶（ACE）抑制劑、血管張力素 II 受體阻斷劑（ARB）的作用機制

❸ 血管張力素 II 受體阻斷劑（ARB） 圖1 圖2

藉由干擾血管張力素 II 與受體結合，擴張血管、降低血壓。

主要藥劑 Candesartan（BLOPRESS）、Losartan（NU-LOTAN）、Valsartan（DIOVAN）、Telmisartan（Micardis）、Olmesartan（OLMETEC）、Irbesartan（AVAPRO、Irbetan）、Azilsartan（AZILVA）

❹ β 阻斷劑 圖1

藉由阻斷心肌的腎上腺素 β 受體，降低心肌的收縮力，以減少心臟送出的血液量，進而降低血壓。

主要藥劑 Atenolol（Tenormin）、Bisoprolol（MAINTATE）、Carvedilol（ARTIST）、Arotinolol（AROTINOLOL）

❺ 利尿劑 圖1

藉由排出水分，減少體內循環的血液量，以降低血壓。

主要藥劑 Trichlormethiazide（Fluitran）、Indapamide（NATRIX）、Furosemide（Lasix）、Spironolactone（Aldactone-A）

2 常見心臟衰竭藥

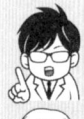

【提問】心臟衰竭是指什麼的狀態？

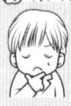

心臟機能低下，無法供給充足血液量的狀態。

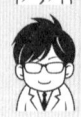

沒錯。所以，治療心臟衰竭會使用①輔助心臟機能的藥物，或者②緩減心臟負擔的藥物。

❶ β 受體致效劑（Catecholamine 製劑） 圖3

藉由刺激心肌細胞的腎上腺素 β 受體，開啟鈣離子通道，促進鈣離子流入細胞內，以增強心臟的收縮力。用於急性心臟衰竭。

主要藥劑 Dopamine（INOVAN）、Dobutamine（Dobutrex）、Adrenaline（BOSMIN、EpiPen）

❷ 毛地黃製劑　p.153

藉由干擾 Na^+/K^+-ATPase，發揮強心作用。

主要藥劑　Digoxin（DIGOSIN）、Metildigoxin（LANIRAPID）

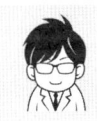

p.153 有更詳細的說明。

❸ 血管張力素轉換酶（ACE）抑制劑 圖2

主要藥劑　Enalapril（RENIVACE）、Lisinopril（Longes）

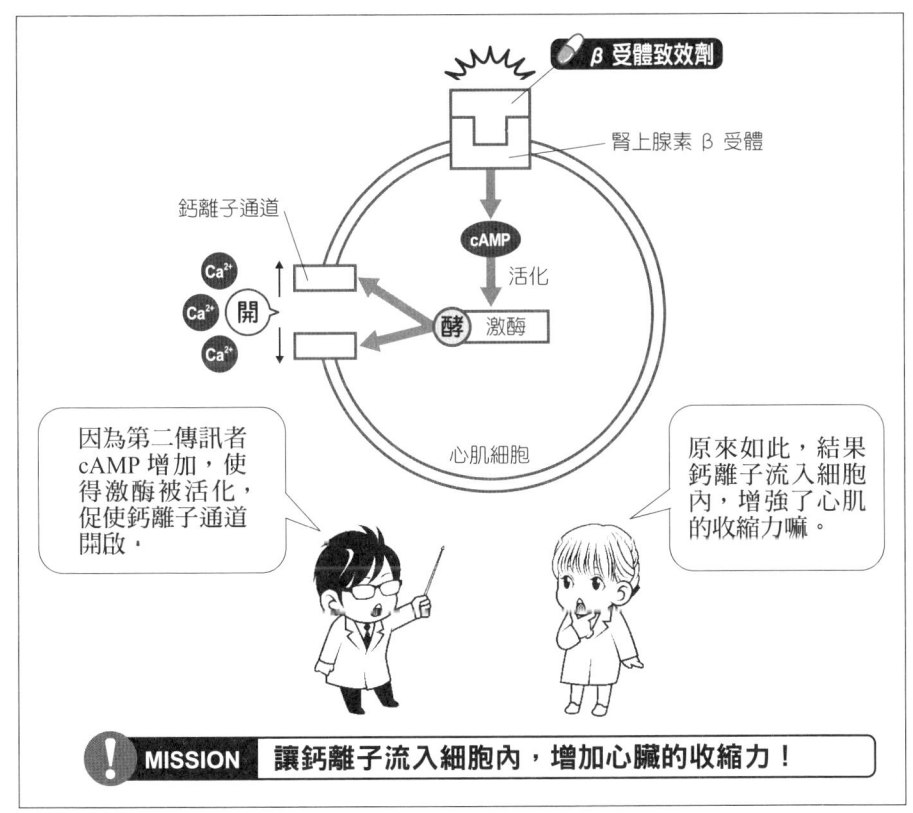

β 受體致效劑

腎上腺素 β 受體

鈣離子通道

cAMP
活化

酵 激酶

心肌細胞

因為第二傳訊者 cAMP 增加，使得激酶被活化，促使鈣離子通道開啟。

原來如此，結果鈣離子流入細胞內，增強了心肌的收縮力嘛。

MISSION　讓鈣離子流入細胞內，增加心臟的收縮力！

圖3　β 受體致效劑（Catecholamine 製劑）的作用機制

❹血管張力素 II 受體阻斷劑（ARB）圖2

主要藥劑 Candesartan（BLOPRESS）

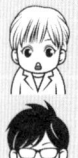

❸、❹也有在高血壓的講解中出現過。

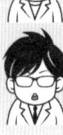

因為作用機制相同，都是以擴張血管來緩減心臟的負擔。

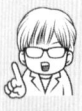

3 常見心絞痛藥

心絞痛是因冠狀動脈阻塞、窄化，造成心臟的氧氣供給量低下，引起胸部悶痛的病症。因此，藥物瞄準的是①增加氧氣供給量、②抑制氧氣消耗量。

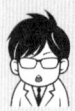

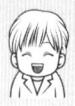

突然怎麼了？

我猜老師會出題，就搶先回答了。

❶硝化甘油 p.113

擴張靜脈，減少流回心臟的血液量；同時擴張動脈，增加對心臟的氧氣供給量。

主要藥劑 Nitroglycerin（Nitropen、Nitroderm TTS）、Isosorbide Dinitrate（Frandol）、Isosorbide Mononitrate（Itorol）

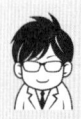

硝化甘油會在體內被分解為一氧化氮，鬆弛血管平滑肌。順便一提，一氧化氮的作用對象是鳥苷酸環化酶。

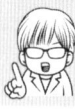

這是以活化酵素來促進反應的藥物。

❷ 鈣離子阻斷劑　p.123

藉由阻斷鈣離子通道，鬆弛血管平滑肌來擴張血管，以提升氧氣的供給量。另外，此藥劑也能減輕後負荷（心臟收縮時需要對抗的阻力，也就是心臟負荷）。

主要藥劑 Nifedipine（Adalat）、Amlodipine（Amlodin、Norvasc）、Verapamil（Vasolan）、Diltiazem（HERBESSER）

❸ β阻斷劑

藉由阻斷心肌細胞膜的腎上腺素 β 受體，減少心跳數，減輕心臟的負擔（亦即減少氧氣消耗量）。

主要藥劑 Atenolol（Tenormin）、Bisoprolol（MAINTATE）、Carvedilol（ARTIST）、Arotinolol（Arotinolol Hydrochloride）

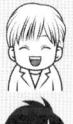

> 用作刺激時，會稱「β受體致效劑」；用作阻斷時，會稱「β阻斷劑」啊。

> 這沒有特別的理由，只是通常會這麼稱呼。

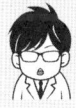

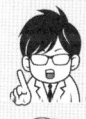

4　常見心律不整藥

> 心肌的動作電位（興奮狀態），會因離子進出細胞而發生變化（圖4）。

> 電位上升＝心臟收縮，這樣理解沒錯吧？

> 是的。心律不整是因為心肌異常興奮。

> 要盡可能讓 圖4 的線沒有起伏呢。

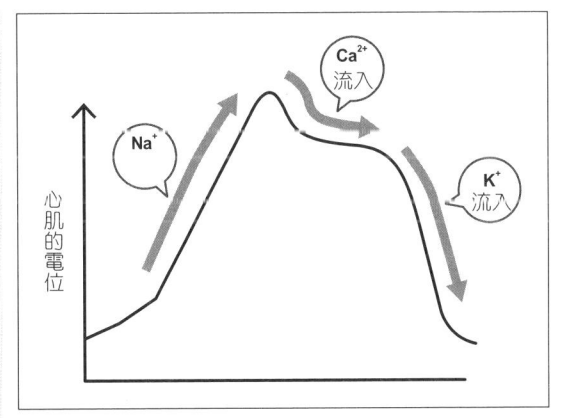

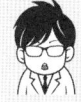

圖4 伴隨離子進出的心肌電位變化

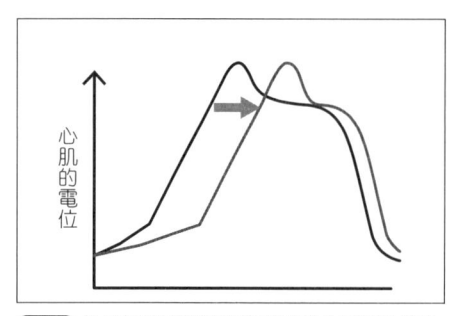

圖5 投予鈉離子通道阻斷劑時的心肌電位變化
電位上升的斜坡變緩和，心搏減緩。

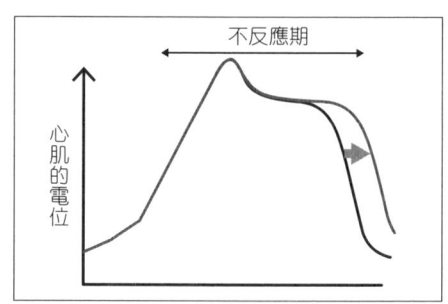

圖5 投予鉀離子通道阻斷劑時的心肌電位變化
不反應期（興奮狀態的心肌細胞不對新刺激產生反應的時期）延長，心搏減緩。

❶ 鈉離子通道阻斷劑 圖5

阻斷鈉離子流入心肌細胞，緩減心肌的動作電位（興奮狀態）的變化。

主要藥劑 Cibenzoline（Cibenol）、Mexiletine（Mexitil）、Pilsicainide（SUNRYTHM）

❷ 鉀離子通道阻斷劑 圖6

藉由阻斷鉀離子流入心肌細胞，延長動作電位的持續時間及不反應期，防止異常興奮的發生。

主要藥劑 Amiodarone（Ancaron）

❸ 鈣離子阻斷劑 p.123

阻斷鈣離子流入心肌細胞，防止心肌的異常興奮。

主要藥劑 Verapamil（Vasolan）、Bepridil（Bepricor）

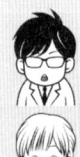

5 常見貧血藥

如果紅血球的生成過程出現異常，便會引起貧血。

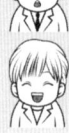

從紅血球生成過程來看，就會覺得很容易理解（ 圖7 ）。

鐵　　　　血基質　　　　血紅素　　　　　　紅血球

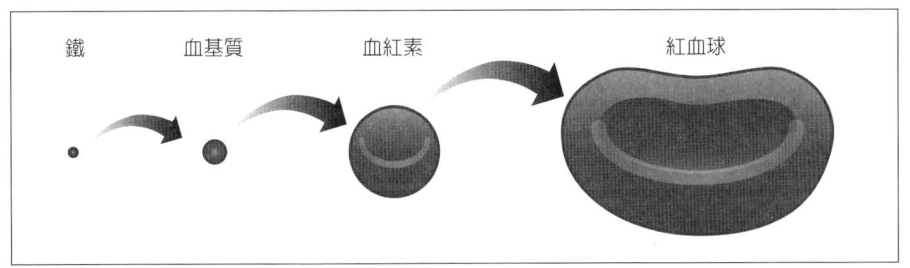

圖7 紅血球生成的簡易過程……

❶ 鐵劑

補充合成血紅素需要的鐵質，改善鐵質不足造成的貧血。

主要藥劑 Ferrous Sulfate（FeroGradumet）、Sodium Ferrous Citrate（Ferromia）

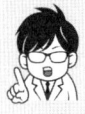

【提問】為什麼鐵質不足會引發貧血？

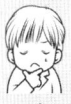

貧血的主要症狀來自氧氣的供給不足，而氧氣會隨著血紅素在體內循環。換句話說，鐵不足會使血紅素的產量減少，造成全身的氧氣供給量減少而引發貧血。

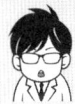

OK。順便一提，貧血中最常發生的是缺鐵性貧血。

❷ 維生素 B_6 製劑

血基質是血紅素的成分，藉由補充輔助血基質生成的輔酶維生素 B_6，促進血紅素的合成。

主要藥劑 Pyridoxal（PYDOXAL）

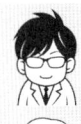

輔酶是輔助酵素作用的物質。

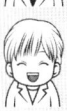

就像幫忙照顧病患的照護員嘛。

❸ 維生素 B$_{12}$ 製劑

補充紅血球生成所需的維生素 B$_{12}$。

主要藥劑 Mecobalamin（Methycobal）

❹ 紅血球生成素（EPO）製劑

補充刺激紅血球生成的荷爾蒙紅血球生成素，促進造血幹細胞分化成紅血球，增加紅血球的數量。

主要藥劑 Epoetin Alfa（ESPO）、Epoetin Beta（EPOGIN）

6 常見血栓栓塞藥

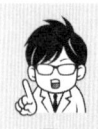

妳知道血栓塞（thrombosis）和栓塞症（embolism）的差別嗎？

血栓塞是出血部位的血液凝固，造成血管阻塞的病症；栓塞症是在其他地方形成的血塊，造成血管阻塞的病症。 圖8

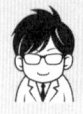

OK。所以，血栓栓塞藥物的效果是①不讓血液凝固、②溶解凝固的血液。

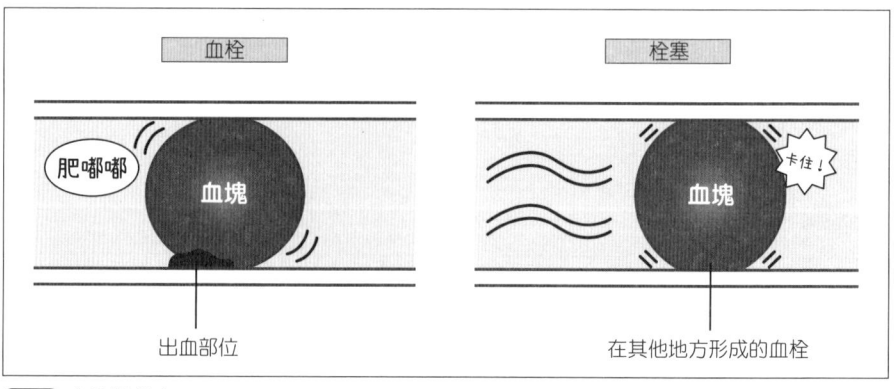

血栓	栓塞
肥嘟嘟 血塊	血塊 卡住！
出血部位	在其他地方形成的血栓

圖8 血栓與栓塞

❶ 抗血小板劑 圖9 p.113

藉由抑制血小板（讓血液凝固的因子）的凝集，防止血栓形成。

主要藥劑 Aspirin（BAYASPIRIN）、Clopidogrel（Plavix）、Cilostazol（Pletaal）、Prasugrel（EFIENT）

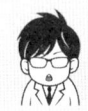

> 少量（低劑量）的阿斯匹靈，具有抗凝固作用；一般量（中劑量）的阿斯匹靈，具有解熱鎮痛作用；進一步提高劑量，大量投予則能促進血液凝固。這現象在日本稱為「阿斯匹靈的矛盾（アスピリン・ジレンマ）」。

❷ 抗凝血劑

藉由抑制血液的凝固作用，防止血栓形成。

主要藥劑 Dabigatran（Prazaxa）、Edoxaban（LIXIANA）、Rivaroxaban（Xarelto）、Apixaban（Eliquis）、Warfarin（Warfarin）

❸ 血栓溶解劑

促進酵素纖維蛋白溶酶（plasmin）生成，溶解血栓。

主要藥劑 Urokinase（URONASE）

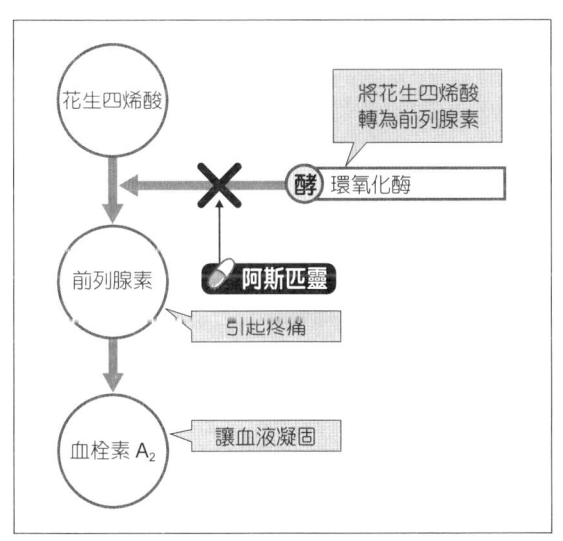

圖9 阿斯匹靈的作用機制

第8章 疾病分類：藥物作用

消化道疾病的治療藥

1. 消化性潰瘍藥
2. 腹瀉藥
3. 便祕藥

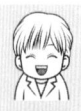

1 常見消化性潰瘍藥

消化性潰瘍的原因是胃酸異常分泌。

基本上沒錯,但嚴格來講是「攻擊因子與防禦因子失衡,攻擊因子變得比較強」的緣故。攻擊因子是,會對消化道黏膜造成傷害的胃酸、消化酵素。那麼,防禦因子是?

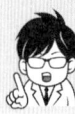

嗯⋯⋯

這邊整理成 圖10 ,自己確認一下吧。

攻擊因子　幽門桿菌　　　防禦因子

- 胃酸
- 消化酵素(胃蛋白酶)
- 壓力　等等

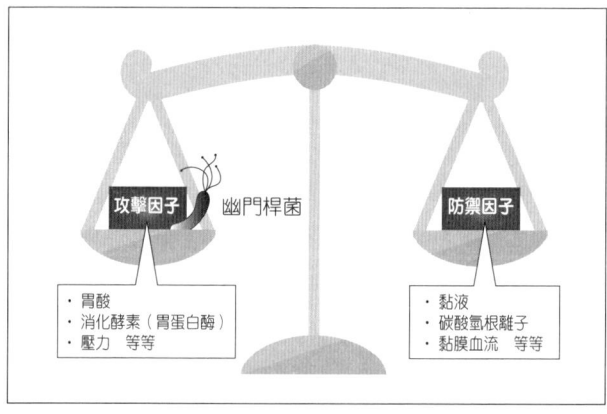

- 黏液
- 碳酸氫根離子
- 黏膜血流　等等

圖10 消化性潰瘍相關的攻擊因子與防禦因子

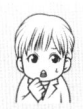

（看著左頁的 圖10）哼嗯哼嗯。換句話說，藥物瞄準的是①減弱攻擊因子、②增強防禦。

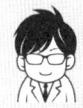

同時具備兩種效果是最好的，但作用①優先於作用②，其中又以減少胃酸的分泌量特別重要。

胃酸是萬惡的根源嘛。

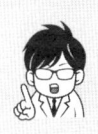

沒錯。妳先了解啟動胃酸分泌的組織胺類（下記❶），和乙醯膽鹼類（下記❷）兩種藥理機制吧。順便一提，胃潰瘍是防禦因子變弱所造成的；十二指腸潰瘍是胃酸滲漏到十二指腸所造成的，兩者都可藉由抑制胃酸分泌來治療。

❶ 組織胺受體阻斷劑（H_2-blocker）圖11

藉由干擾胃壁細胞的組織胺 H_2 受體，抑制胃酸的分泌。

主要藥劑 Cimetidine（Tagamet）、Ranitidine（Zantac）、Famotidine（Gaster）

❷ 抗膽鹼劑 圖11

藉由干擾胃壁的毒蕈鹼受體（Muscarinic Receptor），阻礙乙醯膽鹼的結合，進而抑制胃酸分泌。

主要藥劑 合劑（Kolantyl）

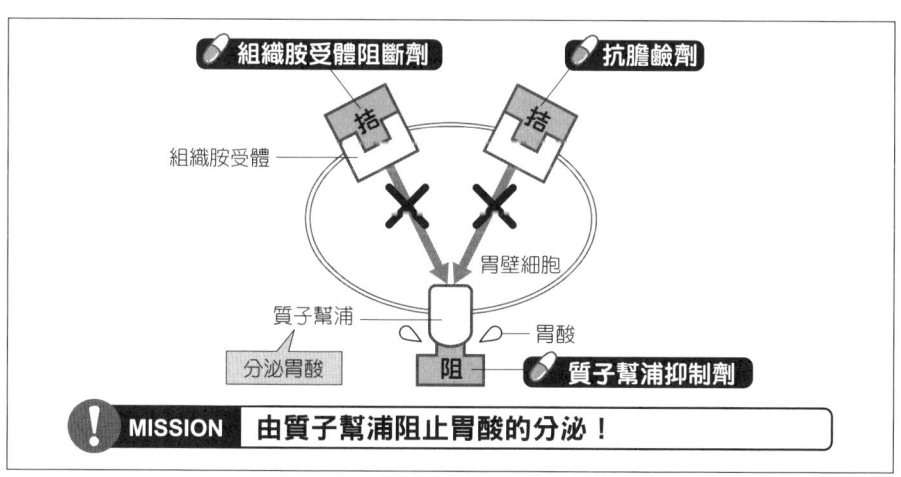

MISSION 由質子幫浦阻止胃酸的分泌！

圖11 消化性潰瘍的標的分子

第8章 疾病分類：藥物作用

❸ 質子幫浦抑制劑 圖11

藉由干擾與胃酸分泌最終階段有關的質子幫浦，抑制胃酸的分泌。

主要藥劑 Esomeprazole（Nexium）、Lansoprazole（Takepron）、Rabeprazole（Pariet）、Vonoprazan（Takecab）

❹ 幽門桿菌除菌劑

藉由消滅弱化黏膜屏障的幽門螺旋桿菌，排除消化性潰瘍的病因。

主要藥劑 Vonoprazan（Takecab） ＋ Amoxicillin（Sawacillin） ＋ Clarithromycin（Clarith）※3 劑並用

2　常見腹瀉藥

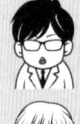

腹瀉藥物有整腸劑和止瀉劑。妳能夠說明差別嗎？

整腸藥是補充腸內細菌，整頓腸道的功能；止瀉藥是緩減過剩的蠕動運動、腸道刺激。順便一提，蠕動運動的圖解如 圖12 所示，因為運動方式像是蚯蚓等蠕蟲，所以稱之為蠕動運動。

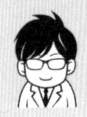

非常好。

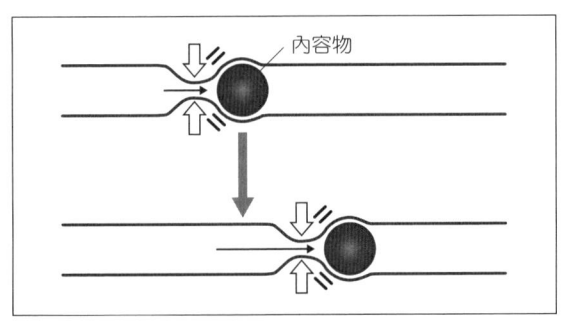

圖12 蠕動運動運送物質的機制

❶ 整腸劑

補充乳酸菌、酪酸菌、比菲德氏菌等腸內細菌,整頓腸內(細菌叢)的平衡。

主要藥劑 比菲德氏菌(LAC-B、BIOFERMIN)、酪酸菌(MIYA-BM)、耐性乳酸菌(BIOFERMIN-R)、合劑(BIO-THREE)

❷ 腸蠕動抑制劑

抑制促進腸蠕動的副交感神經作用,改善腹瀉症狀。

主要藥劑 Loperamide(LOPEMIN)

❸ 收斂劑

與腸黏膜蛋白質結合形成不溶性的皮膜,以保護腸黏膜來緩減刺激。

主要藥劑 Albumin Tannate(ALBUMIN TANNATE)

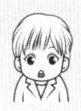

> 就是在腸黏膜上再形成一層屏障嘛。

❹ 吸附劑　圖13

吸附刺激腸道的細菌、腐敗物質、過剩水分等,排除發炎症狀。

主要藥劑 天然珪酸鋁(ADSORBIN)

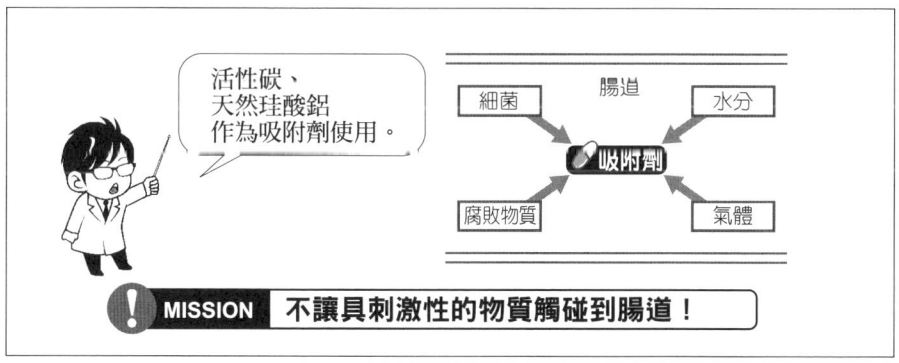

> 活性碳、天然珪酸鋁作為吸附劑使用。
>
> 腸道:細菌、水分、腐敗物質、氣體 → 吸附劑
>
> **MISSION** 不讓具刺激性的物質觸碰到腸道!

圖13 吸附藥是吸住物質的藥物

3 常見治療便祕藥

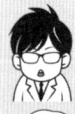

> 便祕藥物有滲透性緩瀉劑，妳能夠說明作用機制嗎？
>
> 利用腸內的滲透壓，讓水分滲入大腸來軟化糞便。同時，滲入的水分會擴張腸道，促進蠕動運動而催生便意。大概像是這樣吧？
>
> 很好。
>
> 因為媽媽和姊姊經常使用，所以我對腸道藥物很了解。

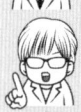

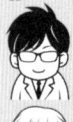

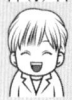

❶ 鹽類緩瀉劑

藉由維持大腸內的鹽分濃度，提高腸內的滲透壓來引進水分，以軟化糞便並促進蠕動運動。

主要藥劑 氧化鎂（Magnesium Oxide、Heavy Magnesium Oxide）

❷ 容積性緩瀉劑（Bulk-forming Laxatives）

藉由糞便吸收水分等膨脹，增加其容積來刺激大腸排泄。

主要藥劑 Carmellose（Bulkose）

❸ 大腸刺激性緩瀉劑

直接作用於大腸黏膜，促進蠕動運動來排便。

主要藥劑 Picosulfate（Laxoberon）、Senna Leaf, Senna Pod（Alosenn）、Sennoside（Pursennid）

❹ 小腸刺激性緩瀉劑

作用於小腸，促進蠕動運動。

主要藥劑 蓖麻子油（CASTOR OIL）

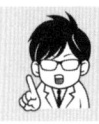

> ❶和❷是滲透性緩解劑；❸和❹是刺激性緩解劑。

呼吸系統疾病的治療藥

1. 支氣管氣喘藥　　2. 鎮咳祛痰藥

1　常見支氣管氣喘藥

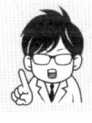

藥物效果有①抑制發炎症狀、②擴張支氣管。

❶ 類固醇劑　圖14

藉由干擾促進細胞膜游離花生四烯酸的磷脂酶 A_2，抑制發炎症狀。具有強力的效果。

主要藥劑　Fluticasone（Flutide Diskus）、Budesonide（Pulmicort）、Ciclesonide（Alvesco）、Prednisolone（Predonine）

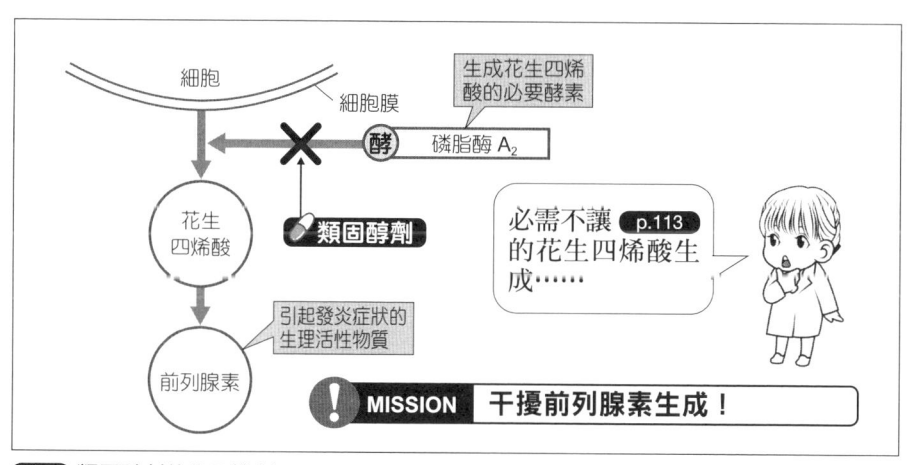

圖14　類固醇劑的作用機制

第8章　疾病分類：藥物作用

❷ β 受體致效劑

藉由刺激支氣管平滑肌的腎上腺素 β 受體,擴張支氣管。

主要藥劑 Tulobuterol(Hokunalin)、Procaterol(Meptin)、Salmeterol(Serevent)、Indacaterol(Onbrez)

❸ 白三烯受體拮抗劑

藉由阻止收縮支氣管的生理活性物質白三烯(Leukotriene)與受體結合(亦即干擾其作用),擴張支氣管。

主要藥劑 Pranlukast(ONON)、Montelukast(KIPRES、SINGULAIR)

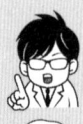

> 白三烯是有名的三大化學介質(Chemical Mediator)之一。另外兩個介質分別是什麼?

> 組織胺和……嗯——是哪個呢?

> **磷脂酶 A_2。**

> 啊啊(再一下下就想出來了)。我正在猶豫是不是前列腺素呢。

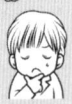

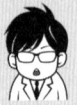

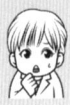

❹ 黃嘌呤類藥劑(Xanthines)

干擾分解酵素磷酸水解酶分解 cAMP 等第二傳訊者,鬆弛支氣管平滑肌。

主要藥劑 Theophylline(THEODUR、UNIPHYL)

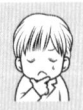

> 干擾阻礙因子……這樣想容易搞混在一起,簡單講就是 cAMP 發揮原本的功能嘛。

> 是的。關於干擾分解酵素的藥物作用,在 **p.114** 有更詳細的說明。

> (……真的耶!)

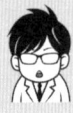

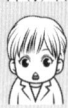

2　常見鎮咳祛痰藥

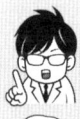

請舉出一個使用鎮咳祛痰藥物時需要注意的地方。

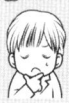

嗯……「遵守用法與用量」嗎？

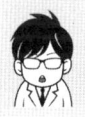

那也是其中一個，但更重要的是「切忌過量服用」。咳嗽、吐痰是身體排出異物的自然防禦反應，建議不要過度壓抑會比較好。

❶ 中樞性鎮咳劑

藉由抑制延髓的咳嗽中樞，阻止咳嗽訊息的傳遞。

主要藥劑　合劑（Huscode）、Codeine Phosphate（CODEINE PHOSPHATE）、Dimemorfan（Astomin）、Tipepidine（ASVERIN）、Dextromethorphan（Medicon）

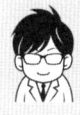

種類有類鴉片藥和非類鴉片藥。上述藥劑中，Codeine Phosphate 為類鴉片藥，其餘的都是非類鴉片藥。

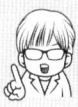

「類鴉片」又稱為「麻醉性」藥物嘛。

❷ 呼吸道黏液溶解劑

藉由分解痰液成分的黏蛋白（mucoprotein），降低其黏度，幫助排出痰液。

主要藥劑　Dromhexine（Disolvon）

❸ 呼吸道黏液修復、潤滑劑

調整黏液成分的黏稠因子黏液素（mucin）與漿液（serous fluid）的構成比例，使黏度正常化。

主要藥劑　L-Carbocysteine（MUCODYNE）、Ambroxol（Mucosolvan、Mucosal）

內分泌、代謝疾病的治療藥

1. 脂質異常症藥
2. 糖尿病藥
3. 痛風藥

1　常見脂質異常症藥

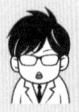

舊名為「高血脂症」。作為指標之一的 LDL 膽固醇，又被稱為「壞膽固醇」。

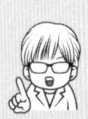

HDL 膽固醇能發揮「清潔工」的作用，將末梢血管中多餘的膽固醇帶回肝臟，所以被稱為「好膽固醇」。而 LDL 膽固醇會從肝臟運出膽固醇，當膽固醇量過多，不但會讓血液中膽固醇值提高，血液也會變得黏稠，所以被稱為「壞膽固醇」。

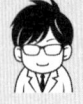

是的。不過，LDL 膽固醇過低會造成身體機能無法維持，並不是「數值愈低愈好」。最近，檢診的觀念逐漸改為「不同的年齡層有其適量的數值」。

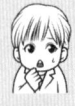

話說回來，聽說最近開始不用「壞膽固醇」這樣的說法了。

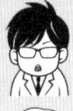

真正的「壞膽固醇」是「氧化的 LDL 膽固醇」，它會讓膽固醇堆積在血管當中，引發動脈硬化、心肌梗塞。

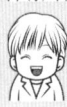

也就是說，我們要把普通的 LDL 膽固醇和氧化的 LDL 膽固醇分開來看嘛。

❶ HMG-CoA 還原酶抑制劑　圖15

干擾膽固醇生成所需的 HMG-CoA 還原酶。藉由減少肝臟的膽固醇產量，讓血液中的膽固醇被運回肝臟，降低血液中的膽固醇。

主要藥劑　Pravastatin（Mevalotin）、Atorvastatin（Lipitor）、Pitavastatin（LIVALO）、Rosuvastatin（Crestor）

```
               酵 HMG-CoA 還原酶
    HMG-CoA 還原酶抑制劑 ──→ ✗
    
  ┌─────┐   ┌─────┐        ┌─────┐   ┌─────┐
  │乙醯 │ → │HMG- │  →     │甲基二羥│ → │膽固醇│
  │輔酶A│   │CoA  │        │戊酸   │   │     │
  └─────┘   └─────┘        └─────┘   └─────┘
  
           ❗ MISSION  干擾膽固醇生成！
```

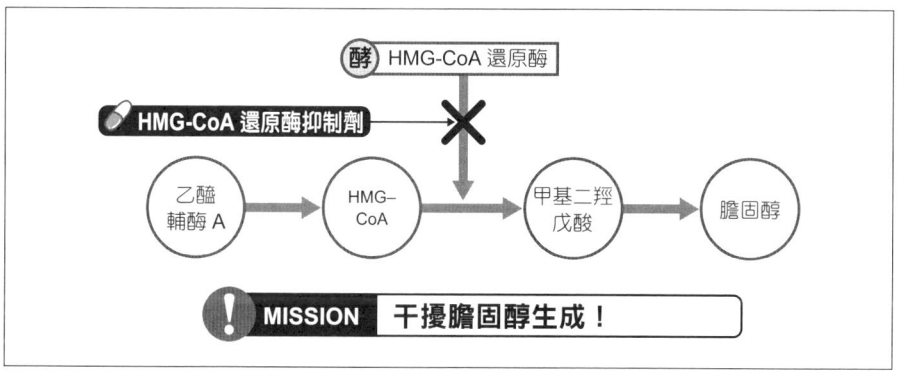

圖 15 HMG-CoA 還原酶抑制劑的作用機制

❷ 膽固醇吸收抑制劑

干擾消化道吸收膽固醇。

主要藥劑 Ezetimibe（Zetia）

❸ Fibrate 類藥劑

活化分解脂肪的脂蛋白脂酶，分解中性脂肪。

主要藥劑 Fenofibrate（LIPIDIL）

2　常見糖尿病藥

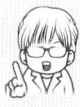

【提問】胰島素是降低血糖值的荷爾蒙，那麼與胰島素相反，什麼荷爾蒙在血糖值低下時，會促進肝醣分解為葡萄糖呢？

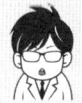

升糖素。這是胰臟 α 細胞所分泌的荷爾蒙。另外，胰島素是由胰臟 β 細胞所分泌的荷爾蒙。

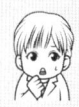

啊啊……（偷襲失敗！）

❶ 磺醯尿素劑（SU 劑）圖16

藉由與胰臟 β 細胞的磺醯尿素（Sulfonylurea）受體結合，增加細胞內的鈣離子流入量，促進胰島素的分泌。

主要藥劑 Glibenclamide（EUGLUCON）、Glimepiride（Amaryl）

❷ DPP-4 抑制劑 圖17

藉由干擾分解腸促胰液素（Incretin）的酵素 DPP-4 作用，促進胰島素分泌，回復 DPP-4 造成的減少量。

主要藥劑 Sitagliptin（GLACTIV、JANUVIA）、Vildagliptin（Equa）、Linagliptin（Trazenta）

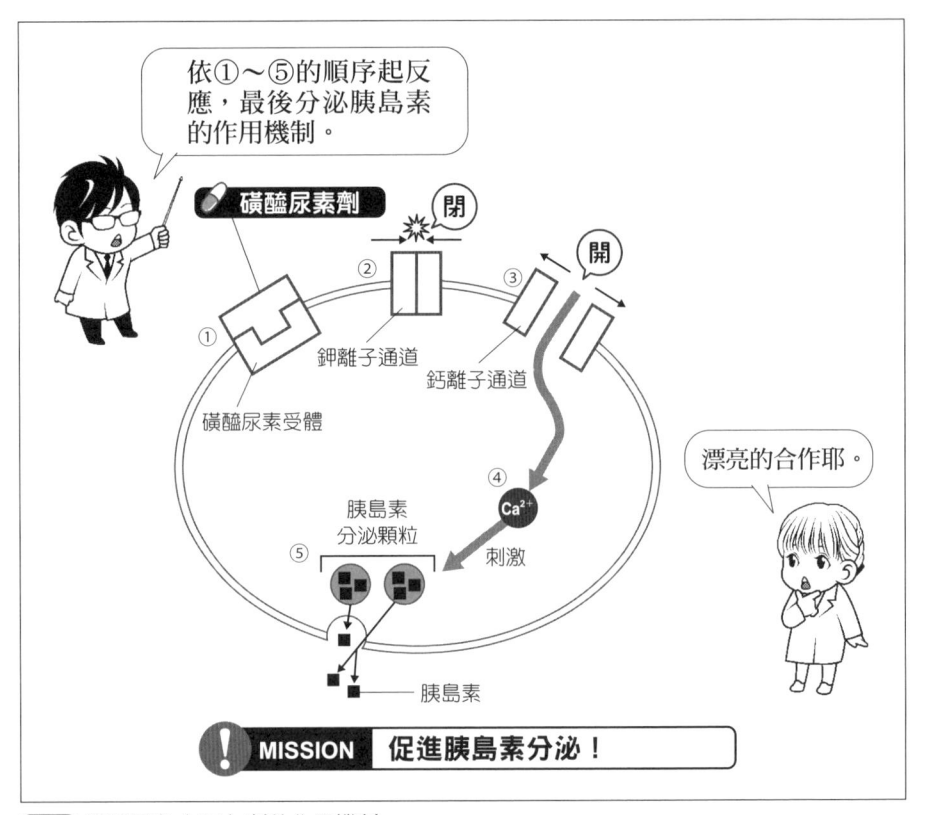

圖16 磺醯尿素（SU）劑的作用機制

❷ α - 葡萄糖苷酶抑制劑 圖18

藉由干擾將雙醣（兩個單醣結合的化合物）分解成單醣的 α - 葡萄糖苷酶，緩減醣類的吸收，抑制血糖急遽上升。

主要藥劑 Voglibose（BASEN）、Miglitol（SEIBULE）

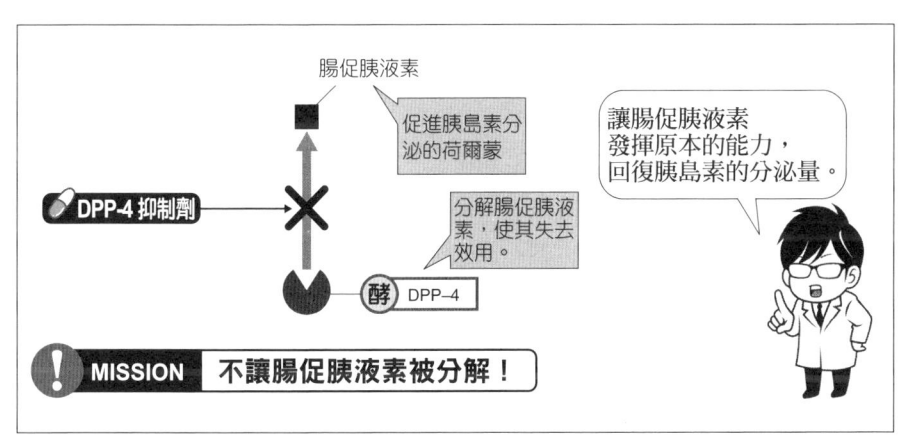

圖17 DPP-4 抑制劑的作用機制

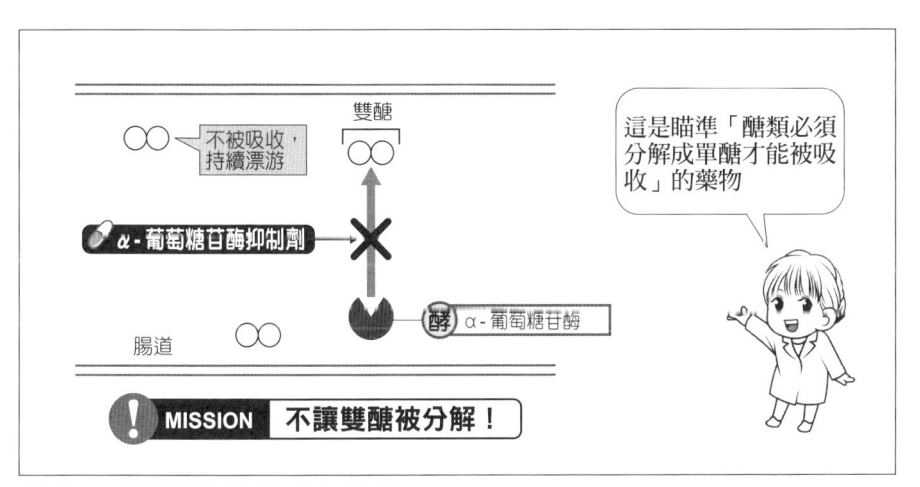

圖18 α - 葡萄糖苷酶抑制劑的作用機制

第8章 疾病分類：藥物作用

❹ SGLT2 抑制劑

這是反向操作糖尿病形象「尿裡有糖是不好的」所開發出來的藥物，積極利用尿液排除糖分，降低血糖值。

主要藥劑 Ipragliflozin（Suglat）、Dapagliflozin（Forxiga）

> 這是 2014 年 4 月登場的新式藥物。
>
> 這就像是「哥倫布的蛋」（即「無前例可循」的創意）。

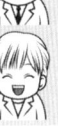

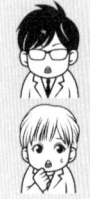

3　常見痛風藥物

> 痛風是血液中的尿酸量增加，在關節等形成結晶的症狀。
>
> 我爸爸曾經為痛風所苦，聽説真的是「風吹過都會痛」，他曾痛到邊走邊哭。

❶ 尿酸合成抑制劑

如同其名，抑制尿酸的合成。

主要藥劑 Allopurinol（Zyloric）、Febuxostat（Feburic）

❷ 尿酸排泄促進劑

藉由干擾在腎近曲小管負責尿酸再吸收的蛋白質 URAT1，促進尿酸的排泄（亦即減少體內的尿酸量）。

主要藥劑 Benzbromarone（URINORM）

❸ 痛風治療藥劑

止住痛風的疼痛，主要使用非類固醇消炎藥（NSAIDs）或者 Colchicine。Colchicine 對發作初期特別有效。

主要藥劑 Colchicine（COLCHICINE）

腎臟泌尿系統疾病的治療藥

1. 腎衰竭藥
2. 前列腺肥大藥
3. 泌尿道結石藥

1　常見腎衰竭藥

❶ 血管張力素轉化酶（ACE）抑制劑 圖2

主要藥劑　Enalapril（RENIVACE）、Imidapril（TANATRIL）、Temocapril（ACECOL）

❷ 血管張力素 II 受體阻斷劑（ARB）圖2

主要藥劑　Candesartan（BLOPRESS）、Losartan（NULOTAN）

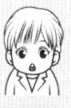

❶、❷是繼高血壓、心臟衰竭後，第三次出現了。

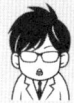

作用機制跟前面相同，藉由降低血壓、絲球體的內壓，緩減腎臟過濾時的負擔。

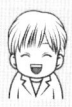

可以用來治療各種疾病，不愧是頂尖好手（ACE）。

❸ 利尿劑 圖19

抑制腎小管再吸收水、鈉離子，增加排泄的尿量。藉由減少血管內的液量來降低血壓，減輕腎臟的負擔。

主要藥劑　Trichlormethiazide（Fluitran）、Hydrochlorothiazide（HYDROCHLOROTHIAZIDE）、Furosemide（Lasix）、Azosemide（DIART）、Torasemide（LUPRAC）、Spironolactone（Aldactone-A）、Tolvaptan（Samsca）

第8章　疾病分類：藥物作用

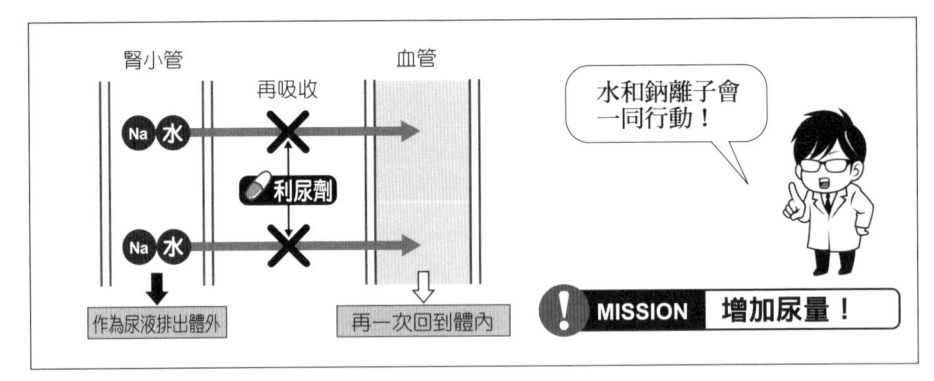

圖19 利尿劑的作用機制

2　常見前列腺肥大藥

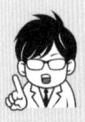

如同其名，這是前列腺肥大造成頻尿、排尿困難等症狀的疾病。

這麼說的話，前列腺肥大藥物瞄準的是①阻止前列腺肥大的根本治療、②解除排尿困難的對症治療。

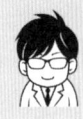

Good。看來妳抓到訣竅了。

❶ 抗男性荷爾蒙製劑

為了讓隨著年齡增長而減少的男性荷爾蒙有效地與受體結合，前列腺會增生受體而肥大。抗男性荷爾蒙製劑藉由抑制受體增生，防止前列線的肥大。

主要藥劑 Chlormadinone（Prostal）、Dutasteride（Avolve）

❷ α 阻斷劑　圖20

泌尿道平滑肌上多數存在的 α 受體與去甲基腎上腺素結合後，尿道平滑肌會收縮。α 受體阻斷劑藉由干擾該結合，擴張尿道，使排尿順暢。

主要藥劑 Tamsulosin（Harnal）、Silodosin（Urief）、Naftopidil（Flivas）

❸ 抗膽鹼劑 圖21

膀胱平滑肌的毒蕈鹼受體與乙醯膽鹼結合後，膀胱會收縮。抗膽鹼劑藉由干擾該結合，抑制膀胱收縮，改善頻尿的症狀。

主要藥劑 Oxybutynin（Pollakisu）、Solifenacin（Vesicare）、Imidafenacin（STAYBLA）

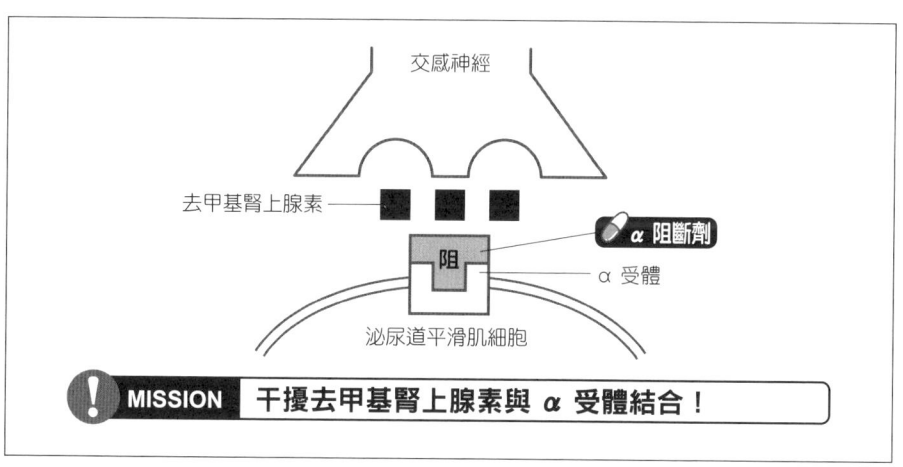

圖20 α 阻斷劑的作用機制

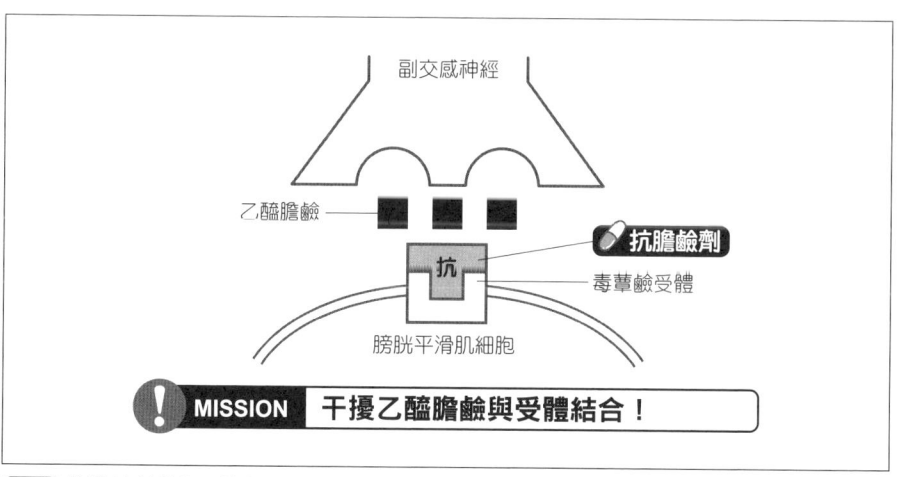

圖21 抗膽鹼劑的作用機制

3　常見泌尿道結石藥

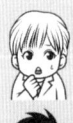

> 我爸爸曾經為泌尿道結石所苦，聽說會痛到想在地上打滾。

> 令尊還真是多災多難……

> 泌尿道結石藥物的治療戰略是：①溶解結石、②促進結石的排出。

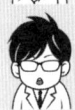

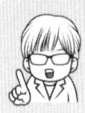

❶ 降尿酸製劑

當血液中的尿酸量增加，尿液會呈現酸性，容易形成尿酸結石（圖22）。降尿酸藥劑藉由讓尿液接近鹼性，溶解尿酸結石的同時，亦抑制新的結石形成。

主要藥劑 Potassium Citrate, Sodium Citrate（Uralyt）

❷ 抗膽鹼劑

擴張尿道，幫助排泄結石。

主要藥劑 Flopropione（Cospanon）、Butylbromide（Buscopan）、Timepidium（SESDEN）、Tiquizium（Thiaton）

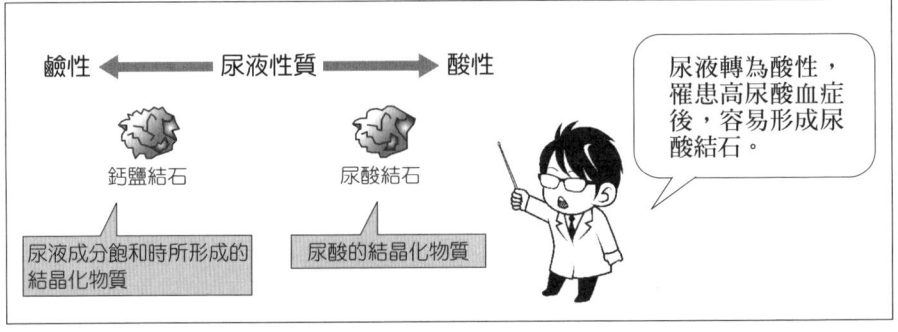

鹼性 ←　尿液性質　→ 酸性

鈣鹽結石　　尿酸結石

尿液成分飽和時所形成的結晶化物質

尿酸的結晶化物質

尿液轉為酸性，罹患高尿酸血症後，容易形成尿酸結石。

圖22　根據尿液性質形成不同的結石。

腦、神經系統、精神疾病的治療藥

1. 憂鬱症藥
2. 思覺失調症藥
3. 帕金森氏症藥
4. 阿茲海默症藥

1　常見憂鬱症用藥

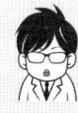

一般認為憂鬱症是因腦神經中血清素、去甲基腎上腺素傳遞失調所造成的。

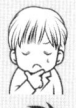

也就是單胺假說嘛。

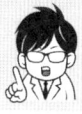

目前的憂鬱症藥物都是根據這個假說，改善血清素等單胺遞質的傳遞狀況。

❶ 選擇性血清素再吸收抑制劑（SSRI）圖23　p.150

藉由干擾血清素的再吸收，增加突觸間隙的血清素量，促進血清素與受體結合。

主要藥劑　Paroxetine（Paxil）、Sertraline（JZOLOFT）、Escitalopram（LEXAPRO）

❷ 血清素 - 去甲基腎上腺素再吸收抑制劑（SNRI）

干擾血清素及去甲基腎上腺素的再吸收，改善兩者與受體的結合狀況。

主要藥劑　Duloxetine（Cymbalta）、Venlafaxine（EFFEXOR SR）、Milnacipran（Toledomin）

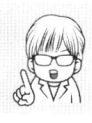

SNRI 跟 SSRI 一樣，都是干擾去甲基腎上腺素再吸收的載體蛋白。

❸ 單胺再吸收抑制劑（三環類、四環類抗憂鬱劑）

干擾單胺遞質（血清素、去甲基腎上腺素等）再吸收，促進遞質與受體結合。

主要藥劑 Nortriptyline（NORITREN）、Amoxapine（AMOXAN）、Maprotiline（Ludiomil）、Amitriptyline（TRYPTANOL）、Clomipramine（ANAFRANIL）

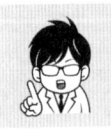

> 作用機制跟❶、❷相同，都是干擾單胺遞質的再吸收，但比 SSRI 更容易出現副作用。

❹ 去甲基腎上腺素及特殊血清素抗憂鬱劑（NaSSA）

藉由增加去甲基腎上腺素和血清素的釋出量，促進遞質與受體結合。

主要藥劑 Mirtazapine（REMERON、REFLEX）

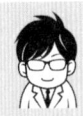

> 從抗憂鬱劑的進化史來看，三環類抗憂鬱劑為第 1 代藥物；四環類抗憂鬱劑為第 2 代藥物；SSRI、SNRI、NaSSA 為第 3 代藥物。

> 經過不斷嘗試錯誤，才造就出現在的抗憂鬱劑嘛！

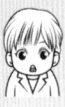

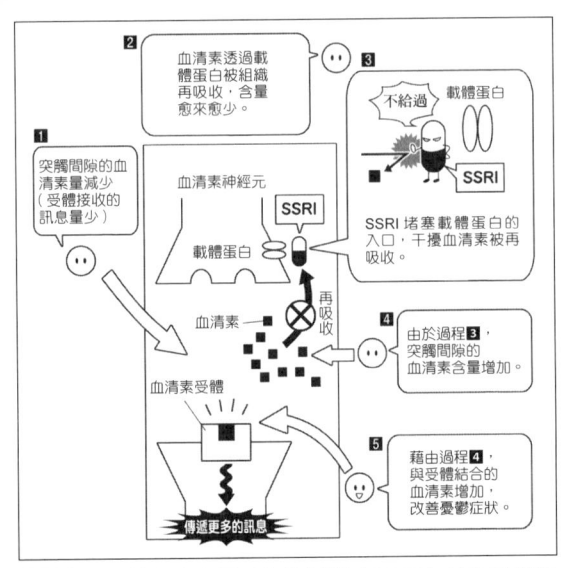

圖 23 選擇性血清素再吸收抑制劑（SSRI）的作用機制。截自 p.150。

2　常見思覺失調症（精神分裂症）藥

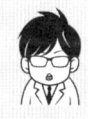

思覺失調症分為陽性症狀和陰性症狀。

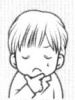

幻聽、幻覺、妄想等是陽性症狀；缺乏動力、情感表達減退等是陰性症狀嘛。

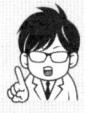

陽性症狀與多巴胺的過量結合有關；陰性症狀與血清素的過量結合有關。

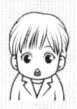

也就是說，激素的結合要適量才行。

❶ 多巴胺受體阻斷劑
藉由阻斷多巴胺與受體結合，抑制過量結合，緩減陽性症狀。

主要藥劑 Chlorpromazine（CONTOMIN）、Levomepromazine（Hirnamin、LEVOTOMIN）

❷ 多巴胺系統穩定劑（DSS）
作用於多巴胺受體。治療陰性症狀時作為致效劑，代替多巴胺與受體結合；治療陽性症狀時作為阻斷劑，干擾多巴胺與受體結合。

主要藥劑 Aripiprazole（ABILIFY）

❸ 血清素 - 多巴胺拮抗劑（SDA）
干擾血清素受體和多巴胺受體，改善陽性、陰性症狀。

主要藥劑 Risperidone（RISPERDAL）、Blonanserin（LONASEN）

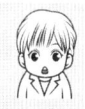

❷和❸能夠同時治療陰性、陽性症狀耶。

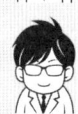

就像是能攻善守的全能隊員（Utility Player）。

3 常見帕金森氏症藥

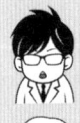

> 多巴胺神經元變性、脫落會引起運動機能障礙。

> 帕金森氏症是腦內多巴胺不足所造成的嘛!

> 不過,因為多巴胺受體仍舊存在,所以只要以藥物代替多巴胺刺激受體,就能夠改善運動機能。

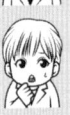

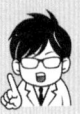

❶ 多巴胺受體致效劑(刺激劑) 圖24

藉由代替多巴胺與受體結合,對多巴胺神經元傳遞訊息,改善疾病症狀。

主要藥劑 Pramipexole(Mirapex)、Ropinirole(ReQuip)、Rotigotine(Neupro)

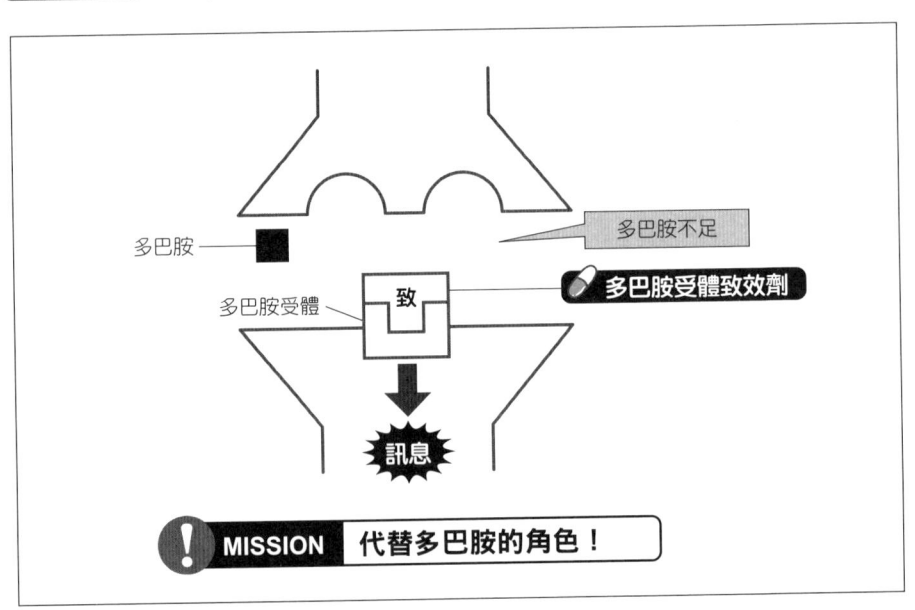

多巴胺
多巴胺不足
多巴胺受體
致
多巴胺受體致效劑
訊息
! MISSION 代替多巴胺的角色!

圖24 多巴胺受體致效劑的作用機制

❷ 左旋多巴（Levodopa）製劑 圖25

腦部有稱為血腦障壁的關卡，多巴胺無法直接進入大腦裡面，但左旋多巴製劑（多巴）能夠進入大腦裡面。藉由多巴被酵素代謝後轉為多巴胺，讓腦內的多巴胺量增加，緩和疾病症狀。

主要藥劑 Levodopa（DOPASTON）、Levodopa, Carbidopa（NEODOPASTON-L）

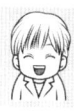

> 這是運用激素代謝的藥劑。

③ 抗膽鹼劑

藉由干擾乙醯膽鹼與受體結合，調整多巴胺和乙醯膽鹼的平衡，改善疾病症狀。

主要藥劑 Trihexyphenidyl（ARTIST）、Biperiden（AKINETON、TASMOLIN）

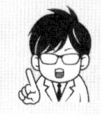

> 帕金森氏症的患者的腦內缺少多巴胺，使得乙醯膽鹼相對較多。這樣的不平衡也是帕金森氏症運動障礙的原因之一，所以治療策略是藉由減少乙醯膽鹼與的結合量，調整兩者之間的平衡。

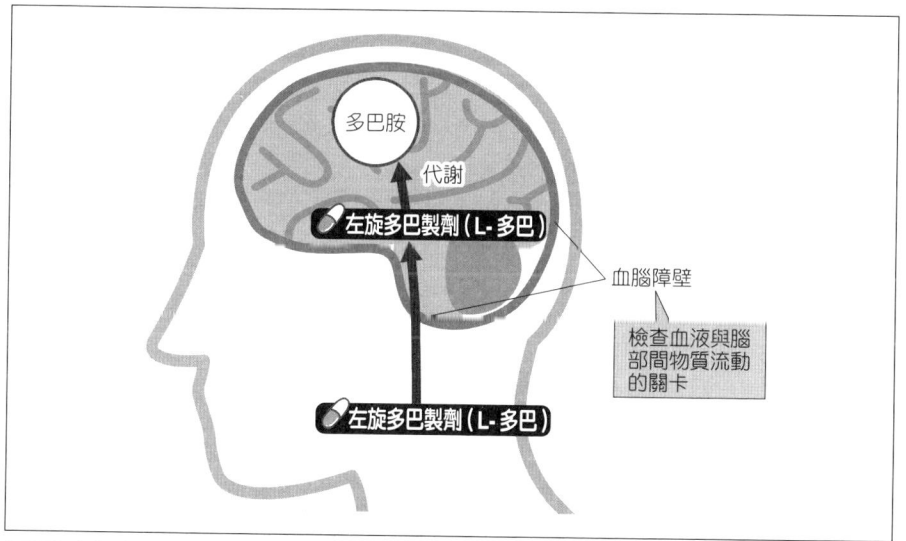

圖25 左旋多巴製劑能直接進入腦部轉成多巴胺

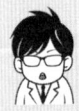

4 常見阿茲海默症藥

阿茲海默症需要分成中核症狀和周邊症狀來討論。其中，中核症狀的原因有海馬迴周邊的乙醯膽鹼減少，和 NMDA 受體（麩胺酸受體）過度活化造成神經細胞凋亡。

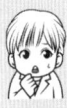

因為這些問題才造成認知功能低下嘛。

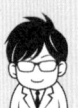

是的。所以，採取的治療戰略是：①增加乙醯膽鹼的結合量、②減少麩胺酸的結合量。

① 膽鹼酯酶抑制劑 圖26

藉由干擾分解乙醯膽鹼的膽鹼酯酶，增加乙醯膽鹼與受體的結合量。

主要藥劑 Donepezil（Aricept）、Galantamine（REMINYL）、Rivastigmine（EXELON、RIVASTACH）

因為乙醯膽鹼含量並未減少，所以與受體的結合量增加。

膽鹼酯酶抑制劑

分解乙醯膽鹼的酵素

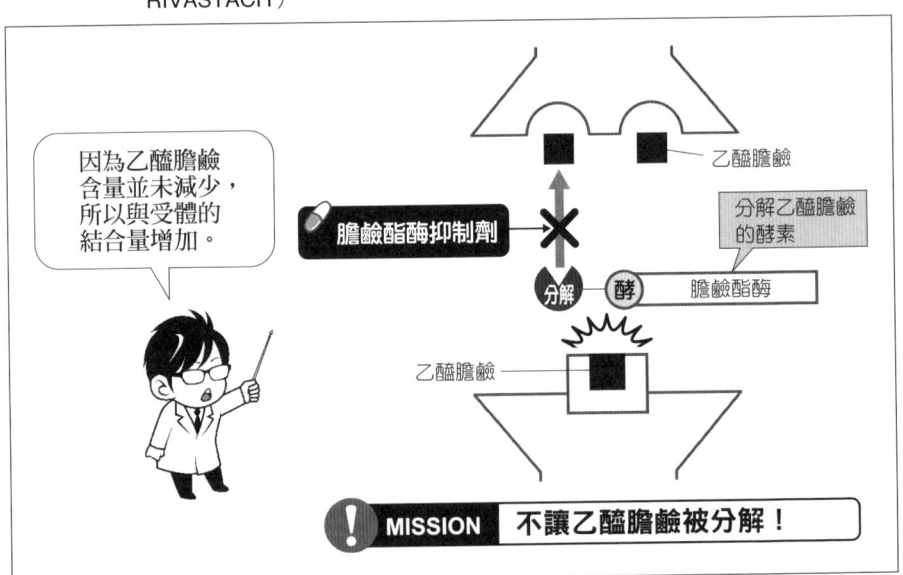

酵 膽鹼酯酶

乙醯膽鹼

MISSION 不讓乙醯膽鹼被分解！

圖26 膽鹼酯酶抑制劑的作用機制

❷ NMDA 受體拮抗劑 圖27 p.130

NMDA 受體與麩胺酸結合後，會開啟鈣離子通道（圖27 ①），而阿茲海默症是因 NMDA 受體過度活化，造成過量的鈣離子流入細胞內，表現出細胞毒性。NMDA 受體拮抗劑會嵌入開啟的孔洞（pore）為通道覆上蓋子，以抑制鈣離子流入細胞內，讓過度興奮的狀態冷靜下來，制止失智症繼續惡化（圖27 ②）。

主要藥劑 Memantine（MEMARY）

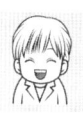

這是理解後會想要告訴別人的作用機制（我已經跟朋友分享了）。

① 開
麩胺酸
Ca^{2+} Ca^{2+}

②
Ca^{2+} 流入量減少
拮
NMDA 受體拮抗劑

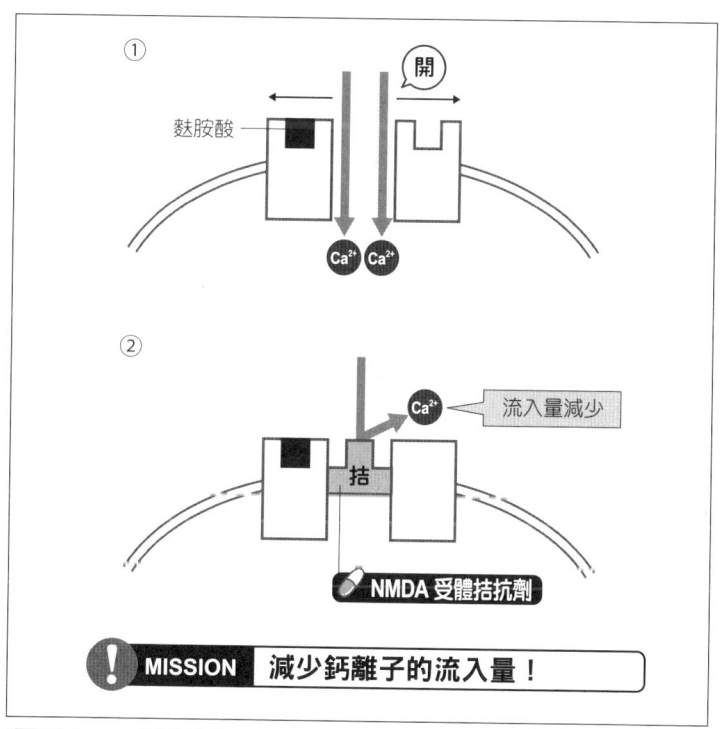

MISSION 減少鈣離子的流入量！

圖27 NMDA 受體拮抗劑的作用機制

其他的治療藥

1. 抗過敏劑
2. 抗生素
3. 抗病毒劑
4. 抗癌劑

1 抗過敏劑

❶ 抗組織胺藥劑

藉由干擾組織胺與受體結合，緩解花粉症所引發的流鼻水等過敏症狀。

主要藥劑 Fexofenadine（Allegra）、Epinastine（Alesion）、Levocetirizine（Xyzal）、Olopatadine（Allelock）、d-Chlorpheniramine Maleate（POLARAMINE）

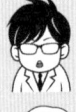

因為腦部也有組織胺受體，所以抗組織胺藥劑也會讓人產生睡意。

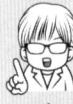

干擾組織胺 H_2 受體會抑制胃酸分泌；干擾組織胺 H_1 受體能抑制過敏反應，對吧？

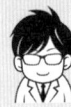

是的。「抗組織胺劑」一般是指干擾 H_1 受體。

❷ 白三烯受體拮抗劑

藉由干擾白三烯與受體結合，發揮抑制支氣管收縮等效果。

主要藥劑 Pranlukast（ONON）、Montelukast（KIPRES、SINGULAIR）

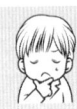

三大化學介質分別為白三烯、組織胺……還有血栓素 A（碎碎念）。

2　抗生素

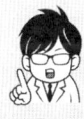

抗生素的任務是抑制細菌的增殖。

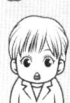

抗生素的作用對象很多（圖28）。竟然可以想出這麼多標的分子，真的很讓人佩服。

❶ 細胞壁合成抑制劑 圖28

阻止細胞壁合成所需的成分生成。

主要藥劑 Amoxicillin（Sawacillin、PASETOCIN、WIDECILLIN）、合劑（Augmentin、CLAVAMOX）、Cefaclor（Kefral）、Cefditoren（MEIACT）、Cefcapene（Flomox）、Tebipenem（ORAPENEM）

❷ 蛋白質合成抑制劑 圖28

作用於核糖體干擾蛋白質合成，抑制細菌的增殖。

主要藥劑 Roxithromycin（Rulid）、Clarithromycin（Klaricid、Clarith）、Azithromycin（ZITHROMAC）

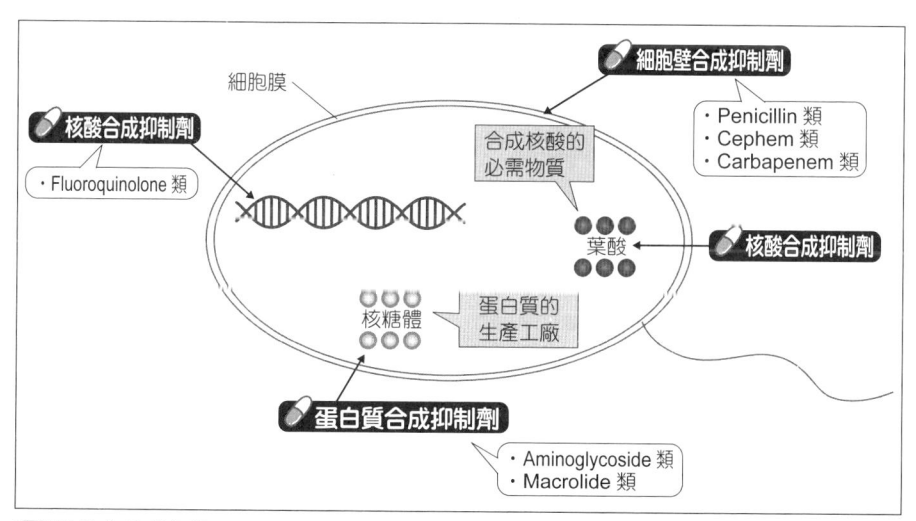

圖28　抗生素的標的分子

❸ 核酸合成抑制劑 圖28 p.163

作用於核酸干擾 DNA 合成，抑制細菌的增殖。

主要藥劑 Levofloxacin（CRAVIT）、Garenoxacin（Geninax）

❹ 葉酸合成抑制劑 圖28 p.163

藉由干擾核酸成分的葉酸生成，抑制細菌的增殖。

主要藥劑 Sulfamethoxazole, Trimethoprim（Baktar）

3 抗病毒劑

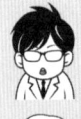

抗病毒劑的任務是抑制病毒的增殖。

跟抗生素的任務很像耶。

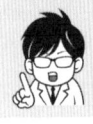

的確。不過，需要留意的是，細菌和病毒的增殖方式不同，所以藥物性質也不相同。

❶ 神經胺酸酶抑制劑（NAI）

藉由干擾神經胺酸酶（圖29）作用，干擾病毒自宿主細胞游離出來，防止其他細胞受到感染。

主要藥劑 Zanamivir（RELENZA）、Oseltamivir（TAMIFLU）、Laninamivir（INAVIR）、Peramivir（RAPIACTA）

❷ 流感疫苗

讓人體產生對抗流感病毒的抗體，防止罹患流感。

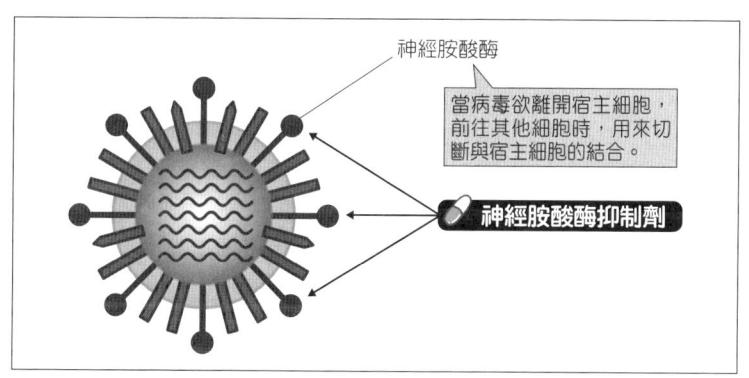

圖29 流感病毒的構造

（標示：神經胺酸酶；當病毒欲離開宿主細胞，前往其他細胞時，用來切斷與宿主細胞的結合。；神經胺酸酶抑制劑）

4 抗癌劑

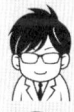

抗癌劑的任務是抑制癌細胞的分裂、增殖。

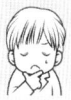

細菌、病毒、癌症的治療藥，都是基於相似的構想而開發出來的嘛。

❶ 抗代謝劑 圖30 p.161

藉由干擾 DNA 合成，抑制細胞的增殖。

主要藥劑 Methotrexate（METHOTREXATE）、Fluorouracil（5-FU）、合劑（UFT、TS-1）、Gemcitabine（Gemzar）

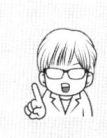

抗代謝劑有嘌呤拮抗劑和嘧啶拮抗劑，嘌呤拮抗劑是干擾 DNA 鹽基的腺嘌呤、鳥糞嘌呤；嘧啶拮抗劑是干擾胸腺嘧啶、胞嘧啶，能阻礙 DNA 的複製。

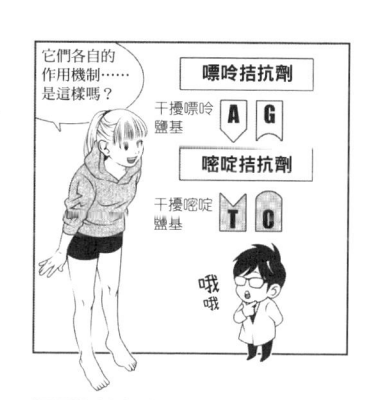

非常棒。

它們各自的作用機制……是這樣嗎？

嘌呤拮抗劑：干擾嘌呤鹽基 A G
嘧啶拮抗劑：干擾嘧啶鹽基 T C

哦哦

圖30 抗代謝劑的作用。
截自 p.161 。

第8章 疾病分類：藥物作用　211

❷ 烷化藥物

藉由 DNA 與烷基（C_nH_{2n+1}）結合，干擾 DNA 的複製。

主要藥劑 Cyclophosphamide（Endoxan）、Dacarbazine（Dacarbazine）

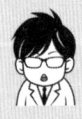

> 這也是干擾 DNA 複製的藥物
>
> 跟 **p.162** 嘧啶拮抗劑相同，能讓 DNA 與多餘的物質（受質）結合，阻礙 DNA 的複製。
>
> Good。

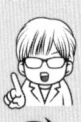

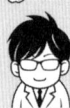

❸ 鉑類藥物　圖31　p.162

藉由固定 DNA 的雙股螺旋，干擾 DNA 的複製。

主要藥劑 Cisplatin（Randa）、Carboplatin（PARAPLATIN）、Oxaliplatin（Elplat）

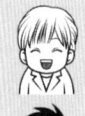

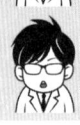

> 這有在 **p.162** 出現過。
>
> 順便一提，直接吞下白金（金屬）並不會出現抗癌效果。

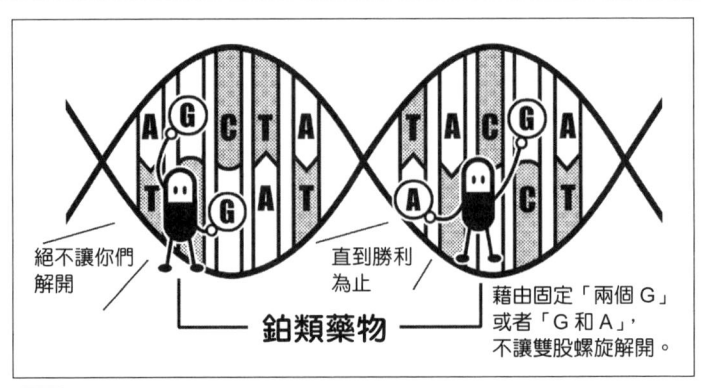

絕不讓你們解開　直到勝利為止　鉑類藥物　藉由固定「兩個 G」或者「G 和 A」，不讓雙股螺旋解開。

圖31 鉑類藥物的作用。
截自 **p.162**。

❹ 微管抑制劑

細胞分裂（圖32）的過程會出現紡錘體，藉由干擾其主要成分微管的合成，抑制細胞的增殖。

主要藥劑 Vincristine（Oncovin）、Docetaxel（TAXOTERE）、Cabazitaxel（JEVTANA）、Paclitaxel（TAXOL、Abraxane）

❺ 標靶藥物

僅作用於與癌細胞增殖有關的分子，或者癌細胞特有的分子。

主要藥劑 Gefitinib（Iressa）、Imatinib（Glivec）、Erlotinib（Tarceva）

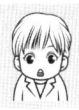

> 鎖定目標攻擊⋯⋯讓人感受到醫療的進步。

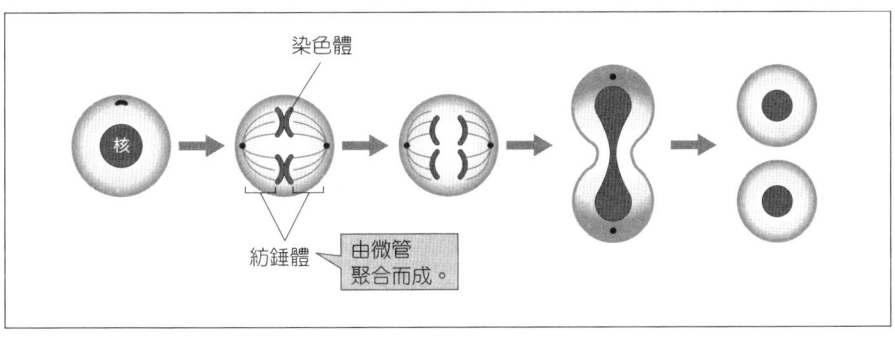

圖32 細胞分裂的流程

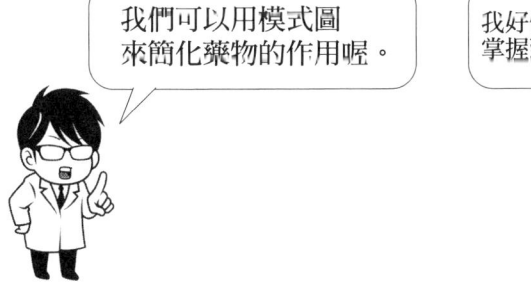

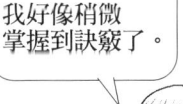

染色體／核／紡錘體／由微管聚合而成。

> 我們可以用模式圖來簡化藥物的作用喔。

> 我好像稍微掌握到訣竅了。

第8章 疾病分類：藥物作用

挑戰藥師國家考試 8

某位 80 歲的女性經醫生診斷為輕度阿茲海默症，持續口服 Donepezil Hydrochloride（5mg／日）治療，但症狀每況愈下，劑量提高至 10mg／日仍無顯著的效果。因此，醫生想建議她改服治療中度至高度阿茲海默症的併用藥劑。

試問醫生可能推薦哪一種藥劑成分？
1 Galantamine Hydrobromide
2 Rivastigmine
3 Methylphenidate Hydrochloride
4 Memantine Hydrochloride
5 Denosine Triphosphate Disodium Hydrate

下述哪一個是前題推薦藥劑的作用機制？
1 活化腦部的能量代謝
2 可逆性干擾乙醯膽鹼酯酶
3 刺激尼古丁乙醯膽鹼受體
4 非競爭性阻斷麩胺酸 NMDA 受體
5 可逆性干擾丁醯膽鹼酯酶（Butyrylcholinesterase）

〔第 99 回日本藥師國家考試　一般問題（藥學實踐問題）　第 256-257 題〕

解說

目前，阿茲海默症的治療藥有四種：題目中的 Donepezil Hydrochloride、選項中的 Galantamine Hydrobromide、Rivastigmine 及 Memantine Hydrochloride。其中，用來治療中度至高度阿茲海默症的藥物，只有 Donepezil Hydrochloride 和 Memantine Hydrochloride 而已。依題目敘述，醫生希望變更 Donepezil Hydrochloride，所以正確答案是 Memantine Hydrochloride。該藥劑是藉阻斷麩胺酸 NMDA 受體，發揮其療效。

順便一提，Methylphenidate 是用來治療注意力不足過動症（ADHD）、猝睡症（Narcolepsy）的藥物；Denosine Triphosphate Disodium Hydrate 是用來治療昏眩等症狀的藥物。

結尾

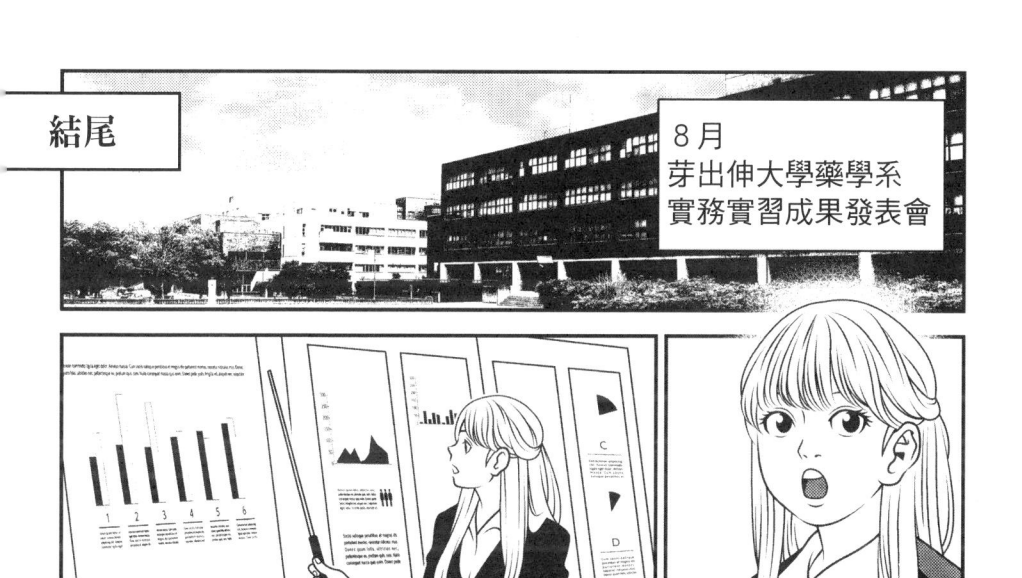

8月
芽出伸大學藥學系
實務實習成果發表會

在樟腦藥局經過11週的實務實習──

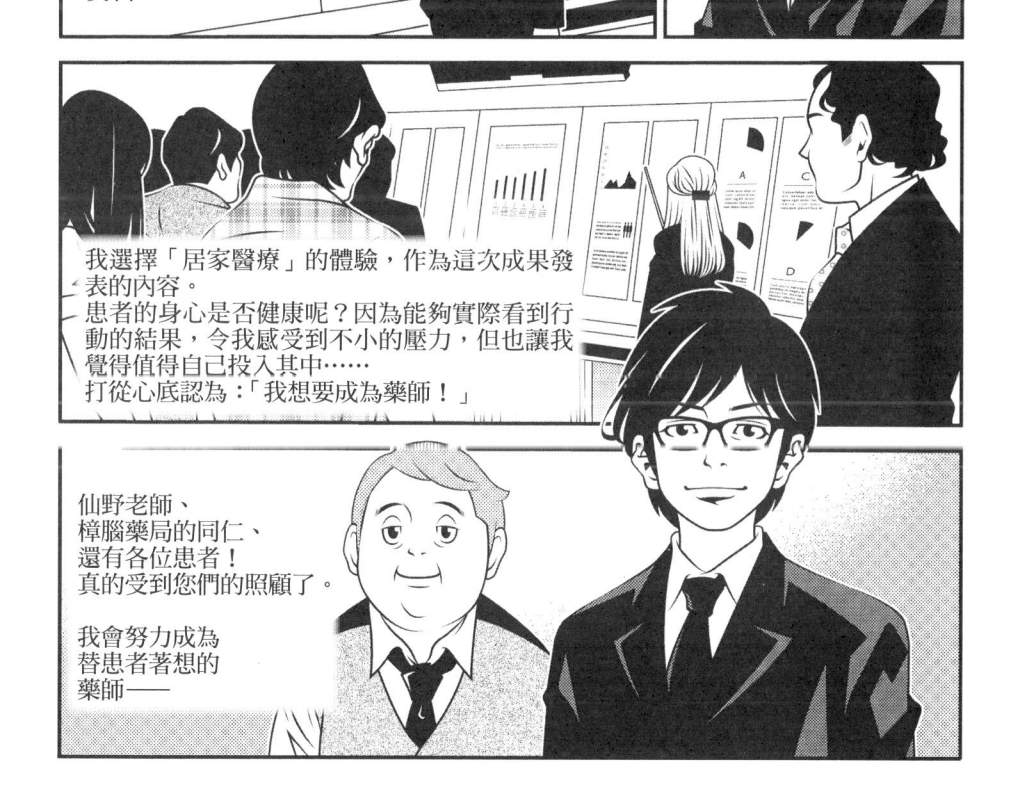

我選擇「居家醫療」的體驗,作為這次成果發表的內容。
患者的身心是否健康呢?因為能夠實際看到行動的結果,令我感受到不小的壓力,但也讓我覺得值得自己投入其中⋯⋯
打從心底認為:「我想要成為藥師!」

仙野老師、
樟腦藥局的同仁、
還有各位患者!
真的受到您們的照顧了。

我會努力成為
替患者著想的
藥師──

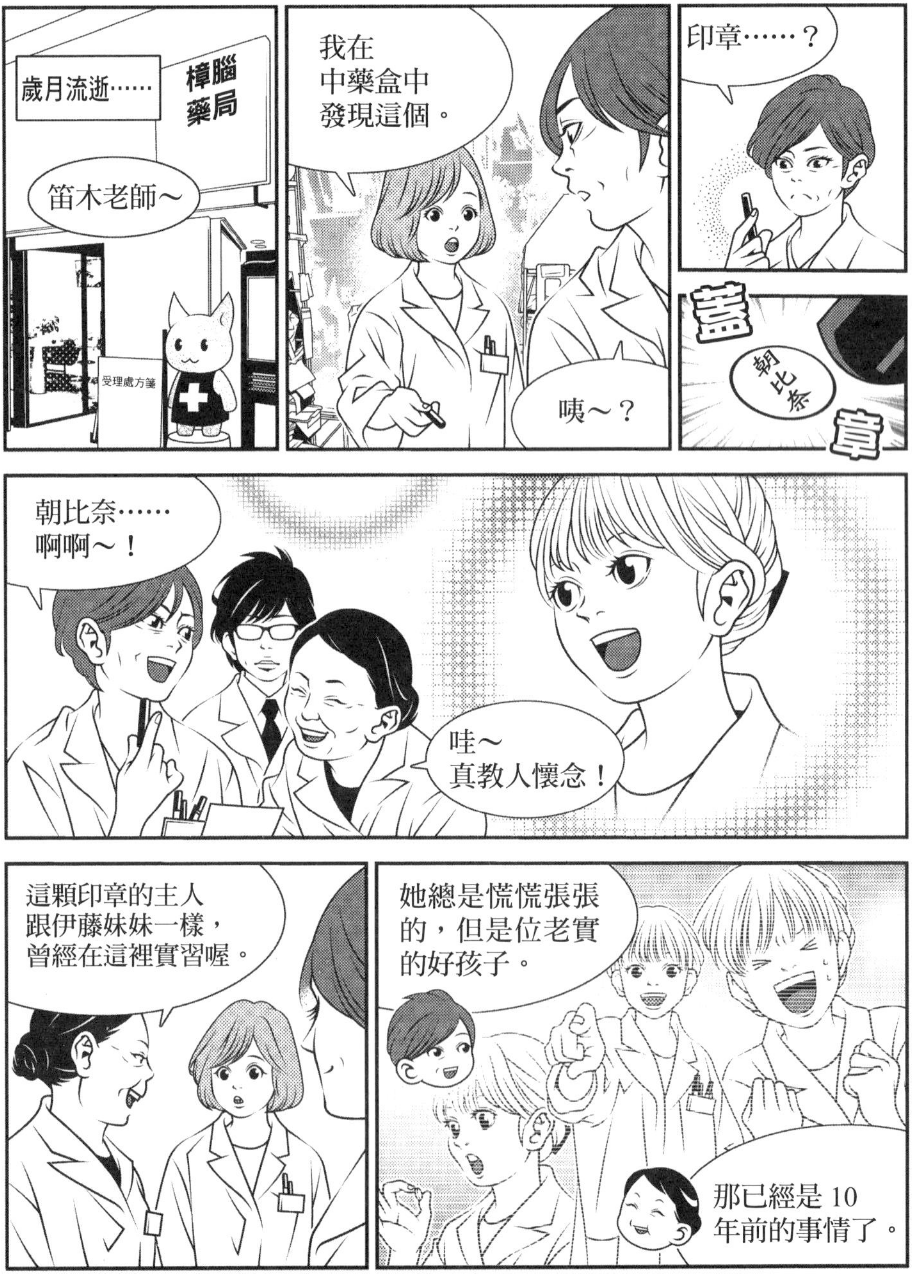
歲月流逝……
樟腦藥局
受理處方箋
笛木老師～
我在中藥盒中發現這個。
咦～？
印章……？
蓋
朝比奈
章
朝比奈……啊啊～！
哇～真教人懷念！
這顆印章的主人跟伊藤妹妹一樣，曾經在這裡實習喔。
她總是慌慌張張的，但是位老實的好孩子。
那已經是10年前的事情了。

她活用實習時的經驗,現在已經是出色的藥師了。	
伊藤小姐也要加油喔。	

好的!

哈啾!

藥局

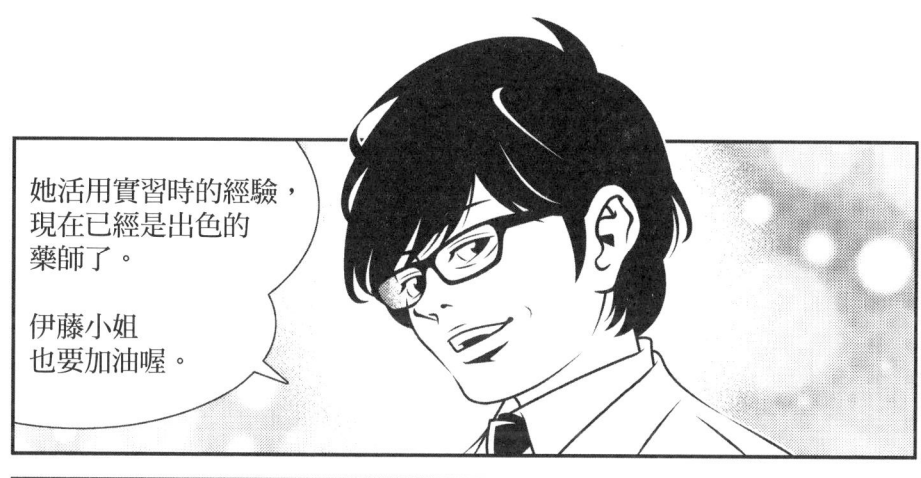

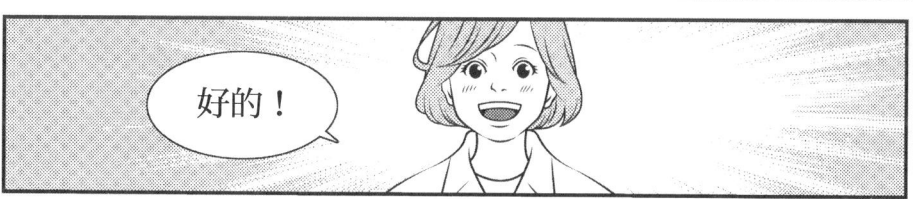

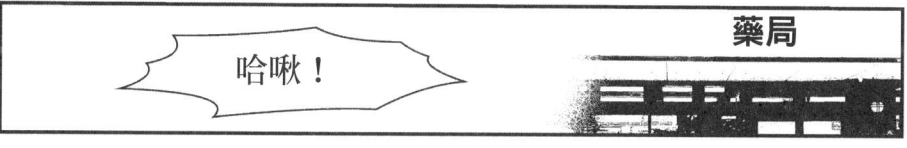

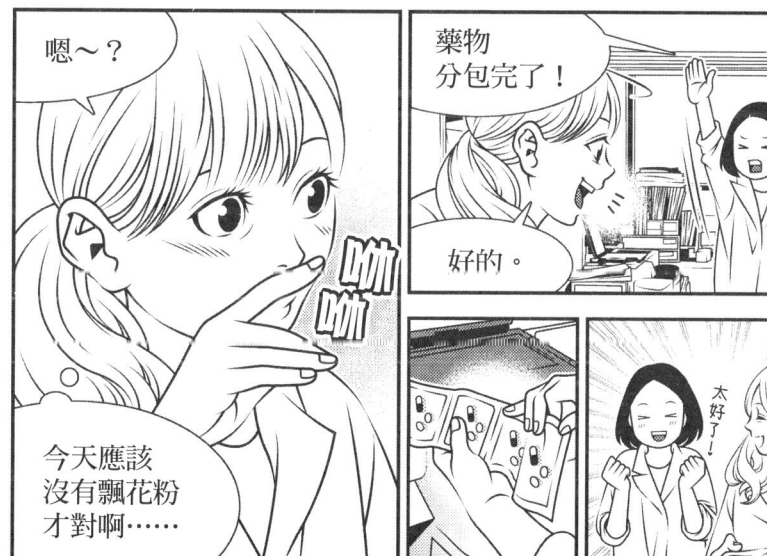

嗯~?

今天應該沒有飄花粉才對啊……

藥物分包完了!

好的。

嗯,OK。

太好了!

結尾　217

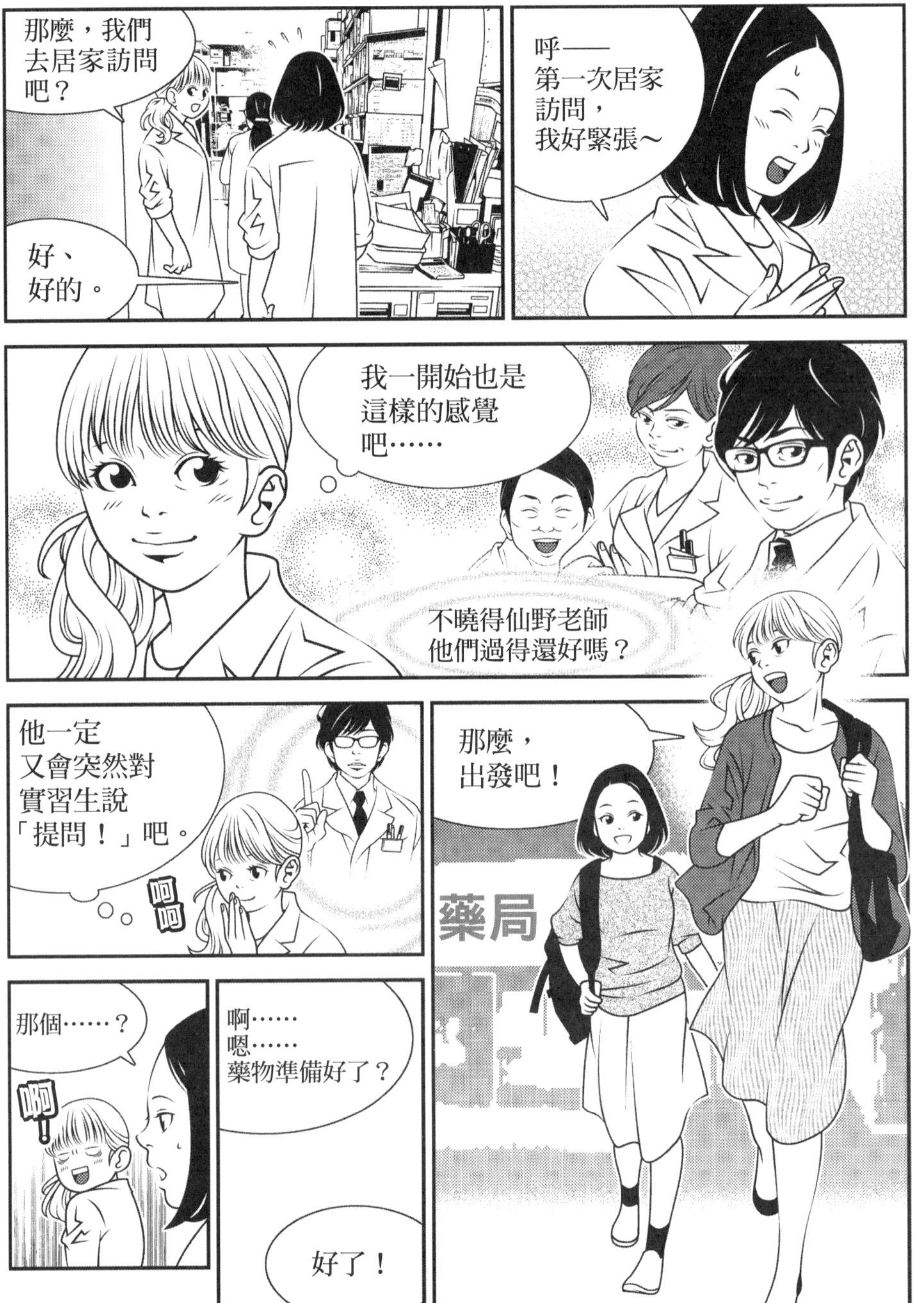
那麼，我們
去居家訪問
吧？
好、
好的。
呼——
第一次居家
訪問，
我好緊張~
我一開始也是
這樣的感覺
吧……
不曉得仙野老師
他們過得還好嗎？
他一定
又會突然對
實習生說
「提問！」吧。
呵呵
那麼，
出發吧！
藥局
那個……？
啊！
啊……
嗯……
藥物準備好了？
好了！

日文參考文獻

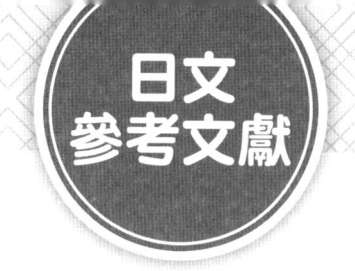

- 枝川義邦 著『身近なクスリの効くしくみ』(技術評論社) 2010 年
- NPO 法人システム薬学研究機構 編『薬効力』(オーム社) 2012 年
- 田中千賀子,他編『NEW 薬理学 改訂第 5 版』(南江堂) 2007 年
- David E. Golan,他 編『病態生理に基づく臨床薬理学』(メディカルサイエンスインターナショナル) 2006 年
- 井関 健,他 編『プログラム学習による処方解析学』(廣川書店) 2004 年
- 浦部晶夫,他 編『今日の治療薬 2017』(南江堂) 2017 年
- 髙久史麿,他 監修『治療薬マニュアル 2017』(医学書院) 2017 年
- 髙久史麿,監修『治療薬ハンドブック 2017』(じほう) 2017 年

本書的製作參考了上述書籍。

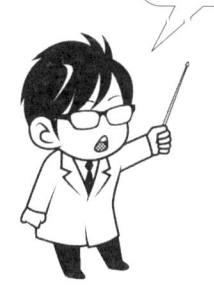

裡頭也有我買過的書耶。

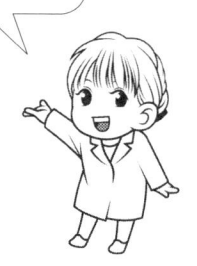

索引

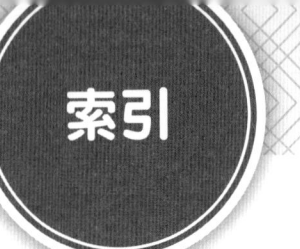

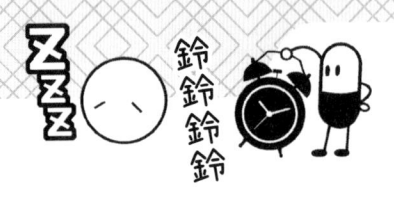

英文、數字

5-Fluorouracil 170
5-FU 211
5-HT$_4$ 受體 94
6-Mercaptopurine 170
ABC 載體蛋白 146, 154
ABILIFY 203
Abraxane 213
ACECOL 175, 197
Acetaminophen 101
ACE 抑制劑 .. 175, 177, 197
Adalat 175, 19
ADME 19
ADSORBIN 187
Agonist 56
AKINETON 205
Albumin Tannate 187
Aldactone-A 176, 197
Alesion 208
Allegra 208
Allelock 208
Allopurinol 196
Alosenn 188
Alvesco 189
Amaryl 194
Ambroxol 191
Aminoglycoside 類抗生素
.... 209
Amiodarone 180
Amitriptyline 202

Amlodin 175, 179
Amlodipine
.... 121, 123, 175, 179
AMOXAN 202
Amoxapine 202
Amoxicillin 186, 209
AMPA 受體 134
ANAFRANIL 202
Ancaron 180
Apixaban 183
ARB 176, 178, 197
Aricept 206
Aripiprazole 203
Arotinolol Hydrochloride
.... 179
Arotinolol 176, 179
ARTANE 205
ARTIST 176, 179
Astomin 191
ASVERIN 191
Atenolol 176, 179
Atorvastatin 192
ATP 144
Augmentin 209
AVAPRO 176
Avolve 198
Azathioprine 170
Azilsartan 176
AZILVA 176
Azithromycin 209
Azosemide 197

Baktar 210
BASEN 195
BAYASPIRIN 183
Benzbromarone 196
Benzodiazepine 類
.... 124, 135
Bepricor 180
Bepridil 180
BIOFERMIN 187
BIOFERMIN-R 187
BIO-THREE 187
Biperiden 205
Bisolvon 191
Bisoprolol 176, 179
Blonanserin 203
BLOPRESS ... 176, 178, 197
BOSMIN 176
Bromhexine 191
Budesonide 189
Bulkose 186
Buscopan 200
Butylbromide 200
Cabazitaxel 213
cAMP 92, 94, 177
Candesartan ... 176, 178, 197
Capecitabine 170
Carbapenem 類抗生素 . 209
Carboplatin 212
Carmellose 188
Carvedilol 176, 179
Catecholamine 製劑 176

CBT 43	CYP2C19 115	Elplat 212
Cefaclor 209	CYP2C9 115	Enalapril 175, 177, 197
Cefcapene 209	CYP2D6 115	Endoxan 212
Cefditoren 209	CYP3A4 115	Epinastine 208
Cephem 類抗生素 209	D_1 受體 94	EpiPen 176
cGMP 92	D_2 受體 94	Epoetin Alfa 182
Chlormadinone 198	Dabigatran 183	Epoetin Beta 182
Chlorpromazine 203	Dacarbazine 212	EPOGIN 182
Cibenol 180	Dapagliflozin 196	EPO 製劑 182
Cibenzoline 180	D-Chlorpheniramine	Equa 194
Ciclesonide 189	Maleate 208	Erlotinib 213
Cilostazol 183	DDP-4 抑制劑 194	Escitalopram 201
Cimetidine 185	Dextromethorphan 191	Esomeprazole 186
Cisplatin 212	DIART 197	ESPO 182
Clarith 186, 209	DIGOSIN 177	EUGLUCON 194
Clarithromycin	Digoxin 154, 177	EXELON 206
.... 154, 186, 209	Dihydropyridine 類	Ezetimibe 193
CLAVAMOX 209	.... 124, 135	Famotidine 185
Clomipramine 202	Diltiazem 135, 175, 179	Feburic 196
Clopidogrel 183	Dimemorfan 191	Febuxostat 196
CODEINE PHOSPHATE	DIOVAN 176	Fenofibrate 193
.... 191	DNA 159	FeroGradumet 181
Codeine Phosphate 191	Dobutamine 176	Ferromia 181
COLCHICINE 196	Dobutrex 176	Ferrous Sulfate 181
CONTOMIN 203	Docetaxel 213	Fexofenadine 208
Cospanon 200	Donepezil 114, 206	Fibratex 類藥劑 193
CRAVIT 210	DOPASTON 205	Flivas 198
Crestor 192	DSS 203	Flomox 209
cyclic AMP 92, 94, 177	Duloxetine 201	Flopropione 200
cyclic GMP 92	Dutasteride 198	Fluitran 176, 197
Cyclophosphamide 212	D 部位 125	Fluoroquinolone 類抗生素
Cymbalta 201	Edoxaban 183	 209
CYP 104, 115	EFFEXOR SR 201	Fluorouracil 211
CYP1A2 115	EFIENT 183	Fluticasone 189
CYP2A6 115	Eliquis 183	Flutide Diskus 189

Forxiga 196	HYDROCHLOROTHIAZIDE	Levocetirizine 208
Frandol 178	 197	Levodopa, Carbidopa 205
Furosemide 176, 197	Imatinib 213	Levofloxacin 210
GABA 94	Imidafenacin 199	Levomepromazine 203
GABAB 受體 94, 95	Imidapril 175, 197	LEVOTOMIN 203
Galantamine 206	IMP 170	LEXAPRO 201
Garenoxacin 210	IMPDH 170	Linagliptin 194
Gaster 185	IMPDH 抑制劑 170	LIPIDIL 193
GDP 85	INAVIR 210	Lipitor 192
Gefitinib 213	Indacaterol 190	Lisinopril 177
Gemcitabine 211	Indapamide 176	LIVALO 192
Gemzar 211	INOVAN 176	LIXIANA 183
Geninax 210	IP$_3$ 92	LONASEN 203
Gi 94	Ipragliflozin 196	Longes 177
GLACTIV 194	Irbesartan 176	LOPEMIN 187
Glibenclamide 194	Irbetan 176	Loperamide 187
Glimepiride 194	Iressa 213	Losartan 176, 197
Glivec 213	Isosorbide Dinitrate 178	Ludiomil 202
Gq/11 95	Isosorbide Mononitrate . 178	LUPRAC 197
Gs 94	Itorol 178	L- 多巴 205
GTP 82	JANUVIA 194	L 型鈣離子通道 124
G 蛋白偶聯型受體 ... 79, 92	JEVTANA 213	M$_2$ 受體 94, 95
G 蛋白質 81, 94	JZOLOFT 201	Macrolide 類抗生素 209
H$_2$-blocker 185	Kefral 209	Magnesium Oxide 188
H$_2$ 受體 94	KIPRES 190, 208	MAINTATE 176, 179
Harnal 198	Klaricid 209	Maprotiline 202
HDL 膽固醇 192	Kolantyl 185	MDR1（multidrug
Heavy Magnesium Oxide	LAC-B 187	resisitance protein 1）154
.... 188	Laninamivir 210	Mecobalamin 182
HERBESSER 175, 179	LANIRAPID 177	Medicon 191
Hirnamin 203	Lansoprazole 186	MEIACT 209
HMG-CoA 還原酶抑制劑	Lasix 176, 197	Memantine 130, 207
.... 192	Laxoberon 188	MEMARY 207
Hokunalin 190	L-Carbocysteine 191	Meptin 190
Huscode 191	LDL 膽固醇 192	Methotrexate 171, 211

METHOTREXATE........ 211
Methycobal 182
Metildigoxin.................. 177
Mevalotin 192
Mexiletine 180
Mexitil........................... 180
Micardis 176
Miglitol 195
Milnacipran 201
Mirapex 204
Mirtazapine 202
MIYA-BM 187
Montelukast........... 190, 208
MUCODYNE 191
Mucosal......................... 191
Mucosolvan.................. 191
Na$^+$/K$^+$-ATPase.............. 152
Naftopidil 198
NaSSA........................... 202
NATRIX 176
NEODOPASTON-L....... 205
Neupro.......................... 204
Nexium 186
Nifedipine 175, 1791
Nitroderm TTS 178
Nitroglycerin................ 178
Nitropen 178
NMDA 受體
 .... 129, 134, 206
NMDA 受體拮抗劑
 .... 130, 207
NORITREN 202
Nortriptyline................. 202
Norvasc 175, 179
NSAIDs......................... 196

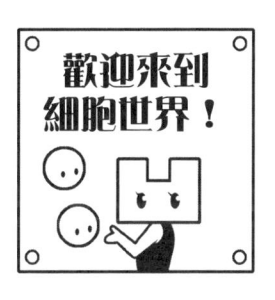

NULOTAN............ 176, 197
N 型鈣離子通道........... 126
N 部位............................ 125
Olmesartan 176
OLMETEC 176
Olopatadine 208
Onbrez 190
Oncovin........................ 213
ONON 190, 208
ORAPENEM................. 209
OSCE 43
Oseltamivir.................. 210
Oxaliplatin................... 212
Oxybutynin 199
Paclitaxel..................... 213
Pariet 186
Paroxetine 201
PASETOCIN 209
Paxil 201
Penicillin 類抗生素 209
PEPT1 155
Peramivir..................... 210
PGE2 106
PGI2 106
Picosulfate 188
Pilsicainide 180
Pitavastatin................. 192

Plavix 183
Pletaal.......................... 183
POLARAMINE 208
Pollakisu...................... 199
Potassium Citrate, Sodium
 Citrate...................... 200
Pramipexole 204
Pranlukast............. 190, 208
Prasugrel..................... 183
Pravastatin 192
Pravastatin 212
Prazaxa........................ 183
Prednisolone 189
Predonine 189
Procaterol 190
Prostal 198
Pulmicort.................... 189
Pursennid 188
PYDOXAL................... 181
Pyridoxal 181
P- 醣蛋白 154
Rabeprazole................ 186
Randa 212
Ranitidine 185
RAPIACTA 210
REFLEX 202
RELENZA................... 210

REMERON 202	SSRI 148, 150, 201	Trichlormethiazide 176, 197
REMINYL 206	STAYBLA 199	Trihexyphenidyl 205
RENIVACE ... 175, 177, 197	Suglat 196	TRYPTANOL 202
ReQuip 204	Sulfamethoxazole,	TS-1 211
RISPERDAL 203	Trimethoprim 210	Tulobuterol 190
Risperidone 203	SUNRYTHM 180	T 型鈣離子通道 126
Rivaroxaban 183	SU 劑 194	UFT 211
RIVASTACH 206	S 型曲線 17, 66	UNIPHYL 190
Rivastigmine 206	Tagamet 185	Uralyt 200
RNA 159	Takecab 186	URAT1 196
Ropinirole 204	Takepron 186	Urief 198
Rosuvastatin 192	TAMIFLU 210	URINORM 196
Rotigotine 204	Tamsulosin 198	Urokinase 183
Roxithromycin 209	TANATRIL 175, 197	URONASE 183
Rulid 209	Tarceva 213	Valsartan 176
Salmeterol 190	TASMOLIN 205	Vasolan 179, 180
Samsca 197	TAXOL 213	Venlafaxine 201
Sawacillin 186, 209	TAXOTERE 213	Verapamil 179, 180
SDA 203	TDM（Therapeutic Drug	Vesicare 199
SEIBULE 195	Monitoring） 34	Vildagliptin 194
Senna Leaf, Senna Pod . 188	Tebipenem 209	Vincristine 213
Sennoside 188	Tegafur 170	Voglibose 195
Serevent 190	Telmisartan 176	Vonoprazan 186
Sertraline 201	Temocapril 175, 197	V 部位 125
SESDEN 200	Tenormin 176, 179	Warfarin 183
SGLT1 155	THEODUR 190	Warfarin 183
SGLT2 抑制劑 196	Theophylline 190	WIDECILLIN 209
Silodosin 198	Thiaton 200	Xarelto 183
SINGULAIR 190, 208	Timepidium 200	Xyzal 208
Sitagliptin 194	Tipepidine 191	Zanamivir 210
SLC 載體蛋白 146, 155	Tiquizium 200	Zantac 185
SNRI 201	Toledomin 201	Zetia 193
Sodium Ferrous Citrate . 181	Tolvaptan 197	ZITHROMAC 209
Solifenacin 199	Torasemide 197	Zyloric 196
Spironolactone 176, 197	Trazenta 194	α_2 受體 94, 95

α 次單元..................81, 94
α 阻斷劑.........................198
α-葡萄糖苷酶抑制劑 195
β 次單元.............................81
β 受體致效劑......176, 190
β 阻斷劑................176, 179
γ 次單元.............................81

一劃
一氧化氮........................178
一般名...............................10

二劃
乙醯膽鹼........94, 114, 185,
　　　　　　199, 205, 206
二聚體...............................87

三劃
《日本藥局方》.................35
三環類抗憂鬱劑............202
三磷酸肌醇.....................92
口用半固態製劑..............36
口用液劑..........................36
口用噴劑..........................36
口用錠劑..........................36
口含錠..............................36
口服液劑..........................35
口服膠凍劑......................36
口溶錠..............................35
口頰錠..............................36
大腸刺激性緩瀉劑........188
小分子藥物...................164
小腸刺激性緩瀉劑........188
中毒劑量..........................34
中樞性鎮咳劑................191

四劃
分布..................................21
分散錠..............................35
分解酵素........................114
化合..................................26
化學介質........................190
化學名..............................10
升糖素............................193
天然珪酸鋁....................187
幻覺................................203
幻聽................................203
心肌梗塞........................192
心律不整........................179
心絞痛............................178
心臟衰竭........................176
支氣管平滑肌................190
支氣管氣喘....................189
比菲德氏菌....................187
毛地黃製劑....................177
水解反應..........................26

五劃
主作用................................8
主動運輸........................144
代謝..................................25
去甲基腎上腺素............198
去甲基腎上腺素及特殊
　　血清素抗憂鬱劑....202
去氧核糖核酸................159
去極化............................122
四氫葉酸........................171
四環類抗憂鬱劑............202
外用固態製劑..................37
外用粉霧劑......................38

外用液態製劑..................38
外用散劑..........................37
左旋多巴........................205
左旋多巴製劑................205
生技藥品........................163
生理活性物質..................52
用餐前..............................31
用餐後..............................31
用藥指導....................47, 98
用藥遵從性....................135
白三烯............................190
白三烯受體拮抗劑
　　　　　　　....190, 208

六劃
交互作用..........................39
全身給藥..........................13
合併服用..........................39
地區涵蓋支援中心........140
地區涵蓋照護系統........140
地區醫療..........................44
多巴胺.....94, 176, 203, 204
多巴胺系統穩定劑........203
多巴胺受體刺激劑........204
多巴胺受體阻斷劑........203
多巴胺受體致效劑........204
妄想................................203
收斂劑............................187
有效血中濃度..................33
有效劑量..........................34
次級主動運輸................155
耳滴劑..............................37
肌苷單磷酸....................170
肌苷單磷酸脫氫酶........170
自我藥療..........................44

索引　225

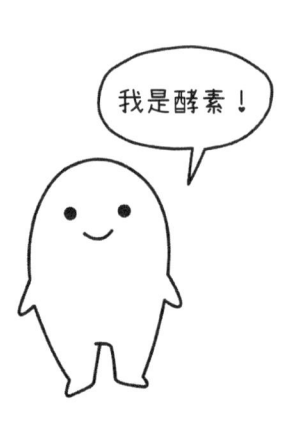

舌下錠 36	吸附劑 187	**八劃**
血小板 183	完全拮抗劑 58	
血中濃度 33	完全致效劑 58	乳膏劑 38
血紅素 181	尿道平滑肌 198	乳劑 35
血栓栓塞症 182	尿酸合成抑制劑 196	刺激性緩瀉劑 188
血栓症 182	尿酸排泄促進劑 196	刺激劑 56
血栓素 A_2 .... 107, 190	尿酸結石 200	受理處方箋 46
血栓溶解劑 183	局部給藥 13	受質專一性 104
血基質 181	投藥 47	受體 52
血液透析用劑 36	抗代謝劑 170, 211	呼吸道黏液修復劑 191
血清素 150, 203	抗生素 209	呼吸道黏液溶解劑 191
血清素 - 去甲基腎上腺素	抗血小板劑 183	呼吸道黏液潤滑劑 191
再吸收抑制劑 201	抗男性荷爾蒙製劑 198	咀嚼錠 35
血清素 - 多巴胺拮抗劑 203	抗病毒劑 210	咀嚼錠 36
血腦障壁 205	抗組織胺製劑 208	官能基 26
血管張力素 II 受體阻斷劑	抗過敏劑 208	居家醫療 44, 140
.... 176, 178, 197	抗凝血劑 183	帕金森氏症 204
血管張力素轉化酶抑制劑	抗癌劑 211	服藥 30
.... 175, 177, 197	抗膽鹼劑	治療劑量 34
血管選擇性 135	...... 185, 199, 200, 205	泌尿道結石 200
利尿劑 176, 197	抗體藥品 164, 171	注射劑 36
含漱劑 36	肝臟 22	直腸用半固態製劑 37
吸入劑 37		花生四烯酸 106
吸收 20		花生四烯酸級聯反應 108
		花粉症 8, 208
		阻斷劑 56
		阿茲海默症 129, 206
		阿斯匹靈
		.... 101, 108, 113, 183
		非 Dihydropyridine 類 .. 124
		非類固醇消炎藥 196
		非類鴉片藥 191
		非競爭性拮抗劑 66

九劃

便祕	188
促進劑	56
促進擴散	145
前列腺肥大	198
前列腺素	106
前驅藥物	24
咳嗽中樞	191
幽門桿菌除菌劑	186
思覺失調症	203
拮抗劑	56
拮抗劑	56, 57, 91
持續性注射劑	36
毒蕈鹼受體	185, 199
洗劑	38
流感疫苗	210
流感病毒	210
流鼻水	208
疫苗	171
紅血球	180
紅血球生成素製劑	182
耐性乳酸菌	187
胃酸	184
致死劑量	34
致效劑	56, 57, 91
降尿酸製劑	200
首渡效應	22

十劃

原廠藥	11
唧筒式噴霧劑	38
容積性緩瀉劑	188
效用蛋白	84
栓塞症	182
栓劑	37
核酸	159
核酸合成抑制劑	163, 210
核酸藥物	164, 171
核糖核酸	159
核糖體	209
氧化	26
氧氣	181
浣腸劑	37
海馬迴	206
消化性潰瘍	184
祛痰	191
神經胺酸酶	210
神經胺酸酶抑制劑	210
粉狀吸入劑	37
粉狀鼻噴劑	37
缺乏動力	203
胰島素	193
胰島素受體	97
胰島素製劑	86
胸腺嘧啶核苷酸合成酶	170
脂質異常症	192
配藥盒	141
配體	56
配體閘控離子通道	122, 128, 134
酏劑	35
高血脂症	192
高血壓	174

十一劃

副作用	8
動脈硬化	192
商品名	10
專一性	56
情感表達減退	203
排泄	27
液態吸入劑	37
液態鼻噴劑	37
烷化藥物	212
烷基	212
眼用軟膏劑	37
第 3 代藥物	171
第一傳訊者	78
第二傳訊者	78
細胞內受體	79
細胞色素 P450	104, 115
細胞週期	169
細胞膜受體	79
細胞壁合成抑制劑	209
組織胺	190, 208
組織胺受體阻斷劑	185
荷爾蒙藥物	164
處方鑑查	47
蛋白質合成抑制劑	209
被動運輸	144
貧血	180
軟膏劑	38
透析用劑	36
部分致效劑	58
陰性症狀	203
陰道栓劑	37
陰道錠	37
鳥苷酸結合蛋白	80
鳥苷酸環化酶	178
單胺再吸收抑制劑	202

十二劃

單胺假說	201

單胺遞質 149	葉酸 171	標靶藥物 171, 213
散劑 35	葉酸合成抑制劑 ... 163, 210	膜受體 79
植入式注射劑 36	載體蛋白 145	膠囊劑 35
無效劑量 33	酪胺酸 87	複製 162
痛風 196	酪酸菌 187	調劑 47
痛風治療藥劑 196	鉀離子通道阻斷劑 180	質子幫浦抑制劑 186
發泡錠 35	鉑類藥物 162, 212	麩胺酸 129, 207
發泡顆粒劑 35	電壓閘控鈉離子通道 ... 136	凝膠劑 38
硝化甘油 178	電壓閘控鉀離子通道 ... 137	劑型 12, 35
給藥途徑 13	電壓閘控離子通道 122	劑量反應曲線 17
腎上腺素 176	嘌呤拮抗劑 161	學名藥 11
腎衰竭 197	嘌呤鹽基 170	整腸劑 187
貼付劑 38	嘧啶拮抗劑 161	激酶型受體 86, 93
貼付錠 36	嘧啶鹽基 170	糖尿病 31, 193
貼布劑 38	實務實習成果發表會 ... 215	糖漿用劑 36
貼膏劑 38	滲透壓性緩瀉劑 188	糖漿劑 36
週曆藥袋 141	疑義照會 47, 119	輸液劑 36
鈉鉀 ATP 酶 152	監查 47	選擇性血清素再吸收抑制
鈉鉀幫浦 152	睡前 32	劑 148, 150, 201
鈉離子通道阻斷劑 180	維生素 B_{12} 製劑 182	錠劑 35
鈣離子阻斷劑	維生素 B_6 製劑 181	靜止膜電位 122
.... 134, 175, 179, 180	膀胱 28	頻尿 199
鈣離子通道 123	膀胱平滑肌 199	餐前 31
陽性症狀 203	蓖麻子油 188	餐後 31
黃嘌呤類藥劑 190	輔酶 181	餐間 32
	酵素 103	擦劑 38
十三劃	需要時 32	環氧化酶 106
	鼻噴劑 37	癌症 211
幹細胞藥物 171		磷脂酶 A_2 189
微管抑制劑 213	**十五劃以上**	磷脂酶 C 95
溶解錠 35		磷酸水解酶 190
腸促胰液素 194	噴霧吸入劑 37	磺醯尿素劑 194
腸蠕動抑制劑 187	噴霧劑 38	膽固醇 192
腹膜透析用劑 36	憂鬱症 149, 201	膽固醇吸收抑制劑 193
腹瀉 186	標的分子 70	膽固醇劑 189
腺苷酸環化酶 94	標的分子 70	

膽鹼酯酶..................114	類鴉片藥..................191
膽鹼酯酶抑制劑...114, 206	懸液劑......................35
臨床用量..................34	競爭性拮抗劑..............67
臨睡前......................32	蠕動運動..................186
還原..........................26	鐵質........................181
顆粒劑......................35	鐵劑........................181
黏液素....................191	鹽基........................161
黏蛋白....................191	鹽類緩瀉劑..............188
點眼劑......................37	
檸檬劑......................35	
簡單擴散................145	
醫院實習..................43	
鎮咳........................191	
雙醣........................195	
離子通道................121	
離子通道受體..........134	
離子幫浦................152	
壞膽固醇................192	
藥局實習..................43	
藥物分包..................89	
藥物治療監測............34	
藥師國家考試............43	
藥學共通測驗............43	
類鴉片受體........94, 95	

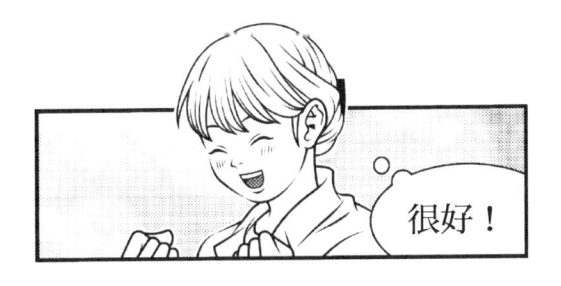

■作者簡介

枝川義邦

日本早稻田大學研究戰略中心教授。於 1988 年修畢東京大學研究所藥學系研究科博士課程，取得藥學博士；於 2007 年修畢早稻田大學商學院，取得 MBA 學位；同年，獲頒早稻田超級科技人才（STO）的稱號。曾任名古屋大學環境醫學研究所助手、日本大學藥學系助手、早稻田大學尖端科學與健康醫療融合研究機構助理教授、早稻田大學高等研究所準教授、帝京平成大學藥學系教授兼腦機能解析學部長等，自 2014 年擔任現職。於 2015 年，因其傑出的教學表現，獲頒早稻田大學教學總長獎。

〈主要日文著作〉

《失智症治療藥物的開發最前線》（合著）（CMC 出版）
《身邊藥物的作用機制》（技術評論社）
《「頭腦年輕的人」與「頭腦年老的人」的習慣》（明日香出版社）
《藥效力》（合著）（歐姆社）
《記憶力鍛鍊》（綜合法令出版）

■製作

Becom plus 股份有限公司

主要出版醫學、理工類等專業書籍，自 2012 年從 Becom 股份有限公司分立出來。廣泛涉略以漫畫和插圖為表現題材的書籍、雜誌，從企劃、編輯到製作一手承運的專業集團。

■作畫／塩崎忍

■文本插畫／沖元友佳

■內容／崎山尊教、柘植智彥（Becom plus 股份有限公司）

■封面設計／ Becom plus 股份有限公司

■ DTP・編輯／ Becom 股份有限公司

■編輯協助／原田由美子（實務實習藥師指導員）

■取材協助／中島藥局

明明應該是感動的再會……

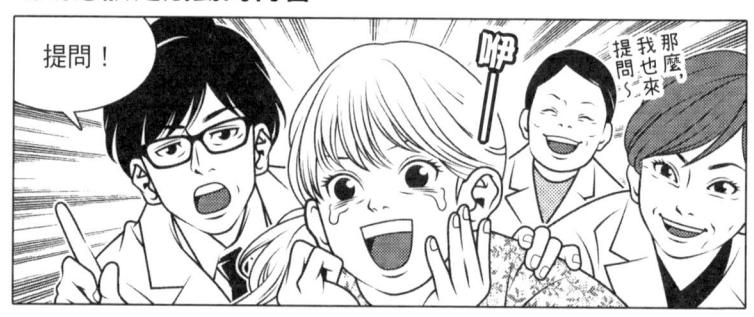

Note

圖解藥理學基礎與臨床應用/枝川義邦著；衛宮紘譯. -- 初版. -- 新北市：世茂出版有限公司, 2025.07
　　面；　公分. --（科學視界；285）
ISBN 978-626-7446-83-6（平裝）

1.CST: 藥理學

418.1　　　　　　　　　　114005529

科學視界 285

圖解藥理學基礎與臨床應用

作　　者／枝川義邦
譯　　者／衛宮紘
主　　編／陳文君
責任編輯／曾沛琳
出 版 者／世茂出版有限公司
地　　址／(231)新北市新店區民生路19號5樓
電　　話／(02)2218-3277
傳　　真／(02)2218-3239（訂書專線）
劃撥帳號／19911841
戶　　名／世茂出版有限公司　單次郵購總金額未滿500元（含），請加80元掛號費
世茂官網／www.coolbooks.com.tw
排版製版／辰皓國際出版製作有限公司
印　　刷／世和彩色印刷股份有限公司
初版一刷／2025年7月
Ｉ Ｓ Ｂ Ｎ／978-626-7446-83-6
Ｅ Ｉ ＳＢＮ／978-626-7446-82-9（PDF）
定　　價／360元

Original Japanese language edition
Manga de Wakaru Yakurigaku
by Yoshikuni Edagawa, Shinobu Shiozaki and Becom plus
Copyright © 2017 Yoshikuni Edagawa, Shinobu Shiozaki and Becom plus
Published by Ohmsha, Ltd.
Traditional Chinese translation rights by arrangement with Ohmsha, Ltd.
through Japan UNI Agency, Inc., Tokyo

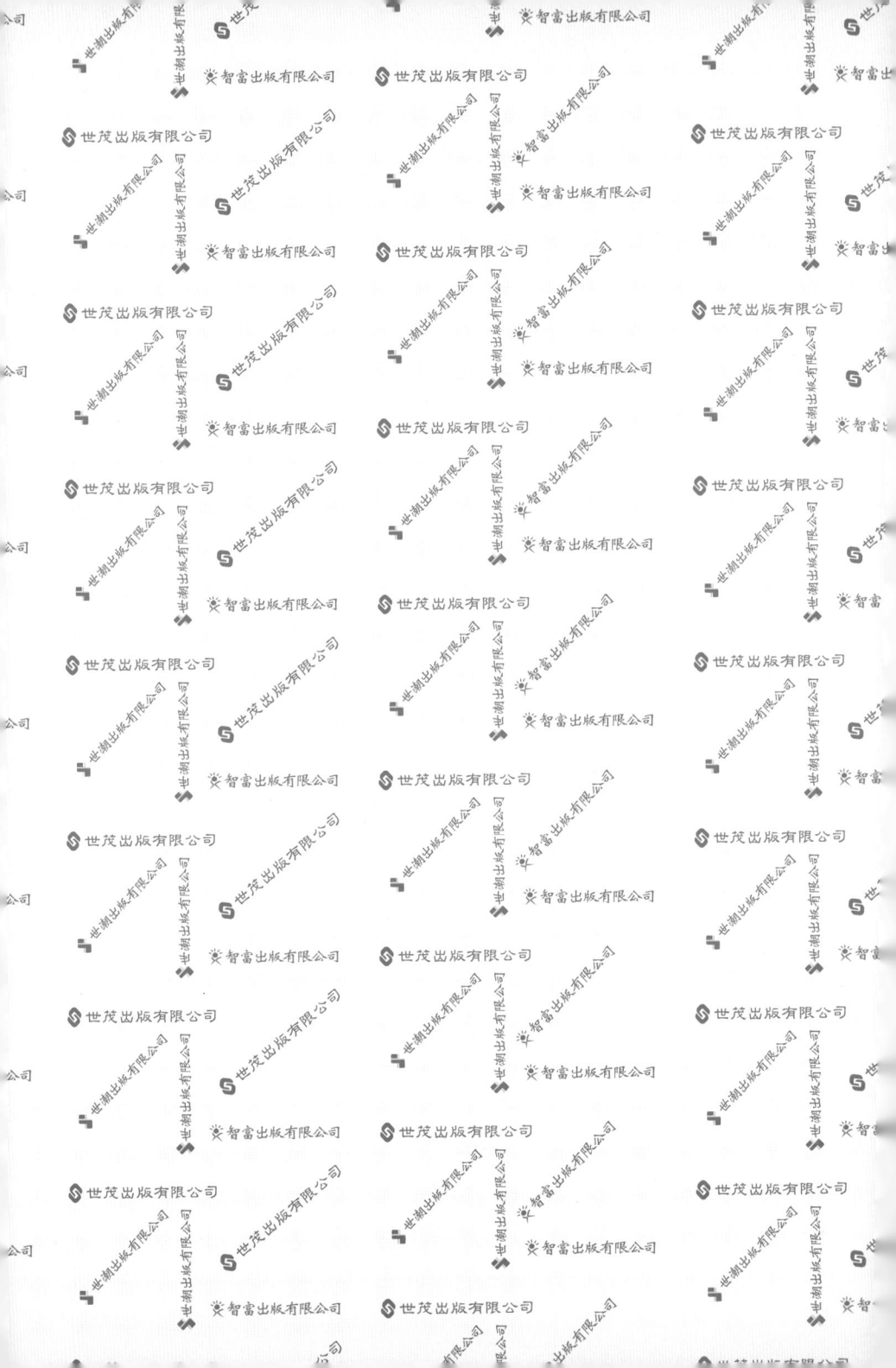

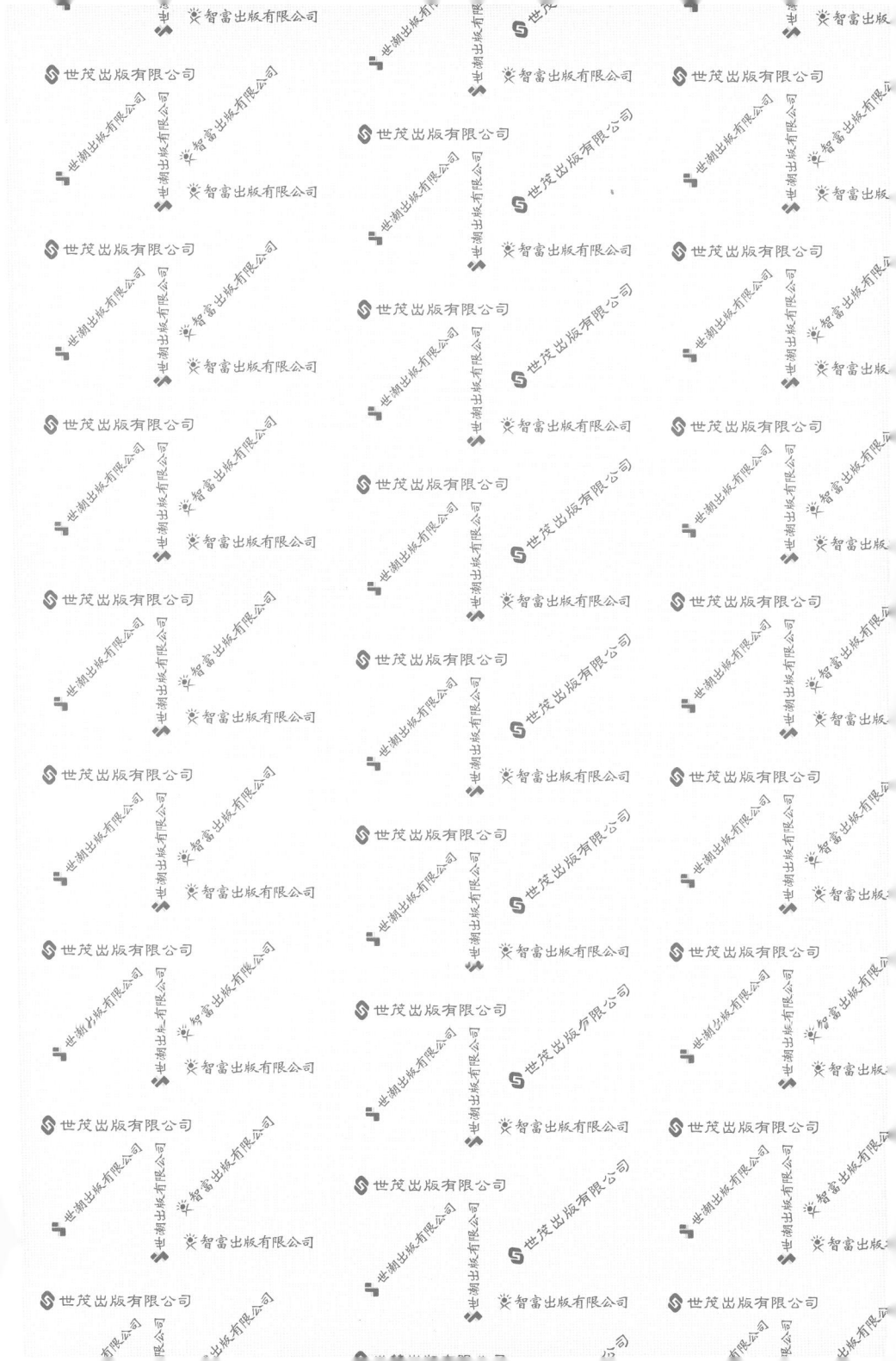